AF496186

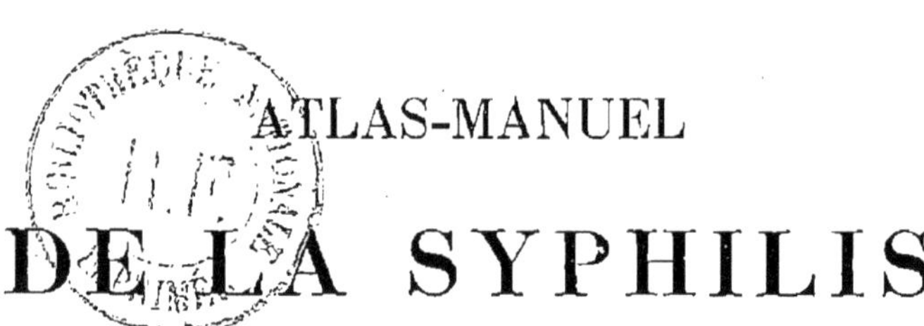

ATLAS-MANUEL
DE LA SYPHILIS

ET

DES MALADIES VÉNÉRIENNES

43
8°
99
A

LIBRAIRIE J.-B. BAILLIÈRE ET FILS

EMERY (Docteur E.). — **TRAITEMENT DE LA SYPHILIS**
1901, in-16, 96 pages. 1 fr. 50.

ATLAS-MANUELS DE MÉDECINE COLORIÉS

Collection nouvelle de volumes in-16 illustrés de planches coloriées

BOLLINGER. — *Atlas Manuel d'anatomie pathologique*. Edition française, par GOUGET. 1902, 1 vol. in-16, avec 27 fig. et 137 planches en couleur.. 20 fr.

DURCK. — *Atlas Manuel d'histologie pathologique*. Edition française par GOUGET. 1902, 1 vol. in-16, avec 120 planches en couleur.................... 20 fr.

GOLEBIEWSKI. — *Atlas Manuel de médecine et de chirurgie des accidents*. Edition française, par P. RICHE. 1902, 1 vol in-16 de 500 p. avec 143 pl. et figures noires et 40 pl. chromolithogr..................... 20 fr.

GRUNWALD (L.). — *Atlas Manuel des maladies du larynx*. Edition française par André CASTEX et P. COLLINET. 1 vol. in-16 de 244 p., avec 44 planches coloriées..................... 14 fr.

HAAB. — *Atlas Manuel d'ophtalmoscopie*. Troisième édition française par Albert TERSON. 1901, 1 vol in-16 de 279 p., avec 88 pl. col........ 14 fr.

HAAB. — *Atlas Manuel des maladies externes de l'œil*. Edition française par Albert TERSON, 1899, in-16 284 pages, avec planches coloriées...... 15 fr.

HELFERICH. — *Atlas Manuel des fractures et luxations*. Edition française par Paul DELBET. 1 vol. in-16 de 448 pages, avec 68 planches coloriées. 20 fr.

HOFFA (A.). — *Atlas Manuel des bandages, pansements et appareils*. Edition française, par Paul HALLOPEAU. 1900, 1 vol. in-16 de 100 pages avec 128 planches en couleur..................... 14 fr.

HOFMANN (de Vienne). — *Atlas Manuel de médecine légale*. Edition française par le Dr Ch. VIBERT. 1900, 1 vol. in-16 de 170 p., avec 56 planches coloriées et 193 fig..................... 18 fr.

JACOB (C.). — *Atlas Manuel de diagnostic clinique*. Edition française par A. LETIENNE. 1901, 3e édition, 1 vol. in-16 de 356 p., avec 68 pl. color. et 75 fig..................... 15 fr.

JAKOB (C.). — *Atlas Manuel du système nerveux* à l'état normal et pathologique. Edition française par le Dr RÉMOND (de Toulouse). 1900, 1 vol. in-16 de 364 p., 84 planches noires et coloriées..................... 20 fr.

LEHMANN et NEUMANN. — *Atlas Manuel de Bactériologie*. Edition française par V. GRIFFON. 1904, 1 vol. in-16, 500 pages avec 70 planches en couleur et 31 figures dans le texte..................... 20 fr.

LUNING et SCHULTHESS. — *Atlas Manuel de chirurgie orthopédique*. Edition française par VILLEMIN. 1902, 1 vol. in-16 de 347 pages, avec 250 fig. et 16 pl. col..................... 16 fr.

MRACEK (FR.), de Vienne. — *Atlas Manuel des maladies de la peau*, 1904, seconde édition française par Lucien HUDELO, ancien chef de clinique de la Faculté de médecine à l'hôpital Saint-Louis. 1900, 1 vol. de 300 pages avec 63 pl. color..................... 20 fr.

POLITZER et BRUHL (O.). — *Atlas Manuel des maladies de l'oreille*. Edition française, par G. LAURENS, 1902. 1 vol. in-16 de 300 pages avec 100 fig. et 39 pl. chromolith..................... 18 fr.

SCHAEFFER (A.). — *Atlas Manuel d'obstétrique* clinique et thérapeutique. Edition française, par POTOCKI. 1901, 1 vol. in-16 de 472 pages avec 73 planches, dont 55 coloriées..................... 20 fr.

SCHAEFFER (A.). — *Atlas Manuel de gynécologie*. Edition française, par J. BOUGLÉ. 1902, 1 vol. in-16 de 350 pages, avec 90 planches en couleur.... 20 fr.

SCHAEFFER (O.). — *Atlas Manuel des opérations gynécologiques*. Edition française par SEGOND et O. LENOIR. 1904, avec 40 planches en couleur et figures intercalées dans le texte.....................

SEIFFER. — *Atlas Manuel des maladies du système nerveux* diagnostic et thérapeutique. Edition française par G. GASNE. 1904, 1 vol. in-16, 450 pages avec 26 planches et 264 figures dans le texte..................... 20 fr.

SOBOTTA. — *Atlas Manuel d'histologie et d'anatomie microscopique*. Edition française par Paul MULON. 1903, 1 vol. in-16, XVI-160 pages avec 80 planches en couleur et 68 figures intercalées dans le texte..................... 20 fr.

WEYGANDT (O.). — *Atlas Manuel de psychiatrie*. Edition française par J. ROUBINOVITCH. 1903, 1 vol. in-16, VIII-643 pages avec 24 planches en couleur et 264 figures dans le texte..................... 24 fr.

ZUCKERKANDL. — *Atlas Manuel de chirurgie opératoire*. Deuxième édition française, par A. MOUCHET. 1899, 1 vol. in-16 de 436 pages, avec 266 figures et 24 planches en couleur..................... 16 fr.

DIJON. — IMP. DARANTIERE.

ATLAS-MANUEL
DE LA SYPHILIS
ET
DES MALADIES VÉNÉRIENNES
PATHOLOGIE ET THÉRAPEUTIQUE

BIBLIOTHÈQUE NATIONALE R.F. IMPRIMÉS

PAR

Le Professeur Fr. MRACEK
(De Vienne)

DEUXIÈME EDITION FRANÇAISE

PAR LE DOCTEUR

ÉMILE ÉMERY

Ancien Chef de clinique des maladies cutanées et syphilitiques
à la Faculté de médecine de Paris

**Avec 71 planches chromolithographiées
et 12 planches noires**

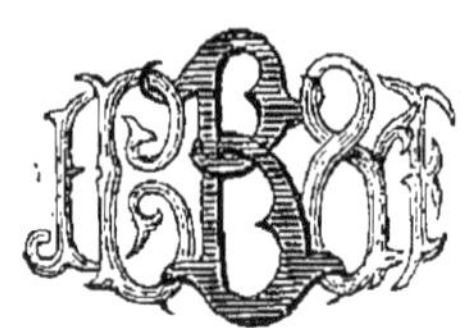

PARIS
LIBRAIRIE J.-B. BAILLIÈRE ET FILS
Rue Hautefeuille, 19, près le Boulevard Saint-Germain.

1904

Tous droits réservés

PRÉFACE

L'accueil fait à l'édition française de l'*Atlas-Manuel de la Syphilis et des Maladies vénériennes* m'amène à en publier aujourd'hui une nouvelle édition.

Il a paru utile de réunir dans cet Atlas, à côté d'un Manuel de la syphilis et des maladies vénériennes, les types peints en couleur des affections les plus fréquentes, et les plus importantes à connaître.

La position de M. le Dr Mracek à la tête d'un service à l'hôpital Rodolphe, à Vienne, lui a permis de présenter dans ce livre, en même temps que les résultats d'une pratique hospitalière personnelle, le portrait de la maladie dont il donne les caractères dans des observations détaillées.

L'Atlas-Manuel se compose de deux parties.

La *première* comprend :

1° Cinq chapitres consacrés aux périodes classiques de la syphilis, à l'hérédo-syphilis, au traitement général de la syphilis ;

2° Deux chapitres où l'auteur traite successivement du chancre mou et de la blennorragie.

La *seconde partie* est consacrée à l'Iconographie. Soixante et onze aquarelles de M. Schmitson présentent une reproduction fidèle des formes qu'affecte la syphilis.

Prié, en 1899, de présenter l'ATLAS-MANUEL du Docteur Mracek au public médical français, j'ai cru devoir donner, à côté de la traduction, dans de nombreuses notes additionnelles, l'exposé des travaux des maîtres de l'Ecole syphilographique française.

Successivement interne et chef de clinique de M. le professeur Fournier à l'hôpital Saint-Louis, j'avais été autorisé par mon excellent maître à puiser dans son enseignement et dans ses ouvrages les éléments de nombreuses notes dont les élèves et les praticiens ont apprécié l'utilité pour la diffusion des doctrines et de la pratique de l'École française.

Aux additions que contenait la précédente édition française, j'ai cru devoir joindre quelques indications complémentaires sur la thérapeutique de la syphilis, continuant à mettre à profit l'œuvre de M. Fournier et l'expérience que j'ai acquise dans l'étude et le traitement de ces affections.

Émile ÉMERY.

Février 1904.

PRINCIPALES ADDITIONS

DE M. É. ÉMERY

SYPHILIS.

Mode de contagion, 2. — Division en périodes primaire, secondaire et tertiaire, 4 et 5.

I. — *Période primaire de la syphilis acquise.*

Le contage syphilitique, 11. — Le chancre syphilitique, 16 à 21. — Le bubon satellite, 22 et 23. — Complications du chancre, 25 à 27.

II. — *Période secondaire de la syphilis.*

État général des syphilitiques, 29 et 30. — Caractères généraux des syphilides, 32 à 34 ; — des syphilides secondaires, 34. — Syphilides érythémateuses, 36 à 38. — Syphilide papuleuse et syphilide papulo-squameuse, 41 à 45. — Syphilide papulo-érosive et syphilide papulo-croûteuse, 47 et 48. — Syphilides ulcéreuses superficielles, 49 et 50. — Syphilide pigmentaire, 51 à 53. — Alopécie syphilitique, 54 et 55. — Syphilide acnéiforme du cuir chevelu, 56. — Syphilides palmaires et plantaires, 57. — Syphilides digitales et interdigitales, 59. — Onyxis, 61. — Périonyxis, 61. — Syphilides muqueuses, 61. — Syphilides génitales, 64. — Syphilides érosives et papuleuses. Plaques lisses dépapillées, 69.

III. — *Période tertiaire.*

Syphilide maligne précoce, 72 à 75. — Caractères des gommes syphilitiques et des syphilides tuberculeuses, 77 et 78. — Périostites et périostoses secondaires, 81. — Diagnostic des céphalées syphilitiques, 82. — Ostéopathies tertiaires, 83 à 87. — Chancres de la langue, 91 et 92. — Leucoplasie buccale, 92. — Glossites, 93. — Gommes de la langue, 92 à 100. — Chancre amygdalien. Amydalites secondaires, 101. — Chancre syphilitique et syphilome diffus des lèvres, 102. — Chancre du rectum et de l'anus, 105. — Rétrécissement syphilitique du rectum, 106. — Ictère et foie syphilitique, 107 à 109. — Chancre et accidents secondaires et tertiaires des fosses nasales, 111. — Pneumopa-

---

ATLAS MANUEL
DE LA SYPHILIS
ET
DES MADADIES VÉNÉRIENNES

SYPHILIS

INTRODUCTION

La syphilis est une affection constitutionnelle. Elle fait partie du groupe des maladies infectieuses chroniques. Tout comme la tuberculose, la morve, etc., elle est provoquée, selon toute apparence, par un organisme inférieur. Malheureusement, jusqu'à ce jour, la science n'est pas parvenue à découvrir cet agent pathogène.

Le cadre imposé à notre travail ne nous permet pas de passer en revue les diverses expériences qui ont été faites dans le but d'établir la nature du virus de la syphilis. Aussi les passerons-nous sous silence. Nous nous dispenserons également de nous occuper des conjectures auxquelles peut donner lieu l'hypothèse purement théorique d'un microorganisme et de ses toxines en ce qui concerne l'interprétation et la production des produits pathologiques de la maladie en question.

La syphilis se transmet d'un individu affecté à un individu sain et qui n'est pas syphilitique (*syphilis acquise*). C'est, par conséquent, une maladie contagieuse, et ce n'est qu'à la suite de l'inoculation qu'elle se développe dans l'organisme pour l'infecter ensuite et y produire finalement divers symptômes pathologiques.

Elle comporte encore un autre mode de transmission : elle peut être léguée par les parents à leur descendance (*syphilis héréditaire*).

Modes de contagion de la syphilis.

(Note additionnelle.)

[M. le professeur Fournier admet quatre modes de contagion syphilitique :

1° La *syphilis par contagion* telle qu'elle est décrite ici ;

2° La *syphilis héréditaire*, c'est-à-dire transmission des parents à l'enfant d'une syphilis antérieure à la conception ;

3° La *contamination « in utero » transmise du fœtus à la mère*. Exemple : Un fœtus né d'un père syphilitique transmet la syphilis à sa mère, restée saine jusqu'alors, par les échanges placentaires ;

4° La *contamination « in utero » transmise de la mère au fœtus*. Exemple : Les parents sains ont engendré un enfant sain. Au cours de sa grossesse, la mère est syphilisée ; elle contamine son enfant *in utero* par les échanges placentaires.]

Ces deux variétés de transmission présentent dans leur marche ultérieure des différences si essentielles qu'on a depuis longtemps reconnu la nécessité d'en faire deux chapitres à part. Nous nous conformerons donc à l'usage établi et nous nous occuperons tout d'abord de la syphilis acquise. La syphilis héréditaire fera, à la fin de ce travail, l'objet d'une description spéciale.

En écrivant ce précis de pathologie de la syphilis, notre but a été d'étudier les manifestations multiples du mal syphilitique et d'arriver, par ce moyen, à en faire mieux connaître la nature.

La syphilis acquise se transmet à un corps qui en est jusque-là resté indemne, parfois d'une façon médiate, mais le plus souvent d'une façon immédiate. Elle forme à l'endroit de l'inoculation un foyer d'où le virus pénètre dans l'organisme. Mais pour que l'infection de celui-ci puisse se produire, il est absolument nécessaire qu'à l'endroit de l'inoculation le virus se développe, s'accroisse et que, par les voies lymphatique et sanguine, il envahisse l'organisme.

N.A. — [L'auteur entend-il, par là, que l'infection syphilitique généralisée ne se réalise qu'après l'apparition et le développement du chancre, point où seraient élaborés les poisons qui de là se diffusent ultérieurement dans l'organisme ? Ricord pensait que, jusqu'au troisième jour de son apparition, le chancre n'était qu'une lésion locale. Quelques syphiligraphes, après lui, ont basé sur cette théorie l'idée du traitement abortif de la syphilis par l'excision du chancre jeune, naissant. Actuellement encore, les avis sont partagés sur ce point. Toutefois, pour l'énorme majorité des cas, cette méthode a échoué et elle semble de plus en plus abandonnée, avec l'idée sur laquelle elle a été édifiée. Quelques cas sembleraient même prouver que l'infection syphilitique généralisée existe déjà à l'état latent bien avant l'apparition du chancre (cas d'excision précoce du prépuce après coït suspect ; pas de chancre dans les délais habituels ; apparition des accidents secondaires après une période de latence normale).]

Cet envahissement s'effectue lentement, progressivement et d'une manière qui, jusqu'à présent, a échappé à toutes nos méthodes d'investigation. De sorte qu'au début de l'affection et avant que n'apparaissent les symptômes de la période secondaire, nous n'avons à étudier que les phénomènes locaux développés sur le lieu de l'infection et les symptômes consécutifs immédiats. Pendant cette période, l'infection syphilitique s'étend d'une façon ininterrompue à tout l'organisme. Puis, se développent peu à peu chez le patient des troubles plus ou moins subjectifs. Enfin apparaissent des altérations visibles et sensibles, qui se manifestent sur toute la surface du corps. C'est par elles qu'on reconnaît que l'infection générale est, quelques semaines après la contamination, un fait accompli.

Pour simplifier la question et pour plus de commodité, on divise les manifestations syphilitiques en trois groupes. La PÉRIODE PRIMAIRE comprend les symptômes initiaux locaux, consécutifs à l'infection ; la PÉRIODE SECONDAIRE commence avec l'apparition des symptômes généraux, et la PÉRIODE TERTIAIRE est celle où se développent les formes humorales, les néoplasmes dits gommeux. En établissant cette division, certains spécialistes se sont basés surtout sur l'objectivité des phénomènes cliniques ; certains autres, plutôt sur l'époque où ces accidents se produisent. Cependant, telle qu'elle est, elle ne répond ni à la nature, ni à la marche de l'affection ; car, s'il est vrai que les différents groupes de symptômes sont séparés par des périodes dites de latence ou d'intermittence, pendant lesquelles l'organisme est, en apparence, exempt des symptômes du groupe suivant, il n'en est pas moins vrai, d'un autre côté, que le virus subsiste dans l'économie, vivant et actif, qu'il s'y développe et que, tôt ou tard, il provoque de nouveaux symptômes. Il serait, par conséquent, plus juste de suivre l'indication de Virchow et de désigner simplement par « période irritative » (stade irritatif) les accidents primaires et secondaires et de les séparer des néoplasmes gommeux et des états de dégénérescence organique, qui peuvent éventuellement se produire dans la suite.

Division en périodes primaire, secondaire et tertiaire.

(Note additionnelle.)

[Cette division en accidents primaires, secondaires et tertiaires, est tout artificielle en effet. Celle qui consiste à classer les accidents suivant leur époque d'apparition mérite surtout d'être rejetée, car il existe de nombreux cas de tertiarisme précoce, comme il existe des cas d'accidents secondaires tardifs. Où finit ce qu'on appelle la syphilis secondaire, et où commence la syphilis tertiaire? C'est là un problème dont la solution est impossible à préciser actuellement, affirme le professeur Fournier. Toutefois, cette classification théorique est commode et répond dans la plus grande généralité des cas aux déterminations morbides suivantes : L'ACCIDENT PRIMAIRE est le chancre syphilitique. Les ACCIDENTS SECONDAIRES, non moins constants et se succédant à termes rapprochés au cours des deux premières années, quelquefois même au delà, consistent le plus souvent en éruptions cutanées disséminées, en érosions ou ulcérations des muqueuses, alopécie, adénopathies éparses, troubles nerveux, etc. Le propre de ces manifestations est d'être *superficielles, résolutives, bénignes*.

Au delà s'ouvre la PÉRIODE TERTIAIRE, chronologiquement illimitée, époque à laquelle la maladie devient latente avec réveils éventuels, inattendus, pouvant se produire à toute date. Les manifestations de cette période diffèrent essentiellement de la précédente, en ce qu'elles sont *parenchymateuses* et non limitées à la surface des tissus.

Elles sont aussi *désorganisatrices* par ulcération, sclérose ou atrophie. Enfin elles peuvent affecter tous les systèmes organiques sans exception. De ces conditions découle la gravité de ces accidents.

Enfin, le professeur Fournier reconnaît un quatrième groupe d'accidents qu'il a été le premier à décrire en en démontrant la nature et les caractères, et qu'il a appelés les « AFFECTIONS PARASYPHILITIQUES » (1).

Celles-ci se différencient des précédentes : « 1° en ce que la syphilis n'en est pas la cause unique, exclusive, nécessaire ; 2° en ce qu'elles n'obéissent pas comme les affections syphilitiques vraies à certains agents thérapeutiques.

« Si elles ne sont pas syphilitiques de nature, elles n'en restent pas moins syphilitiques d'origine, en ce sens qu'elles sont issues, nées de la syphilis, qu'elles se produisent de son fait, sous son influence, chez les malades qui en sont atteints et qui, vraisemblablement, leur auraient échappé s'ils n'avaient eu en eux le germe de la syphilis. »]

Il ne nous est pas possible, étant donné un cas déterminé, de trouver, aussitôt après l'infection, des indications quelconques permettant de prévoir la nature ou la gravité des phénomènes qui pourront se produire dans l'avenir. Rien ne nous y autorise, ni la bénignité des symptômes qui se déclarent au foyer de l'infection dans la période primaire, ni la bénignité des accidents cutanés et muqueux dans la période secondaire.

N. A. — [Il n'y a, en effet, aucune corrélation entre la malignité des accidents primaires et secondaires et celle des accidents tertiaires. On applique couramment l'épithète de *maligne* à toute syphilis qui, dès l'origine, revêt un type cutané ulcéreux, térébrant, destructif. Ce mot n'est juste qu'autant qu'il s'applique aux accidents du moment, mais il n'engage nullement l'avenir. La malignité cutanée de certaines syphilis n'implique nullement la gravité des localisations tertiaires ultérieures. Cette vulnérabilité tégumentaire de certains sujets semble bien, d'après de très nombreuses observations, être due plutôt au terrain sur lequel elle évolue qu'à la virulence de la maladie elle-même. L'alcoolisme, en premier lieu, est une condition éminemment favorable à l'explosion du phagédénisme

(1) A. Fournier, *Les Affections parasyphilitiques*, 1894.

dans les accidents primaires et des accidents ulcéreux plus ou moins étendus dans les périodes secondaires. Les autres facteurs de gravité les plus fréquents sont la malaria, la grossesse, la misère physiologique, etc. Dans une récente communication à la Société de dermatologie, le professeur Landouzy a, après d'autres observateurs, attiré l'attention sur le rôle de la défense ganglionnaire dans l'organisme atteint de syphilis. Quelques exemples sembleraient en effet prouver que l'absence d'une réaction ganglionnaire de voisinage est une condition favorable à l'éclosion d'accidents malins. Toutefois, rien ne prouve jusqu'à présent que cette malignité ne soit pas exactement limitée aux accidents cutanés de la période secondaire.]

Tout ce que l'expérience acquise nous permet de pronostiquer, c'est que des individus sains et vigoureux ont plus de chance de sortir facilement de la mauvaise passe que des patients affaiblis, affectés de tuberculose, de malaria ou d'autres affections dyscrasiques. Dans ces cas, on est tout particulièrement tenu, quant au pronostic, aux plus grandes réserves. La même observation s'applique aux cas d'infection syphilitique qui frappent des individus du jeune âge, ou même du premier âge, car ils ont à souffrir d'accidents d'autant plus graves que l'organisme est plus délicat et se trouve en voie de croissance.

N. A. — [La syphilis contractée dans le premier âge se révèle non seulement par ses manifestations habituelles, mais encore elle peut exercer sur le développement de l'organisme une influence dystrophique telle qu'il est parfois difficile et même impossible de distinguer entre les stigmates qu'elle engendre et ceux qui découlent de la syphilis héréditaire proprement dite.]

Le médecin ne peut donc prédire au patient avec certitude que son mal disparaîtra dans un laps de temps déterminé, à la suite de tels ou tels symptômes. On admet généralement que la syphilis prend fin avec la période irritative, ou avec les accidents dits secondaires. Il est malheureusement beaucoup de patients qui, en dépit du traitement suivi et des soins les plus minutieux, voient se développer sur eux des néoplasmes gommeux, susceptibles de léser l'organisme plus gravement que ne peuvent le faire les accidents des périodes précédentes.

Nous ne possédons pas encore, malgré les efforts faits dans ce sens par des spécialistes éminents, le critérium de la guérison certaine et définitive, non plus que le moindre indice permettant la prévision des accidents tertiaires et de leur nature. En attendant que de nouvelles méthodes d'investigation viennent nous fournir le moyen de déclarer un organisme libéré de la syphilis, nous en sommes réduits à nous en rapporter à certains faits empiriques pour décider de la guérison ou non. Ces présomptions sont basées sur les constatations suivantes : un organisme vigoureux et généralement bien portant avant la contamination, une certaine régularité dans la succession des phénomènes, des méthodes de traitement choisies, et enfin l'exemption totale, pendant de longues années, de toute manifestation syphilitique.

N. A. — [La syphilis guérit-elle jamais ? Non. Les conditions énumérées ici ne sont que des présomptions pouvant faire espérer un avenir exempt de manifestations graves, mais ce ne sont que des présomptions. La bénignité des accidents du début de la maladie et son long sommeil ne permettent pas de préjuger de l'avenir. Quelquefois des accidents graves surgissent à des intervalles énormes. Parfois la maladie ne se réveille que dans la descendance du syphilitique, et nombreux sont les exemples où, chez le syphilitique héréditaire même, la diathèse sommeille pendant nombre d'années avant de se révéler dans une explosion subite (1).]

Voici le schéma qui résume le processus pathologique dans la majorité des cas : l'intervalle compris entre le jour de l'infection et l'apparition d'accidents secondaires est d'environ deux mois ; le développement du chancre initial s'effectue au bout de trois semaines ; simultanément apparaissent les phénomènes ganglionnaires voisins, parfois souvent avec participation des vaisseaux lymphatiques afférents ; enfin apparaissent des troubles subjectifs qui, avant l'éruption de l'exanthème, incommodent plus ou moins certains malades. L'exanthème initial disparaît et, au bout d'environ trois mois, c'est-à-dire six mois après le début de l'affection, apparaissent les plaques muqueuses. La marche ultérieure comporte l'apparition, çà et là,

(1) A. Fournier, *La Syphilis héréditaire tardive*. Paris, 1886.

d'éruptions localisées, qui cèdent à un traitement approprié. Cette période arrive généralement au bout de dix-huit mois à deux ans à son terme.

Durée des première et seconde incubations.

(Note additionnelle.)

[D'après le professeur Fournier, la durée de l'incubation serait de vingt-six jours. Elle peut durer moins (vingt, dix-sept, quinze jours), comme aussi elle peut durer plus (trente, trente-cinq, trente-neuf, quarante-deux jours); cas exceptionnels et sujets à revision (cinquante, soixante, soixante-quinze jours). *Seconde incubation* (période intercalaire entre le début du chancre et les accidents généraux) : en moyenne quarante-cinq jours environ après l'éclosion du chancre, et soixante-dix jours après la contamination. Ce délai peut s'abaisser à quarante jours, trente-huit jours, exceptionnellement trente-cinq jours; plus souvent il dépasse la moyenne habituelle, pour s'élever à cinquante, cinquante-cinq jours.]

Font exception à ce schéma les cas d'un caractère plus malin qui n'ont pas de périodes d'intermittence libres d'accidents, où se produisent simultanément des accidents *secondaires* et *tertiaires* et où l'on observe de bonne heure des troubles nerveux et des lésions organiques. Ce sont là des formes malignes de la syphilis. Entre ces deux modalités pathologiques prennent place les cas où, à la suite d'une période de latence exempte de tout accident, se développent des formes tertiaires destructives.

I

PERIODE PRIMAIRE DE LA SYPHILIS ACQUISE

Conditions de l'infection.

L'infection syphilitique d'un individu ne peut s'effectuer que dans certaines conditions. En effet, il faut, en premier lieu, que l'individu ne soit pas syphilitique et, en second lieu, qu'il existe à la surface de son corps des pertes de substance épithéliale ou épidermique; bref, des points quelconques à vif. C'est au niveau de ces points que s'opère la transmission du virus.

En fait, la syphilis confère au corps déjà infecté l'immunité contre toute nouvelle infection. Cela ne veut pas dire qu'il ne peut plus lui être transmis de chancre ; bien au contraire. Mais dans ce cas, il ne s'agit que d'une transmission syphilitique apparente, attendu que l'affection qui en résulte reste purement locale et n'a pas d'autres suites dans l'organisme.

N. A.— [Cette question de la réinfection syphilitique est encore très controversée. Les auteurs allemands en citent volontiers quelques exemples. Tout récemment encore, M. le Dr Danlos a communiqué à la Société de dermatologie un cas de réinfection syphilitique paraissant offrir toute garantie. M. le professeur Fournier déclare, pour sa part, n'en avoir jamais vu un cas probant. Quelques exemples, et qui paraissaient indiscutables, ont perdu totalement leur valeur par la suite de l'observation. Ces cas de *syphilis doublée* ont été presque toujours reconnus comme étant le résultat d'une erreur, soit dans le diagnostic de la première infection, soit dans l'interprétation de l'accident soi-disant réinfectant. Les syphilides tertiaires chancriformes ne sont pas rares à la verge, et c'est à des accidents syphilitiques de cet ordre que sont souvent imputables les nombreuses erreurs de diagnostic faites à ce sujet.]

La perte de substance, qui est probablement la condition la plus importante de l'affection syphilitique, peut, ou bien se produire au moment de la transmission, par exemple durant le contact sexuel intime, ou bien exister auparavant, par exemple dans le cas d'une érosion herpétique siégeant sur le prépuce ou sur les grandes lèvres. A vrai dire, il n'y a pas lieu d'écarter comme impossible l'éventualité d'une transmission de la syphilis même en l'absence de toute lésion du tissu, mais encore faut-il, pour qu'elle se produise, que, d'un autre côté, la sécrétion qui contient le virus syphilitique agisse sur lui pendant un laps de temps assez long pour déterminer une irritation, soit des conduits excréteurs glandulaires, soit des replis muqueux délicats du prépuce ou des grandes lèvres. Au contraire, il suffit d'un contact de courte durée pour que la transmission puisse s'effectuer au niveau d'une surface érodée. Au point de vue de la marche ultérieure de l'affection, il importe peu que l'infection soit déterminée par le contact direct avec une plaie syphilitique (*transmission immédiate*) ou par le contact avec un objet souillé du virus syphilitique (*transmission médiate*).

N.A. — [Il est certain que le contact du contage syphilitique au niveau des téguments jouissant d'une intégrité parfaite est sans danger, témoin l'innocuité dont jouissent les médecins qui sont particulièrement exposés à l'exploration manuelle de ces lésions. Le séjour prolongé du contage seul pourrait être redouté ; encore n'en a-t-on pas la preuve. Les malades contaminés en des points où l'observation est facile affirment parfois n'avoir présenté aucune lésion tégumentaire au point de l'inoculation. Comme le fait remarquer le professeur Fournier, celle-ci peut être microscopique, inappréciable à l'œil nu et suffire cependant à l'introduction du contage dans l'économie.]

Le porteur du virus syphilitique.

On peut avec juste raison considérer comme dangereux pour son voisinage tout individu qui traverse la période aiguë, c'est-à-dire la période infectieuse de la syphilis. C'est principalement dans la sécrétion des plaies déterminées par le mal que se trouve le plus abondamment accumulé le virus syphilitique. Cependant, le *sang* et la *lymphe* en contiennent également pendant cette période. Il n'en est pas de même des sécrétions physiologiques, telles que la salive, le lait, le sperme.

Le contage syphilitique.

(Note additionnelle.)

[Nous ne savons pas en quoi consiste le contage syphilitique, mais nous sommes mieux renseignés sur la question de savoir où réside le contage syphilitique. Ici encore certains points sont définitivement acquis tant par la méthode de confrontation que par la méthode expérimentale ; d'autres paraissent infiniment douteux et appellent des recherches ultérieures. Points acquis : le contage existe dans les sécrétions humorales : 1° du chancre syphilitique ; 2° des plaques muqueuses érodées ou ulcérées, des accidents secondaires suppuratifs de tout ordre, comme aussi dans la trame des papules secondaires ; 3° dans le sang des syphilitiques, du moins en cours de manifestations secondaires (belles expériences des médecins italiens Bargioni, Rosi et Passigli ; 4° dans certains produits pathologiques (vaccin par exemple) chez les gens entachés de syphilis (1).

A côté de cela, combien de questions irrésolues. On admet en effet généralement que les sécrétions physiologiques ne véhiculent pas le contage, qui, théoriquement, serait arrêté par les épithéliums glandulaires faisant office de filtre. Telles seraient la sueur, la salive, les larmes, les urines. Le sperme lui-même qui porte en lui le germe d'une maladie qui se transmet héréditairement a été vainement inoculé. Enfin le lait aussi paraît jouir de la même innocuité, malgré quelques exemples contraires. Certains faits sont plus particulièrement controversés et au total irrésolus, tels par exemple que la contagiosité du sang des règles. C'est là un acte physiologique et non une « sécrétion physiologique ». Pourquoi ce sang ne serait-il pas contagieux alors que le sang recueilli par une saignée porte le germe de la maladie ? Et cependant aucun fait clinique n'est venu confirmer cette déduction théorique. On admet également que les sécrétions pathologiques des sujets infectés de syphilis (herpès, balanite, acné, blennorragie, sérosités hydropiques) ne transmettent pas la syphilis. L'exemple de la contagiosité du vaccin n'est pas

(1) A. Fournier, *Syphilis vaccinale*, Paris, 1889.

fait pour confirmer cette hypothèse suffisamment démontrée.]

Il se peut toutefois que le virus se mêle à ces sécrétions pendant leur trajet dans l'organisme, ou au niveau de leur point d'émergence à la surface des téguments, c'est-à-dire dans la cavité buccale, aux seins, etc. Les individus qui ont acquis la syphilis, aussi bien que les enfants hérédo-syphilitiques, affectés, par exemple, de pemphigus syphilitiques et de papules, sont et demeurent pendant des années un danger pour l'organisme sain. De récentes observations ont établi que certains points du corps, affectés à l'origine d'accidents syphilitiques, pouvaient, après une période plus ou moins longue de rémission, redevenir contagieux pour peu qu'ils fussent irrités et ravivés par une excitation chimique ou mécanique. Telles sont les vieilles infiltrations anales ou périanales d'anciennes affections de la langue ou d'autres régions dites lieux d'élection de la syphilis. Il en sera question plus loin.

Il est généralement admis que les productions syphilitiques de la période tertiaire, les néoplasmes dits gommeux, ne peuvent être des agents de transmission. C'est là une affirmation qu'il ne faut accepter qu'avec réserve. Il se trouve, en effet, des cas où ces accidents tertiaires se produisent à côté d'accidents secondaires et, bien qu'appartenant au groupe des formes tertiaires, portent en eux le germe de la contagion. Cependant, il faut bien reconnaître aux accidents de la période tertiaire une infectiosité moindre qu'aux accidents de la période secondaire. La principale raison de l'atténuation de la virulence réside dans ce fait que les tumeurs gommeuses subissent un processus dégénératif, lent et tardif, que l'infiltrat gommeux subit des métamorphoses régressives ne laissant que des débris de tissu imprégnés d'un virus affaibli ou inoffensif. De plus, les formes gommeuses sont souvent localisées en des régions (organes internes) d'où la transmission ne peut s'effectuer. Enfin, les patients préservent ordinairement leurs tumeurs gommeuses de tout contact, parce qu'elles sont douloureuses. Au contraire, les productions syphilitiques secondaires, dont les lieux d'élection sont plus superficiels et qui, sitôt apparues, se manifestent par des pertes de substance étendues, peuvent pour ces raisons devenir des agents de transmission beaucoup plus actifs que les tumeurs gommeuses.

N. A. — [A ces raisons généralement acceptées, il convient d'en ajouter une autre qui est précisément la rareté relative des accidents tertiaires aux organes génitaux par lesquels s'établit le plus habituellement la contagion syphilitique. Quelques observations récentes, l'une d'elles du professeur Landouzy (contamination par une lésion tertiaire du gland chez un sujet dont l'infection remontait à une vingtaine d'années) sont venues ébranler la doctrine d'innocuité des accidents tertiaires. M. le professeur Fournier invoque une autre raison qui lui fait tenir cette doctrine de l'innocuité pour suspecte. C'est la considération de ce que produisent les syphilis malignes précoces qui ne sont en réalité que des syphilis tertiares d'emblée. Or ces lésions, qui ne sont automatiquement que des lésions tertiaires, offrent très certainement, selon lui, les plus graves dangers de contagion. D'ailleurs, formulée d'une façon aussi rigoureuse, cette idée de la non-contagiosité des accidents tertiaires se heurte à l'impossibilité d'établir nettement la limite des deux phases de ces maladies. « Où finit ce qu'on appelle la syphilis secondaire, qui est sûrement contagieuse, et où commence la syphilis tertiaire qui ne l'est pas ? C'est là un problème connexe dont la solution est impossible à préciser actuellement. » (A. Fournier).]

Les ulcérations tardives résultant d'une altération dégénérative d'un tissu scléreux ou gommeux doivent, de même que les hyperostoses et les éburnations osseuses, être considérées comme la conséquence des accidents syphilitiques éclos en ces mêmes endroits ; elles ne contiennent plus de virus contagieux.

La transmission du virus syphilitique peut s'opérer non seulement par le contact immédiat des parties affectées du corps humain, mais encore par l'intermédiaire de divers objets, tels que cuillers, verres, instruments à souffler, instruments de chirurgie, bandages, etc. Il suffit pour cela que ces objets aient été préalablement exposés au contact de plaies syphilitiques et qu'une parcelle d'humeur y soit demeurée. Le dessèchement de la substance contagieuse ne la rend nullement inoffensive. Les températures élevées et la congélation sont toutefois susceptibles d'en annuler la transmissibilité.

Premiers symptômes consécutifs à la transmission.

Les premiers symptômes qui s'observent à la suite de l'infection ne présentent aucun signe caractéristique qui puisse faire conclure à une transmission certaine. Le médecin constate ou des plaies qui ont déjà existé avant le contact suspect, ou des lésions toutes fraîches, datant de l'époque du coït, ou bien encore des macérations épithéliales ou épidermiques, siégeant soit aux plis mentionnés ci-dessus, soit au niveau des canaux glandulaires excréteurs. Le plus souvent, ces lésions occupent les organes génitaux ; il est rare toutefois que pendant cette période les patients aillent consulter le médecin. Ils ne s'y décident que dans les cas où, pratiquant sur eux-mêmes un examen attentif, ils ont acquis la certitude que la plaie est survenue à l'occasion d'un rapprochement suspect. Les individus qui ignorent cette affection et ceux qui sont infectés par transmission médiate ne s'avisent d'ordinaire que très tard de réclamer les soins du médecin, et parfois même ne se présentent à la consultation qu'à l'apparition des accidents syphilitiques secondaires : comme nous l'avons déjà dit, le médecin ne peut donc, à une époque aussi rapprochée de l'infection, que déclarer plus ou moins suspectes l'érosion, la fissure cutanée, ou la petite plaie, d'origine herpétique par exemple, que porte le malade. Seul, l'examen de la personne, auteur supposé de l'infection, peut lui permettre d'établir quelques présomptions en faveur d'une affection syphilitique ou de les repousser.

N. A. — [En réalité, seule la confrontation peut donner un indice au médecin, mais un indice seulement, et la plaie que porte le malade, avant les délais normaux de l'apparition du chancre, ne peut en aucune façon, quelles que soient les présomptions en faveur d'une contamination, déterminer le médecin à faire une application anticipée du traitement anti-syphilitique. Mieux que cela, il importe de laisser à ces accidents, bénins d'ordinaire et guérissant spontanément, leur évolution naturelle. Tout traitement local peut en dénaturer ultérieurement la physionomie et devenir, dans l'avenir, une cause d'erreur ou d'obscurité pour le diagnostic définitif.]

Il importe également de savoir s'il s'agit seulement d'une transmission de virus exclusivement syphilitique, ou s'il y a eu, concomitamment, inoculation de substances provenant d'ulcérations vénériennes contagieuses. Dans le premier cas, on est en présence d'un processus ulcéreux à développement lent, ou plutôt d'un état d'infiltration à développement progressif, se produisant à l'endroit affecté. Dans le second cas, au contraire, l'ulcération vénérienne contagieuse, à marche aiguë, masque par son extension rapide et sa sécrétion purulente abondante, les symptômes de la transmission syphilitique d'une manière si complète qu'on ne parvient à reconnaître ceux-ci qu'après la cicatrisation et la guérison de cette affection surajoutée. Grâce à un traitement antiseptique et à des soins minutieux, on parvient à guérir toutes les plaies de cette catégorie, même les ulcères vénériens contagieux. Il n'en faudrait cependant pas conclure que cette guérison met nécessairement un terme à tout le processus pathologique. Il arrive souvent en effet que l'infiltration syphilitique ne se développe que dans la cicatrice même de l'affection première. Alors les groupes ganglionnaires voisins se tuméfient et l'on se trouve en présence d'une forme syphilitique initiale qui, dans sa marche ultérieure, influera sur l'organisme au même titre que si elle eût revêtu, dès le début de l'infection, l'aspect caractéristique du chancre syphilitique.

N. A. — [Il s'agit ici des cas dans lesquels l'accident syphilitique initial est plus ou moins masqué à son apparition par la coexistence d'affections vénériennes purement locales. Le chancre mou (ulcère vénérien de l'auteur) doit être surtout incriminé, quoique les deux lésions soient rarement superposées, l'une et l'autre apparaissant et disparaissant à des époques différentes, évoluant en des points différents, chacune pour son propre compte avec un cortège de symptômes dissemblables. Néanmoins, la coexistence des deux affections a certainement provoqué de nombreuses erreurs. Parmi les affections de même siège auxquelles l'auteur fait allusion, il faut citer les *inflammations blennorragiques* du méat qui masquent parfois les chancres de cette région, les *abcès lymphangitiques blennorragiques*, les *balano-posthites ulcéreuses* concomitantes, l'*ecthyma de la gale*, etc., etc.]

Les premiers accidents observent la marche suivante. Autour de la perte de substance, légère, insignifiante, se développe peu à peu une ulcération arrondie, recouverte superficiellement d'un enduit lardacé, présentant une faible sécrétion et incommodant fort peu le patient. Dans le courant de la deuxième semaine et surtout de la troisième se produit, à la base et à la périphérie de cette lésion, l'infiltration typique qui affecte une forme sphérique et nodulaire, dure au contact et représentant ce qu'on appelle l'induration du chancre syphilitique (planche I). La physionomie du chancre dépend beaucoup de la constitution locale du tissu, au niveau duquel s'effectue la transmission. C'est ainsi qu'on trouve souvent, par exemple au gland et au vagin, des chancres plats, présentant une érosion superficielle. A la surface du corps, et notamment aux endroits où le tissu cellulaire sous-cutané est plus lâche et plus abondant, on trouve des infiltrations chancreuses indurées faisant une saillie appréciable et qui, particulièrement aux parties velues, riches en glandes, peuvent atteindre des dimensions considérables (planches II à XI). Nous avons observé au menton un chancre de cette sorte qui était large comme une pièce de deux francs et simulait un néoplasme. Le temps n'est pas encore loin, où l'on prenait pour des épithéliomes des chancres de même nature, situés aux lèvres, aux seins, etc. Lorsqu'ils occupent des régions assujetties à des mouvements physiologiques continuels, comme par exemple les commissures des lèvres, le repli muqueux qui relie les piliers du palais à la langue, les amygdales, l'anus, etc., ils affectent la forme d'ulcères rhagadoïdes qui sont souvent d'un diagnostic difficile. Les lésions syphilitiques en général, et plus particulièrement les chancres volumineux subissent, du fait de la pression et de la traction exercées à leur niveau, une dégénérescence ulcéreuse rapide qui détermine la fonte de l'induration et la formation d'une vaste plaie. De même, certaines erreurs de thérapeutique, et notamment des cautérisations inutiles, peuvent provoquer de semblables complications.

Le chancre syphilitique.

(Note additionnelle).

[Cette description de l'accident primitif de la syphilis est vraiment trop succincte. Nous empruntons au magnifique *Traité de la syphilis* du professeur Fournier la description suivante (1).

Le *chancre* est l'accident initial de la syphilis, et il n'est pas susceptible d'une autre définition. Il n'est pas chancre par tel ou tel de ses attributs physiques ou objectifs, mais bien parce que, grâce à un ensemble de conditions qui règlent son apparition et son évolution, il constitue l'expression première, toute locale en apparence, de l'infection spécifique.

Anatomiquement le chancre est un néoplasme tégumentaire à surface érosive ou plus rarement ulcéreuse. Il revêt particulièrement deux types, le *type lamelleux* (aplati à la façon d'une pièce de monnaie) et le *type nodulaire* (moitié de pois ou de noisette); histologiquement, il est constitué par : 1° un réticulum très fin de fibrilles, de tissu conjonctif; 2° par des éléments cellulaires de dimensions variables (leucocytes, éléments embryonnaires dérivés des cellules fixes, accessoirement cellules épithélioïdes et rarement cellules géantes); 3° des lésions vasculaires prédominantes sur les artères (endo-méso-périartérite et surtout périartérite ; infiltration cellulaire des parois épaissies et manchon de cellules péri-vasculaires). La surface du chancre est érosive ; et cette érosion, fait capital, est superficielle. Elle dépasse rarement les couches cornées et intermédiaire de l'épiderme. Il est rare qu'elle pénètre dans le corps muqueux.

Donc la spécificité du chancre ne ressort en rien de ses lésions anatomiques.

L'évolution du chancre peut être divisée en quatre périodes qui sont : 1° la période de début; 2° la période d'augment ; 3° la période d'état; 4° la période de réparation cicatricielle.

1° Période de début. — En pratique, le chancre naissant est méconnu neuf fois sur dix. Quand on peut le surprendre à son apparition, on le voit constitué sur le tégument cutané par un tout petit bouton, une petite papule rougeâtre et desquamative ; sur le tégument muqueux, par une petite érosion arrondie, ovalaire ou fissuraire, plane, sans bords, sans coloration spéciale et sans induration sous-jacente.

(1) A. Fournier, *Traité de la syphilis*, rédigé d'après l'enseignement de l'hôpital Saint-Louis par Edmond Fournier, fasc. I, 1898.

2° Période d'augment. — Les progrès du chancre sont accusés par deux phénomènes principaux : l'extension excentrique de l'érosion et l'infiltration néoplasique sous-jacente du derme.

3° Période de maturité. — Le chancre est une lésion circonscrite, bien définie, et le plus habituellement une petite lésion (pièce de vingt ou de cinquante centimes). Son contour est variable suivant le siège qu'il occupe ; orbiculaire ou ovalaire (surface plane), oblong, allongé (rainure glando-préputiale), irrégulier (pourtour de l'ongle, région anale).

Quel est son aspect général ?

Huit fois sur dix le chancre de ces syphilis est simplement érosif et non pas ulcéreux.

Deux fois sur dix il est ulcéreux, mais superficiellement ulcéreux, sauf de rares exceptions.

Sa surface est plate, sa forme en godet est plutôt due à l'exhaussement de ses bords ; plus souvent, dans ses formes avancées, il forme un petit mamelon saillant exhaussé.

Sa configuration marginale prend trois aspects possibles : ou bien son érosion se continue de plain-pied avec les téguments sains, ou bien, quand il est plus ou moins creux, il prend la forme d'une coupe (chancre cupuliforme), ou bien cette dernière forme s'exagère par un bourrelet annulaire autour de l'érosion (chancre en lampion). Le chancre syphilitique ne présente jamais de bords à pic. Dans la plus grande majorité des cas, il n'a même pas de bords.

Quant à son fond, il est lisse, égal, uni.

Le chancre n'a pas de couleur spéciale. Dans la plupart des cas il affecte telle ou telle des deux teintes suivantes : le gris ou le rouge.

1° Le *chancre gris*, coloration due à un exsudat pseudo-membraneux, mince, demi-transparent, assez adhérent à la plaie n'occupant souvent que la portion centrale de la lésion ;

2° Le *chancre rouge*, plus frappant et plus caractéristique encore. Le professeur Fournier a qualifié sa nuance de couleur « *chair musculaire* ». Cette teinte est assez spéciale pour fournir de prime abord au diagnostic un très utile appoint.

Une troisième variété est quelquefois offerte par le

chancre pétéchial dont la surface est piquetée de petits exsudats sanguins.

Le chancre syphilitique suppure peu ; sa sécrétion, souvent minime, est constituée moins par du pus véritable que par de la sérosité mêlée de pus. Seuls les chancres ulcéreux et les chancres infectés secondairement fournissent du véritable pus.

Enfin, la particularité la plus caractéristique du chancre syphilitique est incontestablement son *induration*. Sous la base du chancre on perçoit une résistance, une dureté toute spéciale, spéciale par sa circonscription et par la sensation qu'elle fournit.

D'abord, elle ne déborde pas le chancre et cesse brusquement sans se perdre insensiblement dans les tissus voisins. Quant à la sensation qu'elle fournit, c'est une dureté sèche, élastique, presque *sui generis*. Cette induration n'a pas toujours les mêmes caractères, car elle ne fait que traduire sous le doigt ce qu'est le néoplasme sous le chancre. On en distingue donc : 1° des variétés comme volume ; 2° des variétés comme forme.

Son volume est essentiellement variable depuis celle qui est à peine perceptible, jusqu'à celle qui acquiert le volume d'une noisette et plus.

Les variétés de forme sont plus importantes et se présentent sous tel ou tel des deux aspects suivants :

1° *L'induration nodulaire.* — Celle-ci donne aux doigts la sensation d'un noyau dur et épais situé sous le chancre et implanté dans les chairs.

2° *L'induration lamelleuse.* — Cette variété donne au toucher la sensation que Ricord a comparée à celle du parchemin qu'on essaie de ployer dans les doigts en le prenant aux deux extrémités d'un de ses diamètres. C'est là l'induration parcheminée. Si cette induration est moins accentuée encore, comme, par exemple, chez la femme, elle donne au toucher la minime résistance d'une feuille de papier roulée entre les doigts. C'est l'*induration foliacée.*

Enfin, le chancre syphilitique constitue une lésion remarquablement indolente, aphlegmasique, dépourvue de troubles fonctionnels et pauvre en complications (A. Fournier).

Les malades le sentent à peine au toucher, et il ne devient douloureux et inflammatoire que sous l'influence de frottements ou de malpropreté. C'est précisément dans cette indolence qu'il faut chercher la principale cause des chancres méconnus.

4° Période de réparation cicatricielle. — Après être resté stationnaire pendant un certain temps, le chancre se répare en accusant les deux phénomènes suivants :

1° La *modification de teinte :* de gris ou rouge qu'il était, il devient rougeâtre, rosé ;

2° L'*exhaussement de son fond* qui devient en général légèrement papuleux.

La cicatrisation vient des bords et suit une marche centripète. Quand elle est totalement effectuée, l'emplacement du chancre ne se reconnaît plus qu'à une cicatrice rougeâtre, qui ne tarde pas à disparaître complètement sans laisser la moindre trace. Seuls les chancres ulcéreux laissent derrière eux une surface déprimée. Quelquefois aussi les chancres cutanés, et particulièrement ceux du fourreau, laissent après leur disparition une pigmentation orbiculaire très lente à s'effacer.

Le plus habituellement, l'induration survit quelque temps à l'effacement du chancre. Sa durée est proportionnelle à son importance ; les indurations superficielles disparaissent spontanément ou en quelques semaines, les indurations nodulaires peuvent durer plusieurs mois. Exceptionnellement l'induration s'accroît après la disparition du chancre. M. le professeur Fournier a remarqué ce fait sur les chancres de la rainure glando-préputiale.

Durée du chancre. — La durée du chancre est généralement remarquable par sa brièveté ; il ne demande guère plus de quatre à six semaines pour aboutir à la cicatrisation. Les variations de durée sont imputables à des raisons multiples et diverses, étendue, caractères de la lésion, influences de siège (guérison rapide du chancre utérin, très lente des chancres du méat ou de l'anus), absence de traitement et d'hygiène, causes d'irritation, etc.]

Du point où la transmission s'est opérée, le virus syphilitique pénètre dans le corps par les voies sanguines et surtout par les voies lymphatiques. C'est par leur canal surtout que chemine le virus syphilitique, suivant d'abord leur réseau capillaire pour atteindre les masses ganglionnaires en passant par les canaux lymphatiques intermédiaires. Cela ne veut pas dire que les veines ne puissent, elles aussi, recevoir, le cas échéant, le virus syphilitique et le répandre dans le reste de l'organisme. Mais cette transmission n'est histologiquement et cliniquement démontrée que pour les vaisseaux lymphatiques. Quiconque a eu l'occasion d'observer un grand nombre de cas s'en rappellera certains où le tissu avoisinant le chancre était comme tuméfié, et sinon aussi saillant et dur que le chancre lui-même, du moins plus rénitent et plus œdémateux au toucher que les tissus voisins. En pareil cas, si, par exemple, le chancre était situé au prépuce, on aura senti des cordons durs, saillants, s'acheminer en longeant les faces latérales de la verge, jusque vers les ganglions du voisinage.

Cette lymphangite capillaire ou tronculaire présente souvent sur son trajet des intumescences nodulaires. Lorsque celles-ci atteignent certaines dimensions, et que la lymphangite est très superficielle, il se développe parfois à leur surface des excoriations, prélude de petites ulcérations plus ou moins profondes. A voir ces ulcérations, on pourrait croire qu'elles représentent plusieurs points de transmission du virus syphilitique. L'inflammation des vaisseaux lymphatiques consécutive à un chancre initial peut déterminer une tuméfaction très étendue, au point de déformer parfois les parties génitales.

N. A. — [C'est le sclérème des auteurs français, particulièrement fréquent sur les grandes lèvres. L'exsudat néoplasique qui l'infiltre lui donne une dureté particulière que M. Fournier caractérise ainsi : « Sa rénitence n'est ni celle de la tension inflammatoire ni celle de l'empâtement œdémateux ; c'est une résistance parcheminée, sèche, ne cédant pas sous le doigt, tout à fait *sui generis*. »]

Cet état, désigné sous le nom d'*œdème induré* (planches V et XII) est d'une ténacité extraordinaire ; il commence à céder au traitement général et disparaît complètement avec les accidents secondaires. Il importe de bien distinguer cette sorte d'œdème des tuméfactions œdémateuses inflammatoires aiguës qui peuvent venir compliquer toute plaie infectée et parfois déterminer des suppurations d'origine lymphatique, comme dans les cas de chancre mou.

Tuméfactions des ganglions lymphatiques.

Dans la suite se produit un symptôme qui, dans le cas d'infection syphilitique, se manifeste d'une manière constante. C'est une tuméfaction des groupes de ganglions lymphatiques qui sont en relation anatomique avec le siège de l'affection initiale ; c'est-à-dire des ganglions inguinaux dans les cas de chancre des organes génitaux, des ganglions sous-maxillaires et sous-mentaux, dans les cas de chancre buccal ou labial, etc. (planches IX et X).

Le bubon satellite.

(Note additionnelle.)

N. A. — [Nous empruntons au beau livre du professeur Fournier le tableau suivant indiquant d'une façon exacte, anatomique, le *siège du bubon* par rapport aux différentes localisations que peut affecter le chancre.

Siège du chancre.	*Bubon correspondant.*
Chancres génitaux (c'est-à-dire chancres des grandes lèvres, des petites lèvres, de la fourchette, du méat urinaire, de l'urètre, de l'entrée du vagin, etc.).	Ganglions inguinaux.
Chancres périgénitaux (du périnée, des régions génito-crurales, du mont de Vénus, de la cuisse, des fesses, etc.).	Ganglions inguinaux.
Chancres de l'anus, de la marge de l'anus.	Ganglions inguinaux.
Chancres des lèvres et du menton	Ganglions sous-maxillaires.
Chancres de la langue.	Ganglions sus-hyoïdiens.
Chancres des paupières.	Ganglion préauriculaire.
Chancres des doigts.	Ganglion épitrochléen, ganglions axillaires.
Chancres du bras.	Ganglions axillaires.
Chancres du sein.	Ganglions axillaires Quelquefois ganglions sous pectoraux.
Chancres du col utérin.	Ganglions pelviens (théoriquement) ; exceptionnellement, bubon inguinal.

Le *bubon symptomatique* de la syphilis peut être simple ou double ; le plus souvent il est double ; quand il est unilatéral, il siège du même côté que le chancre ; exceptionnellement, il est croisé, c'est-à-dire qu'il siège du côté opposé au chancre.]

Elle est l'expression, extérieurement visible, d'une infiltration cellulaire abondante, phénomène histologique qui se retrouve dans les ganglions comme dans le chancre initial et dans les vaisseaux lymphatiques qui les relient. Quand la plaie chancreuse est purement syphilitique, cette adénopathie est généralement modérée et ne provoque pas de troubles subjectifs particuliers.

N. A. — [Toute l'histoire clinique de ces ganglions a été magistralement tracée par Ricord. Il est bon d'y insister ici. Le bubon est particulièrement remarquable par sa constance, il est le satellite nécessaire du chancre, et ne saurait en être considéré comme une complication. De plus, la réaction du chancre sur le système lymphatique ne se limite pas toujours au premier ganglion ou au premier groupe ganglionnaire, mais peut se propager de proche en proche aux groupes voisins.

Son apparition a lieu à la fin du premier septénaire qui suit l'éclosion du chancre le plus généralement ; rarement elle tarde après le début du deuxième septénaire.

Les caractères objectifs sont les suivants : le volume des ganglions est moyen, rarement il dépasse celui d'une demi-noix. De plus, et c'est là un caractère presque pathognomonique, la réaction est froide et indolente ; nulle altération de la peau, mobilité parfaite, et indépendance absolue des organes voisins et des plans sus et sous-jacents. La pression à ce niveau est si peu douloureuse que parfois même les ganglions échappent à la vigilance du malade.

On constate encore une dureté particulière de ces ganglions ; ils sont de consistance presque cartilagineuse. « La dureté de ce bubon, c'est l'induration du chancre transportée dans le ganglion. » (Ricord.)

Enfin, le plus généralement, les ganglions intéressés sont nombreux et forment un véritable chapelet (*pléiade de Ricord*).

Cette adénopathie évolue lentement ; le plus habituellement elle survit au chancre et elle est spontanément résolutive. Les caractères énumérés ci-dessus, sauf exceptions ne faisant que confirmer la règle, lui donnent une physionomie bien particulière ne permettant pas de la confondre avec l'adénite simple, celle du chancre mou et du cancer, etc.]

Mais dans les cas où cette plaie revêt une forme destructive, ainsi que dans ceux où il existe une infection mixte, le retentissement ganglionnaire est beaucoup plus aigu.

Ces glandes se tuméfient, forment des tumeurs grosses comme le poing, qui se ramollissent sur plusieurs points et représentent le type de l'adénite dite strumeuse.

N. A. — [Le bubon *syphilo-strumeux* se rencontre en effet chez les sujets à tempérament lymphatique, à tendance scrofuleuse. Ce n'est, d'après Ricord et le professeur Fournier, qu'une manifestation scrofuleuse greffée sur une lésion spécifique (*scrofulate de vérole de Ricord*). Dans ce cas, les ganglions augmentent de volume, se soudent et ne constituent plus qu'une seule masse. Celle-ci en vieillissant se ramollit et suppure à l'instar des ganglions tuberculeux.]

Ce fait s'observe souvent chez des individus cachectisés, atteints de scrofule ou de tuberculose. Dans ces cas, une irritation périphérique relativement faible suffit à le produire.

Phimosis et paraphimosis.

Les accidents initiaux qui se manifestent sur la verge, et notamment sur le prépuce et au niveau du sillon glando-préputial, présentent une complication fréquente ; c'est-à-dire que par suite de l'infiltration qui envahit le voisinage du chancre le prépuce se trouve complètement immobilisé et rigide, de manière à recouvrir le gland (planche XII). Ces phimosis peuvent se développer aux dépens de prépuces qui, antérieurement, étaient larges et de consistance lâche ; mais ils se produisent inévitablement dans le cas où cet organe présente une étroitesse congénitale tant soit peu prononcée. Sous l'action de ce froissement irritant, le chancre ne tarde pas à s'enflammer et même parfois à devenir gangreneux. Si la gangrène progresse, elle détruit partiellement le prépuce, et le gland peut dès lors apparaître par l'ouverture ainsi pratiquée. Nous avons observé des cas où la gangrène avait complètement détruit le prépuce, envahi la peau du pénis et même celle du scrotum, au point que les corps caverneux et les testicules avec leurs vaisseaux afférents se trouvaient ainsi complètement mis à nu. On réussit rarement à opérer le refoulement d'un phimosis quand le prépuce, quoique mobile encore, a déjà subi l'infiltration œdémateuse. On peut toutefois, en employant la violence, le « forcer et découvrir le gland, mais il se produit alors une tuméfaction douloureuse qui enserre et comprime le gland au risque d'occasionner la nécrose des bords du prépuce (paraphimosis). Si cet état, qui entrave la circulation dans le gland et dans le prépuce rétracté, persiste quelque temps, l'œdème se transforme en une infiltration inflammatoire permanente qui ne permet plus la réduction. Il en résulte une déformation permanente du pénis.

Complications du chancre.

(Note additionnelle).

[1° Accidents inflammatoires. — Ces deux complications sont le résultat de l'inflammation du chancre beaucoup plus souvent qu'ils ne sont primitivement la cause de cette inflammation. Le chancre sous-préputial s'enflamme souvent par le seul fait que son pansement est plus difficile, parce qu'il baigne dans les liquides qui stagnent sous le prépuce. Mais beaucoup plus fréquemment le défaut de soins, l'incurie, les topiques irritants, les froissements et les frottements sur des linges souillés, les causes générales (alcoolisme, etc.), sont les causes d'une irritation qui aboutit secondairement au **phimosis**, c'est-à-dire à l'œdème du prépuce qui devient pâteux et bouffi, quelquefois même rosé ; cette complication donne à la verge divers aspects que l'on a pittoresquement qualifiés de verge « *en vrille* », « *en massue* », « *en battant de cloche* », etc.

Quant au **paraphimosis**, il est presque toujours, comme le dit Mracek, le résultat d'une imprudence commise par le malade qui, pour mieux panser sa plaie, force son phimosis, « décalotte » péniblement et ne peut ramener ensuite le prépuce sur le gland. Le paraphimosis se confirme par la tuméfaction du gland à demi étranglé et la formation d'un ou de plusieurs bourrelets œdémateux en arrière de la rainure. Cette disposition donne à la verge, dont le gland découvert se relève, turgide, l'aspect « *coudé en pipe allemande* ». Mais ce ne sont là, en y ajoutant toutefois la **balano-posthite**, que les *accidents inflammatoires* consécutifs à l'apparition du chancre. Celui-ci peut aboutir à d'autres accidents dont la description trouve sa place ici et qui sont : 1° les *accidents gangreneux* et 2° le *phagédénisme*.

2° Accidents gangreneux. — On en distingue trois variétés d'après le professeur Fournier ; la première est représentée par le **sphacèle pelliculaire**, sphacèle sans importance, commun dans les formes usuelles et servant seulement de transition aux formes suivantes. Le véritable **chancre gangreneux** est celui où le processus sphacélique affecte une étendue et une épaisseur notable tout en restant limité et tout de surface. S'il excédait ces proportions, il deviendrait un chancre phagédénique de modalité gangreneuse. Son processus sphacélique n'intéresse que le noyau même d'induration sans affecter la trame des tissus sains. Ce chancre se présente avec une coloration brune, gris noirâtre, presque noire. Cette coloration est due à la mortification de sa couche superficielle, d'ailleurs insensible à la piqûre. Cette couche ainsi escarrifiée finit par tomber, tout d'une pièce ou par fragments, laissant après elle une plaie simple, d'un beau rouge, qui se cicatrise rapidement. Enfin, dans une troisième variété, il faut ranger la **gangrène partielle** du chancre, définition qui se suffit à elle-même, et, très exceptionnellement, la **gangrène blanche**, couenneuse, qui se détache également à la façon d'une escarre.

3° Phagédénisme. — Ricord a dit très justement « que le chancre syphilitique n'est envahi par le phagédénisme que d'une façon rare (surtout relativement au chancre simple) », et d'autre part que « le phagédénisme chancreux ne constitue en rien une immunité contre la vérole ». Le défaut d'hygiène et l'alcoolisme étant les facteurs habituels de cette affection, on la rencontre beaucoup plus fréquemment à l'hôpital qu'en ville.

Chez l'homme, le gland, la rainure, le prépuce, le méat, le fourreau et l'urètre sont le siège habituel de cette complication ; chez les femmes, c'est la grande lèvre qui est le plus souvent atteinte.

Le professeur Fournier distingue essentiellement deux formes, la forme *gangreneuse* et la forme *ulcéreuse* ou phagédénisme rouge.

Le **phagédénisme gangreneux** est un chancre gangreneux extensif et térébrant ; l'extension procède par la formation et l'élimination successives d'escarres noirâtres.

Le **phagédénisme ulcéreux** (*dit inflammatoire, rouge*) est caractérisé par une modalité ulcéreuse d'un rouge ardent, éréthique et parfois vineux, à aréole hypérémique, à sécrétion séro-sanieuse ou sanguinolente. Ce chancre détruit sans reliquat : les tissus disparaissent par une fonte moléculaire invisible et inappréciable.

A cette seconde forme se rattache la **forme érosive**. Cette forme exceptionnelle est caractérisée par un processus de destruction superficielle, en nappe.

Le phagédénisme du chancre syphilitique diffère du phagédénisme du chancre simple et de la syphilis tertiaire par les deux grands caractères suivants :

1° Il est moins extensif que térébrant, et n'est ni ambulant ni serpigineux.

2° Il est de courte durée relativement aux autres phagédénismes, surtout quand il est convenablement traité. De plus, il n'est pas sujet aux recrudescences subites.

L'état général du sujet atteint de phagédénisme est presque toujours satisfaisant. C'est presque toujours un accident exclusivement local dont la réparation est surprenante (auto-phagédénisme de Ricord) ; dans certains cas, toutefois, le phagédénisme est septique, infectieux, avec tout le cortège des phénomènes qui accompagnent les grandes infections.]

II

PÉRIODE SECONDAIRE DE LA SYPHILIS

Symptômes prodromiques se manifestant pendant la période prééruptive.

Pendant que les symptômes locaux se développent avec une intensité plus ou moins grande, le virus syphilitique se répand par les voies lymphatiques et sanguines dans tout l'organisme, sans produire, pendant quelque temps du moins (cinquante-sept jours environ), d'autres altérations que celles dont il vient d'être question. Cependant il n'en va pas de même dans tous les cas. Il en est un grand nombre (près de la moitié) qui, dès l'époque où le virus se diffuse dans l'organisme sans encore se manifester extérieurement par des altérations particulièrement sensibles, présentent certains symptômes qui permettent de conclure à l'existence d'une affection générale grave.

Dans ce cas, en effet, les patients se plaignent, bien avant l'éruption exanthématique, de lassitude et d'abattement ; ils sont très pâles, ont les yeux cernés ; bref, leur santé paraît ébranlée. En même temps, se déclarent des phénomènes douloureux affectant diverses localisations, telles que : céphalalgies, névralgies intercostales, sensibilité du sternum à la pression, notamment lorsque celle-ci est exercée dans le voisinage des points d'insertion des cartilages costaux, et cela sans la moindre tuméfaction apparente ; sensibilité douloureuse de certaines articulations ou de certains groupes de muscles, etc. Ce dernier symptôme est aussi connu sous le nom de douleurs rhumatoïdes et prête assez souvent à des confusions avec le rhumatisme naissant. De plus, on constate chez le patient certaines inquiétudes, une excitabilité qui se manifeste par de l'irritabilité, du mécontentement. En montant, par exemple, un escalier ou en faisant d'autres efforts peu considérables, ils sont pris de violentes palpitations de cœur. Leur sommeil est parfois troublé. L'insomnie se produit, soit sans cause apparente, soit par suite des douleurs dont nous venons de parler, lesquelles s'exagèrent d'ordinaire dans la soirée. Cette insomnie contribue naturellement à aggraver l'état général du patient. Tous les symptômes que nous venons d'énumérer peuvent se rencontrer isolés ou réunis chez le même sujet. Chez certains individus se déclare, le soir, une élévation de la température, de un demi à un degré ; elle ne s'observe que dans la minorité des cas (*fièvre syphilitique*).

Etat général des syphilitiques.

(Note additionnelle).

[Il s'en faut que la syphilis réagisse sur la santé de tous les sujets, mais l'état général des syphilitiques dans la période prééruptive et surtout au cours de la période secondaire n'en constitue pas moins un chapitre important de la pathologie syphilitique. D'après le professeur Fournier, on observe cette réaction fâcheuse sur l'organisme des femmes dans la moitié des cas et sur celui des hommes dans un quart des cas seulement. Sauf quelques exceptions certaines, la malignité de la syphilis est une condition très favorable à l'ébranlement de la santé. Le bon état général est, au contraire, habituel au cours d'une syphilis bénigne.

L'influence pathologique de la syphilis sur toute l'économie ne laisse pas que d'être variée et complexe. Le professeur Fournier assigne néanmoins à ces phénomènes trois types principaux susceptibles de se combiner et de s'associer. Ces types sont : 1° le type anémique ; 2° le type asthénique ou nerveux ; 3° le type dénutritif.

1° Le *type anémique* est assez commun, surtout dans ses formes légères ; il frappe les sujets jeunes et délicats dans les premiers temps de l'infection. Son caractère est constitué par la décoloration de la peau et des muqueuses, l'alanguissement général, l'essoufflement et les palpitations, quelques troubles dyspeptiques et des douleurs névralgiformes.

2° Le *type asthénique ou nerveux* est presque toujours associé au précédent. Il est fréquent chez la jeune femme, et coïncide souvent avec la syphilis où prédominent les troubles nerveux. Ses symptômes sont les suivants : d'une part atonie physique, faiblesse musculaire ; d'autre part asthénie correspondante de l'activité intellectuelle. Enfin, même alanguissement des fonctions splanchniques, perte d'appétit, lenteur des digestions, constipation, mollesse du pouls, paresse des sens. En somme, état de dépression de tout l'être. Cette forme peut atteindre chez certaines femmes un degré extrême et faire croire à l'imminence d'une infection grave venant se greffer sur la syphilis. Heureusement, ces asthénies secondaires sont d'autant plus communes qu'elles sont plus atténuées.

3° Le *type dénutritif*. Celui-ci est le plus grave de tous parce qu'il intéresse la nutrition. Alors, entrent en scène tous les symptômes de dénutrition progressive, à savoir : l'amaigrissement, la perte de poids, l'alanguissement général, l'aménorrhée, etc. Ces troubles de nutrition sont généralement d'un degré léger ou moyen : quelquefois ils se montrent plus intenses et atteignent la consomption ; exceptionnellement, ils conduisent le malade à la cachexie.

Ces trois modalités peuvent se trouver combinées sur le même sujet de façon à constituer un type mixte.

Ces troubles sont généralement temporaires. Ils durent quelques mois, un semestre, rarement une année, puis ils se dissipent complètement. Le traitement syphilitique et surtout le traitement mercuriel en abrègent considérablement la durée. « Le mercure est le fer de l'anémie syphilitique », a-t-on dit. Ce n'est pas à dire qu'il doive être employé à l'exclusion des autres médicaments toniques et réconfortants.

Toutefois, et d'une façon très exceptionnelle, ces troubles généraux peuvent avoir une réaction durable sur la santé.

Chez certains sujets, lors même que les accidents syphilitiques ont été bénins et sont depuis longtemps disparus, la santé est ruinée pour quelques années et la maladie les transforme totalement.

Ajoutons encore que l'état de débilitation syphilitique présente parfois des dangers indirects par la diminution de la résistance de l'individu aux causes morbifiques qui peuvent l'assaillir (influence défavorable de la syphilis dans le cours de maladies aiguës), ou bien encore en ouvrant carrière aux prédispositions, aux diathèses en puissance, telles la scrofule, la tuberculose, certaines névroses, les affections parasyphilitiques, etc.]

Les symptômes en question persistent plus ou moins longtemps, généralement de huit à dix jours. Au bout de ce laps de temps, ils disparaissent peu à peu et d'eux-mêmes. C'est alors qu'apparaît l'*exanthème qui ouvre la période secondaire*.

Avant de nous occuper des autres accidents de la période

secondaire de la syphilis, il n'est pas inutile de rappeler qu'en général on voit, dès l'apparition des phénomènes généraux, se développer une tuméfaction progressive des ganglions palpables, et cela en diverses régions du corps (intumescence ganglionnaire syphilitique générale). Dans ce cas, on trouve les ganglions lymphatiques sus-claviculaires, cervicaux, sous-maxillaires, nuccaux, rétro-auriculaires, puis les axillaires et les cubitaux légèrement augmentés de volume et considérablement indurés. Cette polyadénite peut être généralisée ou limitée à quelques groupes. Chez des individus scrofuleux, anémiques ou dégénérés, les ganglions peuvent atteindre un volume considérable. Nous ferons remarquer, en passant, que le système ganglionnaire joue, dans des périodes ultérieures, un rôle très important, soit isolément, soit de concert avec des processus ulcéreux cutanés. C'est pendant cette période que se perçoit aussi l'accroissement de volume de la rate qui est, à vrai dire, difficile à constater et qui ne se produit pas dans tous les cas. Nous reviendrons plus loin sur ces altérations pathologiques.

Les exanthèmes syphilitiques.

Considérés aux deux points de vue histologique et clinique, les exanthèmes syphilitiques de la période secondaire peuvent se diviser en trois groupes, savoir :

Les exanthèmes maculeux,

Les exanthèmes papuleux,

Les exanthèmes pustuleux.

N. A. — [D'après le professeur Fournier, on peut condenser les syphilides en cinq groupes que voici :

1° **Syphilides de modalité érythémateuse** (1er groupe) ;

2° **Syphilides de modalité papuleuse** (2e groupe) ;

3° **Syphilides de modalité ulcéreuse superficielle** (ou abréviativement de modalité sub-ulcéreuse) (3e groupe);

4° **Syphilides secondaires malignes**, dont le propre est d'intensifier les modalités éruptives propres à la période secondaire (4e groupe) ;

5° **Syphilide pigmentaire** (plutôt d'ordre parasyphilitique). Nous développerons ces modalités éruptives parallèlement aux types décrits par l'auteur (5e groupe).]

Les *exanthèmes papuleux* se compliquent assez rarement de formes dites *squameuses*, qui doivent leur nom à leur tendance précoce à la desquamation superficielle (planche XX).

Les exanthèmes syphilitiques présentent certains caractères généraux qui, dans tous, se retrouvent assez régulièrement. Les efflorescences sont d'ordinaire symétriquement distribuées sur les deux moitiés du corps et leur ordonnance suit les directions interstitielles de la peau. Cela est particulièrement sensible dans les cas d'éruptions très prononcées. C'est ainsi qu'on voit, par exemple sur le dos, des efflorescences rangées suivant des lignes parallèles descendre obliquement de chaque côté du plan médian (planche XVI). Tous les exanthèmes syphilitiques présentent, en outre, une forme circulaire ou elliptique, les efflorescences isolées aussi bien que les groupes plus ou moins étendus des périodes plus avancées (planche XXI). La raison de cette particularité, que l'on retrouve au reste dans d'autres dermatoses, pourrait bien résider dans le mode distributif de vaisseaux et des nerfs dans la peau. Enfin, il convient de signaler ce fait que les exanthèmes présentent assez rarement un aspect uniforme, et que, dans la majorité des cas, ils sont polymorphes (planche XVI). On remarque quelquefois des formes de transition directe d'une efflorescence à une autre (par exemple, de la forme maculeuse à la papuleuse). On peut remarquer au contraire une confusion de types très différents, par exemple un mélange de syphilides maculeuses et papuleuses, de même que la coexistence de syphilides papuleuses et pustuleuses (planche XVIII).

N. A. — [Avant d'entrer dans la description des types éruptifs, il importe de donner ici un aperçu plus étendu des caractères généraux des syphilides. Encore ici, nous ne pouvons mieux faire que de résumer les pages magistrales tracées sur ce sujet par le professeur Fournier.]

Caractères généraux des syphilides.

(Note additionnelle.)

[On a donné, depuis Alibert, le nom abréviatif et commode de *syphilides* aux manifestations tégumentaires de la syphilis. Elles sont susceptibles de se produire à tout âge de la maladie, mais elles ne se produisent pas sous le même aspect. On peut poser en principe que les syphilides sont adaptées comme type éruptif à l'âge de la syphilis dont elles dérivent. D'une manière générale, les plus superficielles coïncident avec les premiers temps de la maladie, les plus profondes et les plus graves sont celles qui apparaissent au dernier plan.

Les syphilides forment un groupe naturel de dermatoses présentant un certain nombre de caractères communs divisés en caractères principaux et caractères accessoires. Les quatre principaux sont les suivants :

1° *Les syphilides sont des éruptions apyrétiques, affectant une évolution lente, parfois même voisines de la chronicité.* — Elles se différencient ainsi nettement de toute la classe des exanthèmes aigus, fébriles et passagers. La fièvre que l'on pourrait considérer comme symptomatique des exanthèmes de la vérole ne s'observe que dans un nombre de cas très limité (quatre ou cinq fois sur cent).

2° *Les syphilides sont des dermatoses localement aphlegmasiques.* — Elles se développent sans chaleur, sans tuméfaction inflammatoire, sans douleur, phénomènes qui accompagnent certains érythèmes, certaines dermatoses, telles que l'eczéma.

3° *Les syphilides sont généralement aprurigineuses.* — Ce caractère aprurigineux est tellement particulier qu'il est très souvent utilisé pour le diagnostic. Ce grand fait ne comporte guère que quatre ordres d'exceptions, visant : 1° les syphilides de forme lichénoïde ; 2° celles des régions velues et à téguments adossés (aisselle, fesses, scrotum) ; 3° les syphilides irritées par des excès alcooliques présents ou passés ; 4° les syphilides des sujets nerveux.

4° *Les syphilides sont toutes justiciables du mercure qui exerce sur elles une influence curative des plus marquées.* — En cela encore, les syphilides se différencient des autres dermatoses.

A ces quatre caractères majeurs, on peut ajouter les deux suivants qui ne visent que certains types, mais n'en constituent pas moins une particularité remarquable. Elles consistent en ceci :

1° La *coloration spéciale* de certaines syphilides. Cette coloration véritablement essentielle et spécifique a été très exactement comparée à la coupe du *maigre de jambon fumé*. Telles sont, par exemple, les syphilides papuleuses lenticulaires.

Plus rare est la teinte *cuivrée* (vieux cuivre rouge) que

l'on ne rencontre guère que dans les syphilides papuleuses déjà vieilles, et qui d'ailleurs s'obtient artificiellement par la simple pression sur les papules syphilitiques jeunes.

2° La *forme cerclée* (ou bien un dérivé de cette forme (demi-cercle, croissant, segments de circonférence, etc.) caractérise encore assez fréquemment les syphilides.

Cette disposition est affectée non seulement par les lésions élémentaires de la syphilis (témoin la papule), mais encore par le groupement sur une région circonscrite de ces lésions élémentaires. Ainsi forment-elles soit un anneau complet, soit un segment de cercle plus ou moins fermé, soit des arceaux conjugués, etc.

D'autres dermatoses présentent fréquemment cette disposition (certains lupus tuberculeux, psoriasis, pityriasis rosé, trychophitie) ; toutefois la disposition en demi-cercle, en arc de cercle (arciforme), lui est plus particulière.]

Caractères généraux des syphilides secondaires.

(Note additionnelle).

[Les syphilides secondaires ont souvent une physionomie qui atteste non seulement leur spécificité, mais encore l'âge de la syphilis ; elles servent à reconnaître une syphilis jeune ; elles présentent les quatre caractères suivants :

1° *Ce sont des dermatoses superficielles, bénignes d'allure, bénignes de fond, et spontanément résolutives.* — Elles constituent des manifestations cutanées sans importance.

2° *Ce sont des dermatoses profuses, disséminées, voire généralisées quelquefois.* — Les éléments éruptifs se répandent sur tout le corps et criblent la peau.

3° *Les syphilides sont très souvent polymorphes.* — En mainte occasion on constate une association partielle ou totale des éléments suivants sur le même malade : taches érythémateuses, papules sèches et humides, pustulettes et pustules, croûtelles et croûtes. Ce mélange constitue le polymorphisme.

4° *Ce sont enfin des dermatoses anarchiques.* — C'est-à-dire que leurs éléments sont disséminés au hasard sans être assujettis à la moindre discipline éruptive.

De cet ensemble de caractères découle une opposition manifeste à ceux que présentent les syphilides d'une époque plus avancée de la maladie. Le professeur Fournier a résumé cette opposition dans le tableau suivant :

Syphilides secondaires.	*Syphilides tertiaires.*
1° Dermatoses *superficielles*, à fleur de peau.	1° Dermatoses *profondes* intéressant l'épaisseur de la peau.
Dermatoses *bénignes* d'allure et de fond.	Dermatoses *sérieuses* localement graves.
Dermatoses intégralement *résolutives*.	Dermatoses *désorganisatrices*, destructives, laissant des cicatrices.
2° Dermatoses *profuses, disséminées*, parfois *généralisées*.	2° Dermatoses relativement *discrètes* : dermatoses *circonscrites, régionales*.
3° Dermatoses souvent *polymorphes*.	3° Dermatoses invariablement *monomorphes*.
4° Dermatose *anarchique* comme distribution d'éléments.	4° Dermatoses *méthodiques disciplinées* comme configuration, comme groupement d'éléments éruptifs.]

I. La syphilide maculeuse.

La syphilide maculeuse comporte deux formes : la *roséole syphilitique* et les *syphilides à grandes macules*.

La ROSÉOLE, qui est le vrai représentant du stade hypérémique, se manifeste principalement sur le tronc, où elle affecte la forme de taches rosées, larges comme des lentiles ou des petits pois et qui pâlissent à la pression digitale. En général, elles ne s'élèvent pas au-dessus du niveau de la peau, et elles peuvent disparaître au bout de trois à douze jours, souvent sans laisser de trace. La roséole ne s'accompagne jamais de troubles subjectifs. C'est pourquoi cette forme de l'exanthème syphilitique passe presque toujours inaperçue pour le patient (planche XIII).

La SYPHILIDE A GRANDES MACULES apparaît plus tard que la roséole et se combine souvent avec des formes papuleuses aux parties génitales, à l'anus, à la bouche, etc. La couleur en est livide à la partie inférieure du corps ; elle se nuance d'une couleur cuivre à la partie supérieure. Les diverses efflorescences qu'on appelle *grandes macules* en raison de leurs dimensions plus grandes que celle des efflorescences de la roséole, appelées tout simplement macules, portent, suivant leur forme et leur disposition, les noms de : *grandes macules circinées*, *arrondies*, *annulaires*, etc. Ces formes sont produites, soit par la confluence de plusieurs macules voisines, soit par le fait du pâlissement du centre de certaines efflorescences, dont la rougeur persiste à la périphérie, y augmente même, faisant ainsi ressortir les anneaux avec plus de netteté.

La plupart des syphilides à grandes macules s'élèvent un peu au-dessus du niveau de la peau et rappellent diverses formes de l'érythème exsudatif polymorphe. Mais ils s'en distinguent facilement par leur durée plus longue, par l'absence de tout trouble subjectif, enfin par les phénomènes dont ils s'accompagnent.

Biesadecki a déjà démontré que, dans les efflorescences de syphilides à grandes macules, il ne s'agit pas seulement d'une simple hypérémie de la peau, mais encore d'une infiltration cellulaire périvasculaire des points affectés. Nous y trouvons donc déjà le premier indice de ces infiltrations qui caractérisent le stade papuleux.

Comme nous l'avons dit plus haut, la roséole disparaît sans laisser d'altérations de la peau. La disparition des syphilides à grandes macules, au contraire, entraîne, il est vrai assez rarement, une desquamation à peine notable de l'épiderme. A sa suite subsiste plus fréquemment une dépigmentation des points affectés qui, dès lors, paraissent plus clairs et donnent lieu à la formation de l'achromie cutanée (planches XIV, XV et XVI).

Syphilides érythémateuses. — *Variétés* (1er groupe).

(Note additionnelle.)

[Le professeur Fournier désigne dans le terme général de SYPHILIDES ÉRYTHÉMATEUSES deux variétés éruptives décrites succinctement ici par l'auteur : la première est la *roséole*, la deuxième la *roséole circinée*.

1° La **roséole** est la plus commune de toutes les syphilides ; elle est aussi la plus précoce (7 à 8 semaines après le début du chancre). Le traitement mercuriel peut avoir pour effet de les retarder d'un ou de plusieurs mois.

La roséole est constituée par des taches sans saillie, sans squames, sans altération du derme. Leur étendue varie de la surface d'une petite lentille à celle d'une pièce de vingt centimes environ. Elles peuvent, par confluence, constituer des plaques de grande étendue.

Elles sont amorphes bien plutôt que figurées. Leur couleur varie suivant leur âge : naissantes, elles présentent une teinte rose pâle (fleur de pêcher) ; plus tard, la couleur rosée s'assombrit; enfin en vieillissant elles deviennent jaunâtres, fauves. Plus elles vieillissent, moins les taches pâlissent sous la pression du doigt. Celles-ci sont absolument indolentes ; elles n'éveillent ni chaleur ni prurit. Quant à leur disposition réciproque, on peut dire qu'elles sont semées au hasard sur le corps, affectant seulement une disposition symétrique d'une moitié du corps à l'autre. Leur confluence est variable ; presque toujours assez abondantes pour tigrer la peau, elles peuvent aller jusqu'à la cribler presque totalement sans jamais atteindre cependant une confluence totale.

Les régions préférées sont les flancs et les parties latérales du thorax ; puis viennent l'abdomen, la poitrine et le dos. Elles respectent le visage et les extrémités. Généralement la roséole se produit d'une façon inappréciable sans phénomènes réactionnels ; rarement elle s'accompagne de fièvre. Plus souvent elle coïncide avec l'apparition de phénomènes qui appartiennent également à la période secondaire (courbature générale, céphalée vespérine, croûtes du cuir chevelu, angine gutturale). La constitution de la roséole n'est pas immédiate ; elle se complète durant un septénaire environ. Arrivée à son entier développement, elle persiste pendant un ou deux mois ; elle se fane au contraire très rapidement quand elle est traitée, et sa disparition ne laisse aucune trace sensible.

La roséole est sujette à des récidives qui peuvent même être multiples. On les appelle alors *roséole de retour*. Celles-ci se distinguent de la première roséole par des différences de caractères qui se résument en ceci : la roséole de retour est très discrète, souvent rudimentaire : ses taches sont plus pâles, moins bien limitées de contour, mais d'une dimension plus considérable. Enfin, comme configuration, elles affectent volontiers telle ou telle variété de la forme circinée.

Roséole circinée. — Cette éruption se distingue de la précédente :

1° Par son apparition tardive (fin de première année, cours de la seconde ou de la troisième).

2° Par la forme circinée de ses éléments qui affectent la forme d'anneaux circulaires ou ovalaires à centre sain, plus souvent encore d'arcs de cercles, exceptionnellement de segments de circonférence réunis bout à bout. Ces divers éléments ne dépassent guère la dimension d'une pièce de deux francs. Une des plus communes de ces formes est la *roséole ovalaire*, constituée par une ellipse éruptive mesurant 5 à 6 centimètres sur son grand axe et 2 à 3 centimètres sur son petit ; son contour brisé est interrompu çà et là par des intervalles de peau saine.

Variétés. — A côté de ces principaux types, notons les variétés désignées par le professeur Fournier sous le nom de **roséole à petites taches**, composée d'éléments éruptifs très ténus (grain de blé), forme rare.

La **roséole nummulaire**, caractérisée par ses larges taches (plus rare encore). La **roséole pâle**, dont les taches sont à peine perceptibles. La **roséole piquetée** présentant du fait des follicules pileux hyperplasiés un piqueté granuleux sur le fond rosé de l'exanthème. Enfin la **roséole ortiée**. Les éléments sont boursouflés et rappellent la plaque saillante de l'urticaire.]

II. La syphilide papuleuse.

L'éruption de syphilides papuleuses est la plus fréquente des éruptions syphilitiques de la peau. Elle se déclare souvent comme exanthème initial quand l'infection générale de l'organisme est consommée et demeure comme telle jusqu'à sa disparition, soit seule, soit associée aux syphilides maculeuses ou pustuleuses. Le substratum de la papule est constitué par une infiltration de petites cellules agglomérées primitivement sur la couche papillaire de la peau et qui, suivant l'étendue du tissu infiltré, détermine la forme et les dimensions des papules. De toutes les syphilides, c'est celle-ci qui présente dans ses manifestations objectives le plus de variation. C'est ainsi qu'on voit se produire des papules dont les dimensions varient de celles d'un grain de millet à celles d'un haricot. D'autres, d'extension plus superficielle et offrant les dimensions d'une pièce de cinquante centimes, représentent des efflorescences à développement périphérique accusé et à dépression centrale légère. Dans les cas de syphilis récente, les papules sont disséminées sur tout l'épiderme ; dans les cas plus anciens, elles affectent de préférence des formes localisées particulièrement aux parties génitales, à la paume de la main, à la muqueuse de la cavité buccale, etc.

Pour bien se rendre compte de la gravité d'un cas donné, il importe à un haut degré qu'on tienne un compte exact de la forme et des dimensions des papules.

L'éruption de *syphilides lenticulaires*, se compose d'efflorescences qui apparaissent sur le corps et aux extrémités sous la forme de papules rouges.

Au bout de huit à dix jours, les diverses papules pâlissent et commencent à desquamer. Cette forme de syphilide papuleuse ne laisse, en disparaissant, aucune espèce de trace durable (planche XVII).

L'éruption à petites papules, dite *lichénoïde*, s'observe le plus souvent chez des individus scrofuleux ou tuberculeux. Elle n'est presque jamais régulièrement répartie sur toute la surface du corps. Elle se manifeste, au contraire, presque toujours par groupes de 10 à 20 papules placées les unes à côté des autres. Ces diverses efflorescences sont, au moment de leur apparition, relativement peu hypérémiées et présentent, le plus souvent à leur origine, une coloration jaunâtre qui, surtout lorsque l'exanthème est abondant, peut les faire ressembler au *lichen scrofulosorum*. Cette forme est assez rebelle. Elle résiste même au traitement énergique et persiste généralement longtemps. Lorsqu'enfin elle approche de la guérison, les papules présentent à leur surface une desquamation évidente, puis elles finissent par disparaître en totalité, en laissant à leur suite de très fines dépressions ombiliquées, (planches XIX et XX).

La syphilide papuleuse, brillante, plate, constitue une autre variété de syphilide papuleuse. On l'observe le plus souvent au nez, aux sillons naso-labiaux, au front, en somme presque toujours au visage. Les efflorescences présentent une surface rouge pâle, brillante; leurs contours sont nets, faisant une légère saillie, et leur centre est légèrement déprimé. Soumises à un traitement approprié, elles disparaissent en donnant lieu à une desquamation notable et en ne laissant d'ordinaire à la peau aucune trace d'altération visible (planche XXV).

Il existe encore une forme tardive qui se manifeste fréquemment en compagnie de papules récidivantes aux points de prédilection habituels (parties génitales, région anale, etc.).

N. A. — [Cette forme tardive se rencontre aussi très fréquemment sur la face, le front, les ailes du nez, les lèvres supérieures et inférieures, les commissures. Elle présente comme particularité une très grande facilité de récidive.]

Cette forme tardive est constituée par les papules orbiculaires (planche XXI). Ces efflorescences représentent, suivant la durée de leur existence, des cercles plus ou moins étendus, dont le centre accuse une légère dépression à pigmentation brunâtre, et qui sont séparés de l'épiderme sain par leur relief marginal. L'exsudation, à ce niveau, est parfois si considérable que l'épiderme se décolle, se dessèche et constitue une croûtelle qui entoure la papule ainsi qu'un anneau. La régression de cette éruption s'opère par la disparition de ses contours saillants et par le retour à la coloration normale de son centre.

Enfin, il nous reste à mentionner les syphilides papuleuses groupées.

N. A. — [C'est la forme dite « *en bouquet* ou *en coup de plomb* » du professeur Fournier.]

Cette forme ne se manifeste que dans les stades tardifs de la syphilis ; elle est souvent associée à des affections des os et des articulations, et il n'est pas rare qu'elle accompagne de véritables tumeurs gommeuses, serpigineuses. Les divers groupes ont des dimensions qui varient entre celles d'une pièce de deux francs et celles de la paume de la main. Ils se composent d'infiltrations ayant environ les dimensions d'un petit pois, et occupant toute l'épaisseur de la peau dont la surface est couverte, soit de lamelles épidermiques mortifiées, soit de stratifications plus massives, déjà transformées en croûtes.

N. A. — [Ce sont les syphilides désignées habituellement sous le nom de syphilides *papulo-tuberculeuses*. *papulo-croûteuses*, etc.]

Entre ces papules exhaussées, la peau est rouge foncé ou déjà pigmentée de brun. Cette forme de syphilide papuleuse peut persister plusieurs mois. La régression s'en effectue par résorption accompagnée d'une desquamation superficielle, suivie d'un léger amincissement de l'épiderme ; ou encore, par voie de dégénérescence avec formation de croûtes superficielles, qui laissent après leur chute des cicatrices profondes permanentes.

N A. — [Ce sont les syphilides tuberculo-ulcéreuses] (planches XXII et XXIII). Par son mode de régression, cette forme tardive de la syphilide papuleuse rappelle les formes destructives de la période gommeuse, où on la fait figurer parfois comme gomme cutanée *superficielle.*

Syphilide papuleuse et syphilide papulo-squameuse. — *Variétés* (2e groupe, 1re et 2e espèces).

(Note additionnelle).

[Ce groupe des syphilides papuleuses est le plus important de tous, parce qu'il contient un grand nombre de variétés qui toutes sont excessivement communes.

Tantôt elles apparaissent dès les premiers mois de l'affection, tantôt on les observe aux échéances les plus reculées de ces syphilis. Elles constituent alors en pleine étape chronologiquement tertiaire des accidents de forme clinique secondaire qui caractérisent ce que le professeur Fournier a appelé la *syphilis secondaire tardive.*

L'élément commun des variétés dont la description va suivre est la *papule*, c'est-à-dire « une petite élevure de la peau solide et résistante, ne renfermant pas de liquide, susceptible parfois de s'éroder à son sommet, mais se terminant par résolution. »

Pour classer toutes les espèces, sous-espèces et variétés contenues dans ce groupe, nous suivrons la classification adoptée par le professeur Fournier.

1° La *syphilide papuleuse ;* 2° la *syphilide papulo-squameuse ;* 3° la *syphilide papulo-érosive ;* 4° la *syphilide papulo-croûteuse.* (Dans cette dernière classe rentrent les accidents cutanés décrits par l'auteur sous le nom de syphilides pustuleuses, p. 43 et suiv.)

I. *Première espèce et seconde espèce* : **Syphilides papuleuse et papulo-squameuse.** — Ne diffèrent entre elles que par la présence de petites squames à la surface de la seconde et sont justiciables d'une même description.

Le groupe des syphilides papulo-squameuses (1re et 2e espèces) comprend des types nombreux et divers que l'on peut ranger dans les quatre variétés suivantes :

1° Le type à papules moyennes (*syphilide papuleuse lenticulaire*) ;

2° Le type à petites papules (*syphilide papulo-granuleuse* et *syphilide papuleuse ponctuée*) ;

3° Le type à grandes papules (*syphilis papuleuse nummulaire*) ;

4° Le type à papules transformées en placards (*syphilide papuleuse en nappe*).

Premier type : *Syphilide papuleuse lenticulaire.* — Est le plus commun et le plus caractéristique. C'est un type précoce, souvent même initial, présentant l'ensemble des caractères propres aux syphilides de l'étape secondaire. Les éléments surviennent par poussées successives ; l'éruption est totalement accomplie en deux septénaires. Le nombre des papules est variable suivant les cas.

Que sont ces papules ?

Des éléments caractérisés par une configuration correctement orbiculaire. Leur coloration est *rouge sombre*, c'est la couleur dite *maigre de jambon ;* plus rarement elle est *cuivrée*, cette dernière nuance s'obtient artificiellement d'ailleurs par la pression exercée sur la papule. La circulation sanguine joue donc un rôle important dans ces phénomènes de coloration, et elle suffit à expliquer la coloration violacée des papules siégeant aux membres inférieurs, surtout quand la présence de varices atteste les troubles circulatoires du membre.

Ces éléments, le professeur Fournier insiste sur ce signe, présentent un certain degré de rénitence. Ils donnent à la pression des doigts la sensation d'une petite lentille insérée dans la peau. Les papules d'un autre ordre ne fournissent pas aux doigts cette dureté circonscrite.

Ces syphilides desquament de deux façons différentes : ou bien cette desquamation intéresse toute la surface de la papille et, dans ce cas, la desquamation est pauvre et le grattage y fait à peine apparaître quelques squamules (contrairement à la papule psoriasique) ; ou bien la papule ne prend l'aspect squameux qu'à sa circonférence et en forme de collerette, c'est la « *collerette de Biett* ». Cette particularité n'a pas au point de vue du diagnostic l'importance significative de la coloration rouge, jambon vernissé du centre de la papule.

A l'exception de la face dorsale des extrémités, toutes les parties du corps peuvent être recouvertes de papules : tous ces éléments n'offrent, les uns par rapport aux autres, aucune coordination méthodique.

Après quelques semaines, deux ou trois mois d'état stationnaire, les papules entrent dans la phase résolutive. Elles disparaissent, laissant derrière elles des macules brunâtres qui s'effacent après un certain temps.

Ces syphilides papulo-squameuses sont sujettes à des récidives. Celles-ci sont plus discrètes et volontiers régionales ; elles se réunissent en foyers, en bouquets ; quelquefois elles affectent, à un stade plus avancé de la syphilis, des configurations cerclées.

Deuxième type : *Syphilide papuleuse à petites papules*, divisée elle-même en deux sous-espèces : 1° la *syphilide papulo-granuleuse ; 2°* la *syphilide papuleuse ponctuée*.

1° *Syphilide papulo-granuleuse ou papuleuse miliaire*, ou *lichen syphilitique*. — Ici, les éléments éruptifs ne dépassent guère le volume d'une tête d'épingle, les papules sont convexes, saillantes, globuleuses, semblables à un grain de millet enchâssé dans la peau, quelquefois coiffés d'une petite croûtelle à leur sommet.

Cette variété éruptive est infiniment plus confluente que la précédente, mais à part ces quelques différenciations qui lui donnent cependant une objectivité toute différente dans son ensemble, la syphilide papulo-granuleuse reproduit les particularités objectives de la syphilide lenticulaire. Elle présente cette caractéristique d'être très tenace et rebelle pendant de longs mois à l'action du mercure.

2° *Syphilide papuleuse ponctuée*. — Cette variété se distingue surtout par les deux caractères suivants : d'une part ses éléments éruptifs sont composés de papules extrêmement ténues, ponctuées, donnant à la peau l'aspect de la « chair de poule » et couronnées d'une squamule grisâtre à leur sommet. D'autre part, la peau en est littéralement criblée, au point d'en contenir une quinzaine par centimètre carré. Cette syphilide siège de préférence sur les régions dorsales, les fesses et les membres.

Troisième type : *Syphilide papuleuse à grandes papules*. — Forme assez fréquente, quoique beaucoup moins commune que la syphilide lenticulaire. Elle présente des caractères objectifs tout à fait analogues à celle-ci ; elle s'en différencie seulement par la dimension de ses éléments, qui varie entre celle d'une pièce de cinquante centimes à celle d'une pièce de cinq francs. On le rencontre avec d'autant plus de rareté que ses éléments sont plus étendus. Dans la plupart des cas, cette éruption s'observe combinée avec les formes plus usuelles de l'éruption papuleuse lenticulaire.

Quatrième type : *Syphilide papuleuse en nappe*. — Cette forme est exceptionnelle. Elle est constituée par des placards papuleux largement étalés sur les téguments.

Elle se produit ainsi d'emblée ou par coalescence d'éléments primitivement isolés. Les nappes ainsi formées sont parfois très étendues et occupent de préférence la région génito-crurale, le pli interfessier, l'aisselle, le jarret, la face palmaire de la main et plantaire du pied.

Variétés principales des syphilides papuleuses. — Elles sont extrêmement nombreuses et peuvent être classées, d'après le professeur Fournier, en :

1° Variétés de développement. — Notons ici deux types extrêmes, les *papules rudimentaires*, sans relief et sans rénitence, à peine perceptibles au doigt, et les *papulo-tubercules*, larges, d'un relief notable et fermes sous le doigt, véritable type de transition entre la papule et le tubercule.

2° Variétés comme état de surface. — Cette variété comprend les *syphilides psoriasiformes*, ainsi nommées parce que la desquamation qui se fait à sa surface est extrêmement abondante, lui constitue la carapace blanche, micacée, donnant à la papule l'aspect du psoriasis.

3° Variétés de configuration. — De beaucoup les plus nombreuses, nous ne ferons qu'en donner un aperçu très résumé, leur désignation suffisant presque à leur description.

Syphilides annulaires. — Disposition des papules en anneaux dont le centre est sain ; diamètre habituel : un ou deux francs.

Syphilides arciformes. — Traînées courbes représentant un segment de circonférence.

Syphilide en arceaux conjugués. — Assez rare et très significative. Les arcs s'anastomosent par leurs extrémités, de façon à figurer des arcades ; très fréquente au visage, cou, épaules.

Syphilide en spirale. — Véritable ruban papuleux, s'enroulant sur lui-même de façon à décrire une spirale ; forme très rare.

Syphilides circinées concentriques. — Constituées par une série de cercles concentriques.

Syphilides circinées à centre maculeux. — La portion de tégument comprise dans leur couche papuleuse prend une coloration foncée presque noirâtre.

Variétés de groupement éruptif : *Syphilide papuleuse groupée ou en bouquet.* — Dans cette forme, l'éruption se groupe en foyers, en certaines régions du corps. Ces foyers sont composés de 16, 20, 30 papules groupées à la façon des fleurs d'un bouquet.

Syphilide à groupement circiné. — Le groupement des papules se fait suivant le mode circiné, surtout en demi-anneau.

Syphilide papuleuse en corymbe. — Eruption de syphilides de moyenne ou petite dimension autour d'une papule majeure se différenciant des autres par une exagération de coloration et de dimension.

5° Variétés de siège. — Nous décrirons celles-ci ultérieurement, à la suite des chapitres où l'auteur traite de la syphilis de diverses régions.]

III. — La syphilide pustuleuse.

Les syphilides pustuleuses causent aux patients bien plus de dommages que les syphilides maculeuses et papuleuses; il est rare que cette variété constitue une éruption initiale; les formes maculeuses et papuleuses la précèdent dans la majorité des cas. Cependant, la coexistence des types éruptifs, papuleux et pustuleux, s'observe encore assez fréquemment. Il existe cependant des cas où la syphilide pustuleuse représente la première éruption exanthématique ; elle mérite de fixer l'attention d'une manière toute particulière, d'abord parce que la syphilis poursuit dans ce cas une marche plus rapide et plus aiguë que dans beaucoup d'autres, et ensuite parce que le pronostic y doit être établi avec les plus grandes précautions.

L'éruption des syphilides pustuleuses est généralement précédée de phénomènes généraux assez graves. Les patients ont l'air abattus et sont pâles ; ils présentent une élévation de la température vespérale ; ils sont tourmentés d'une inquiétude singulière et se plaignent souvent de lassitude, de douleurs à la tête et dans les membres. Il n'est pas rare d'observer, dans cette phase du mal, des troubles symptomatiques d'affections internes, tels que, par exemple, ictère, albuminurie, etc. (planche XVIII).

Le groupe des syphilides pustuleuses comporte plusieurs formes. Pendant leur développement, les éléments se distinguent très souvent par une abondante exsudation séro-purulente, qui détermine le décollement de l'épiderme et leur donne un aspect vésiculaire (*syphilide herpétiforme*). Dans la suite, l'épiderme et le contenu vésiculaire se dessèchent pour former une croûte sous laquelle on aperçoit, lorsqu'on la soulève, la couche papillaire. Le plus souvent, il s'est déjà formé un nouvel épiderme sous la croûte.

A côté de cette forme, on en distingue une autre : la forme à petite pustule, ou *syphilide acnéiforme* dont les éléments ressemblent plutôt à des papules ombiliquées d'une pustulette à leur centre. Les points affectés siègent le plus souvent au niveau des follicules pileux ou des follicules sébacés. La pustulette, en crevant, ne tarde pas à former une croûtelle brunâtre qui recouvre alors le sommet de l'inflorescence (planche XXVII).

Le type le plus important du groupe des syphilides pustuleuses est représenté par la *grande pustule*. Cette syphilide s'observe soit seule, soit en compagnie de *syphilides acnéiformes*. Elle se distingue par ses dimensions, la dégénérescence rapide et la confluence fréquente de ses éléments. Les patients se plaignent de douleurs vives, provoquées par les syphilides elles-mêmes, mais qui deviennent encore plus intenses dans les cas où les vêtements ou le linge se collent aux pustules dont la sécrétion est abondante. Il arrive fréquemment que les croûtes s'arrachent, laissant à découvert des ulcères profonds qui détruisent peu à peu toute la couche papillaire infiltrée.

Quand la pustule creuse moins profondément pour s'étendre plutôt en superficie, elle forme ce qu'on appelle une *pustule ecthymateuse* (planches XXVIII et XXIX).

Les croûtes et les écorces qui recouvrent les pustules se développent souvent en hauteur. La lenteur de l'exsudation permettant la dessiccation toujours renouvelée du liquide sécrété, la croûte devient de plus en plus épaisse, et pour peu que, par coalescence, elle s'étende et gagne en largeur, elle provoque dans son voisinage l'apparition d'éléments semblables. De là, la production de ces formations énormes qui ressemblent à des écailles d'huîtres et que l'on désigne sous le nom de *rupia syphilitique* (planches XLIV, XLV et XLIX).

La marche ultérieure est la même pour toutes les formes pustuleuses ; elle se termine par la formation de cicatrices. Celles-ci demeurent parfois, pendant un certain laps de temps, hypérémiées et infiltrées. L'hypérémie disparue, la cicatrice s'atrophie, s'amincit, prend une couleur blanchâtre brillante et s'entoure d'une pigmentation brunâtre. Cette altération persistante est tout particulièrement visible sur les points du corps revêtus de poils, car la cicatrice détruit leurs follicules.

La syphilide pustuleuse s'accompagne, bien que très rarement, d'un symptôme qu'il convient de signaler et qui consiste en une zone large de plusieurs millimètres, de couleur rouge vif, qui entoure les pustules et ressemble à une rougeur érisypélateuse. Dans les cas où nous avons observé ce phénomène, les patients avaient cet air affaissé, maladif, que l'on trouve ordinairement chez ceux qui souffrent d'affections fiévreuses graves.

Syphilide papulo-érosive et syphilide papulo-croûteuse (2e groupe, 3e et 4e espèces). — *Variétés.*

(Note additionnelle).

[Les variétés de syphilides pustuleuses, dont Mracek entreprend la description dans un chapitre spécial, ne constituent d'une part qu'une modalité clinique d'une des espèces de syphilides papuleuses désignée dans la classification du professeur Fournier sous le nom de **syphilide papulo-croûteuse**. Cette classe constitue la quatrième espèce du 2e groupe, les trois précédentes étant représentées par la *syphilide papuleuse*, la *syphilide papulo-squameuse* déjà décrites (Voy. p. 41) et la *syphilide papulo-érosive*, dont nous dirons un mot avant d'aborder l'étude de la syphilide *papulo-croûteuse*. Quelques types décrits ici par l'auteur rentrent dans le groupe des *syphilides ulcéreuses superficielles* que nous étudierons ultérieurement.

II. *Troisième espèce :* **La syphilide papulo-érosive**. — Cette espèce diffère des deux précédentes en ce que la surface des syphilides est humide, érosive, sécrétante. Ce sont de véritables plaques muqueuses de la peau. (Voy. *Plaques muqueuses*, p. 62, note).

III. *Quatrième espèce :* **Syphilide papulo-croûteuse**. — Ce groupe est caractérisé par une papule revêtue d'une croûte. La constitution de la papule est la même que celle des papules précédemment décrites. La croûte est formée par la concrétion de l'exsudat liquide issu de la papule. Chose essentielle, cette croûte est superficielle et superposée à la papule sans la pénétrer. Elle est mince et se laisse détacher en laissant le derme sous-jacent sans entamure ni ulcération. Ce dernier caractère est fort important, car il les différencie des syphilides ulcératives qui, elles, laissent une plaie sous leur croûte.

Certaines particularités objectives permettent de reconnaître à ces syphilides les trois variétés suivantes :

1° Variété herpétiforme : *Syphilide herpétiforme ou miliaire.* — La papule, toujours petite, se couronne d'une petite vésicule contenant de la sérosité. Cette vésiculette est éphémère et se trouve rapidement remplacée par une croûtelle. Cette variété est remarquable par la ténuité et la confluence excessive de ses éléments ; ils sont semés au hasard et sans aucune méthode, particulièrement sur les membres et le tronc ; jamais on ne les rencontre à la face ni aux extrémités Assez rarement cette éruption se circonscrit en un point ; elle apparaît la première ou la deuxième année.

2° Variété acnéique : *Syphilide acnéiforme, varioliforme, pustuleuse, etc.* — La papulo-pustule qui constitue cette variété ressemble à l'acné vulgaire, plus rarement à la variole. Elle est constituée par une saillie boutonneuse hémisphérique plus grosse que la précédente, surmontée d'une collection purulente minime. Elle est discrète et affecte de préférence la face, le cuir chevelu, le thorax, le dos et le cou. A la disparition de la croûte et de la papule succède une macule, puis une cicatricule qui disparaît après un certain temps.

La syphilide acnéiforme du cuir chevelu sera étudiée au chapitre des affections du cuir chevelu.

3° Variété impétigineuse. — Cette variété puise son individualité dans l'aspect de ses croûtes. Celles-ci sont assez étendues (de 20 centimètres à un franc) et formées par les coalescences de petites pustulettes recouvrant la papule. Elles sont granuleuses et composites d'aspect, poreuses, fragiles et cassantes ; de plus, elles présentent une coloration jaunâtre, ocreuse, bien différente de celle des croûtes de syphilides ulcéreuses, qui sont souvent noirâtres. Le derme sous-jacent n'est entamé que très superficiellement ; jamais il n'enchâsse la croûte.

Cette forme siège sur les parties velues (ligne des cheveux, nuque, barbe, sourcils), sur la face (front, commissures labiales, ailes du nez, sillon mentonnier). Cette syphilide atteint surtout les sujets chez qui l'impétigo banal est fréquent, c'est-à-dire les sujets lymphatiques.]

Syphilides ulcéreuses superficielles (3e groupe).

(Note additionnelle.)

[Dans ce groupe, étudié par le professeur Fournier après le groupe érythémateux et le groupe papuleux, rentrent quelques types éruptifs décrits par l'auteur dans son chapitre de la syphilide pustuleuse (p. 45) à côté de types plus bénins qui ont trouvé leur place ci-dessus dans la classe des syphilides papulo-croûteuses (p. 47).

Ce groupe contient les formes secondaires les plus tardives. Elles apparaissent au plus tôt à la fin de la première année.

Le caractère essentiel de ce groupe est constitué par le processus ulcéreux réel, mais superficiel, ce qui suffit à le distinguer des syphilides tertiaires qui sont profondément destructives.

La modalité clinique de ce genre est une ulcération cutanée surmontée d'une croûte. Cela débute par une petite zone inflammatoire de la peau. L'épiderme qui recouvre cette zone s'épaissit, se colore et se transforme en une lamelle croûtelleuse Adulte, la lésion est constituée par une croûte, et autour de cette croûte par une fine aréole d'un rouge sombre. Cette croûte soulevée, on aperçoit une ulcération qui est plus qu'une simple érosion (types précédents) et moins qu'une ulcération vraie (types tertiaires).

Cette ulcération est orbiculaire de contours, à bords nettement entaillés ; son fond est rouge ou jaunâtre. Elle sécrète un liquide qui se concrète facilement pour former une nouvelle croûte. Son accroissement se fait par une sorte de pustulation circulaire qui entoure la croûte, et qui bientôt forme à son tour une croûte qui se soude à la précédente.

Variété pustulo-ulcéreuse. — Ce groupe contient une variété, la variété pustuleuse que décrit l'auteur et qui est communément appelée *syphilide ecthymateuse*, *syphilide pustulo-ulcéreuse*. Ici, le soulèvement qui prélude à la croûte se traduit par la formation de ce qu'on appelle une pustule. Celle-ci apparaît sur la plaque congestive initiale ; de couleur jaune, elle rappelle la pustule de l'ecthyma vulgaire. Très rapidement, cette pustule disparaît pour faire place à une croûte, et ainsi se trouve reconstitué l'état adulte précédemment décrit.

L'éruption que constituent ces éléments présente, en

raison de son apparition tardive, deux caractères qui la rapprochent des accidents tertiaires : elle est beaucoup moins confluente et moins éparpillée que les exanthèmes secondaires. Ses sièges habituels sont la face antérieure des membres inférieurs, le front, la nuque, le cuir chevelu, la face, etc.

Les croûtes n'ont rien de spécial ; leur étendue est celle d'une pièce de vingt à cinquante centimes. Elles sont habituellement orbiculaires et de couleur brunâtre ; quoique compactes et solides, elles sont relativement plates et ne présentent pas l'aspect « ostréacé » de la plupart des croûtes tertiaires.

Après quelques mois d'état stationnaire, ces éléments croûteux entrent en régression. Les croûtes tombent, laissant à leur place une surface pigmentée, dite macule de terminaison.

Les croûtes peuvent prendre un aspect spécial et constituer deux variétés éruptives, très rares il est vrai, qui sont :

La VARIÉTÉ HÉMORRAGIQUE. — Elle découle parfois de l'état variqueux des membres, mais plus souvent elle atteste un certain degré de malignité de l'affection, et un mauvais état général du malade.

La VARIÉTÉ VÉGÉTANTE : *frambœsia syphilitique*. — Cette forme résulte du bourgeonnement hypertrophique de l'ulcération ; l'éruption est presque toujours exclusivement régionale et elle est constituée par plusieurs mamelons saillants de plusieurs millimètres, rouges et grenus de surface.]

Anomalies pigmentaires.

La plupart des syphilides s'accompagnent de modifications pigmentaires, c'est-à-dire d'une dépigmentation sur le lieu de l'efflorescence et d'une hyperpigmentation à sa périphérie. Ce fait s'observe notamment sur les points qui sont les plus riches en pigments, tels que, par exemple, la région du cou et la région des organes génitaux. Parfois, on constate sur le corps tout entier une dépigmentation généralisée dont les éléments affectent le type annulaire ou ovalaire. Quand on a l'occasion de les observer d'assez bonne heure, on peut constater que le centre de ces éléments paraît rougeâtre, leur circonférence blanche et leur voisinage fortement pigmenté. Dans la suite, ils se décolorent totalement, deviennent blancs et dès lors ressortent d'autant plus nettement que leur voisinage est plus richement pigmenté. C'est là ce qu'on appelle la *leucopathie syphilitique* (planches XIV, XV et XVI). Elle a sur beaucoup d'autres symptômes l'avantage de pouvoir être considérée comme le stigmate laissé par une syphilide cutanée depuis longtemps disparue. Dans les manifestations cachées de la syphilis (rétinite, endartérite), elle peut constituer, au point de vue du diagnostic différentiel, un facteur d'une haute importance.

Bien des syphilides, et notamment celles qui s'accompagnent d'une *hypérémie considérable*, présentent une particularité pour ainsi dire toute contraire, et qui consiste en ce que ces syphilides provoquent des infiltrations pigmentaires abondantes. Pour peu que celles-ci persistent quelque temps, elles laissent, en disparaissant, sur la surface affectée, des taches brun foncé qui demeurent encore longtemps après la disparition de tous les autres symptômes.

Syphilide pigmentaire. — Variétés.

(Note additionnelle).

[Cette « anomalie pigmentaire » est généralement désignée en France sous le nom de *syphilide pigmentaire*, et l'intérêt qui s'y rattache est assez considérable pour que nous y consacrions une étude supplémentaire.

Cette affection répond bien à cette double caractéristique: 1° qu'elle est analogue à d'autres pigmentations cutanées nées de causes étrangères à la syphilis, et 2° qu'elle est réfractaire à l'action du traitement antisyphilitique. Aussi le professeur Fournier la range-t-il dans la catégorie des affections *parasyphilitiques*.

C'est un accident de l'étape secondaire, beaucoup plus fréquent chez les femmes et surtout les jeunes femmes que chez les hommes. Cette affection est remarquable par sa localisation, elle siège sur le cou et presque exclusivement là, le plus rarement elle descend sur le thorax, la région sus-claviculaire, l'aisselle, etc. ; elle se produit d'ailleurs aussi bien dans le cours d'une syphilis bénigne que d'une syphilis maligne.

L'auteur prétend que ce serait une affection pigmentaire consécutive qui succéderait à une éruption d'autre nature; les auteurs français et en première ligne le professeur Fournier affirment avec raison que c'est une affection pigmentaire primitive ; d'emblée, elle fait invasion sur une peau saine, exempte de toute éruption préalable, et elle s'y développe sans mélange, en ce point, d'aucun autre élément éruptif. Les taches qui constituent cette éruption consistent en de simples macules pigmentaires sans aucun épaississement ni desquamation. Comme teinte, elles rappellent exactement ce qu'est le masque de la grossesse, c'est-à-dire qu'elles sont grises, d'un gris foncé, bistré, en un mot elles rappellent assez exactement le ton de la *crasse*.

La *syphilide pigmentaire* ne s'étale pas sur la peau en nappe ; elle respecte certains îlots tégumentaires qui conservent leur état normal. Ces îlots arrondis, plus souvent encore ovalaires, donnent à l'ensemble éruptif l'aspect d'une dentelle ou d'une résille à larges mailles, résille dont la trame serait formée par les marbrures hyperchromiques. Par contraste, les îlots de tégument sain ont une apparence vitiligineuse, mais ce n'est là qu'une illusion tenant à l'enclavement des portions saines dans des tissus de coloration foncée. Il importe donc de ne pas confondre cette affection avec certaines éruptions syphilitiques décrites par le professeur Fournier sous le nom de leucomélanodermie.

Il existe une variété assez fréquente chez les femmes que l'on désigne sous le nom de *syphilide pigmentaire à lunules*. Cette variété est constituée par une nappe pigmentaire au milieu de laquelle on distingue çà et là quelques îlots blancs de 3 à 5 millimètres de diamètre. Ces syphilides pigmentaires ont une longue durée ; elles peuvent dépasser deux et même trois années.]

N. A. — [Mélanodermie atypique. — Le professeur Fournier signale certains types de mélanodermie, chez les syphilitiques, assez différents du type habituel que nous venons de décrire.

Cette affection peut prendre l'aspect d'un placard très foncé occupant une seule région du cou.

D'autres fois, c'est plusieurs taches que l'on constate en différents points du corps sous la forme de marbrures, de traînées sinueuses. Des taches vitiligineuses peuvent, en différents points du corps, alterner avec les taches pigmentaires, formant ainsi le *type leucomélanodermique*. M. Doyen a cité un cas d'hyperpigmentation généralisée au cours d'une syphilis secondaire.]

Mentionnons enfin ces dépigmentations déterminées par

des formes de syphilides pustuleuses qui aboutissent à la destruction de leur couche papillaire, et qui demeurent pour la vie sous la forme de cicatrices atrophiées, minces, blanchâtres (planche XXIV).

N. A. — [Mracek parle ici des cicatrices banales consécutives à des destructions profondes du derme ; toute autre est l'affection décrite par le professeur Fournier sous le nom de *leuco-atrophie cutanée.*

Elle consiste en ceci : « Un semis de macules blanches et atrophiques consécutives à des syphilides secondaires qui, d'essence, semblent ne les motiver en rien. » Elles sont en effet consécutives à des syphilides papuleuses qui se résorbent habituellement sans laisser le moindre stigmate à la peau, tandis que, dans le cas actuel, l'atrophie sous-jacente du derme est facilement attestée par la vue et le toucher. Rien n'explique cette terminaison insolite, qui jusqu'à présent est restée mystérieuse, de certaines syphilides à type papuleux bénin.]

Les affections du cuir chevelu.

Dans la période secondaire de la syphilis se développe fréquemment une sorte de séborrhée du cuir chevelu, qui se distingue très nettement de la séborrhée commune. Il ne n'agit pas, dans ce cas, d'une augmentation de la sécrétion, avec desquamation de l'épiderme, mais plutôt d'une infiltration diffuse de la couche papillaire et de la gaine de la racine des cheveux. Il se produit une desquamation de l'épiderme et une décoloration des cheveux, qui perdent leur lustre, s'arrachent facilement et même tombent d'eux-mêmes. La chute s'effectue le plus souvent d'une manière assez égale sur toute la tête (*alopécie diffuse*). Parfois l'alopécie affecte une configuration analogue à la dissémination des syphilides papuleuses ; les cheveux qui subsistent forment des bouquets de poils, et la chute se produit de place en place en des points nettements circonscrits et d'étendue variable (*alopécie aréolaire*). Dans l'un et dans l'autre cas, les cheveux tombés peuvent repousser. Lorsque le processus pathologique n'a pas une durée trop longue, il pousse au bout de trois à quatre mois une sorte de duvet, que viennent remplacer plus tard des cheveux vigoureux parfaitement sains (planche XXVI *a*, en noir et en couleur).

Alopécie syhilitique.

(Note additionnelle).

[Nous ajoutons quelques lignes à ce chapitre si important.

Quoiqu'elle puisse atteindre le système pileux tout entier, la syphilis frappe de préférence le cuir chevelu. Souvent les malades ont en pareil cas incriminé le mercure qui, bien au contraire, exerce dans ce cas une action curative manifeste. Le propre des alopécies syphilitiques est d'être guérissables spontanément ou aidées du traitement. Jamais, contrairement à certains préjugés, la syphilis ne fait de chauves.

Cette complication frappe de préférence les malades atteints d'une syphilis récente, surtout quand cette syphilis revêt les formes asthéniques et dénutritives, mais non à l'exclusion des syphilis les plus bénignes.

Les poils tombent de deux façons, ou bien par le fait de lésions cutanées, comme le rapporte l'auteur, dans les cas de syphilides pustuleuses du cuir chevelu, ou bien sans lésion apparente et vraisemblablement sous l'influence d'un trouble de nutrition. Le premier mode est le moins important. Dans le second cas, les lésions du cuir chevelu que l'auteur signale se rapportent peut-être à l'affection syphilitique désignée couramment sous le nom de *roséole furfuracée du cuir chevelu*, laquelle entraîne effectivement une dépilation abondante. Mais beaucoup plus souvent cette alopécie syphilitique ne reconnaît pour cause aucune lésion appréciable du cuir chevelu. Les cheveux tombent sans raison appréciable.

D'après le Dr Sabouraud, l'alopécie de la syphilis ne serait qu'une des variétés multiples des alopécies infectieuses et reconnaîtrait pour cause une sorte de « mort temporaire de la papille pilaire par intoxication ».

Les dépilations secondaires de la syphilis sont susceptibles de localisations variées. La plus fréquente est l'*alopécie crânienne* ; viennent ensuite les alopécies de la moustache, de la barbe, des sourcils et des cils.

L'alopécie crânienne est asymétrique et non systématisée, contrairement aux alopécies d'une autre nature qui affectent de préférence telle ou telle région du crâne.

Elle se présente sous deux formes : la FORME DIFFUSE et la forme décrite par l'auteur sous le nom de FORME ARÉO-

LAIRE, plus fréquemment désignée sous le nom de FORME EN CLAIRIÈRES. Ces deux termes suffisent à sa description. L'alopécie en clairière est la plus fréquente, c'est aussi la plus caractéristique des alopécies syphilitiques.

Comme intensité de symptômes, l'alopécie secondaire comporte plusieurs degrés allant depuis l'imperceptible chute de cheveux jusqu'à la calvitie presque totale.

Non seulement la syphilis s'en prend au cuir chevelu en provoquant la chute des cheveux, mais encore elle altère souvent la constitution et la physionomie de ceux qui restent en place. Ceux-ci perdent leur lustre : ils deviennent ternes, secs, et ont l'aspect de cheveux morts ; on a pu très heureusement comparer l'aspect de pareilles chevelures à celui d'une *vieille perruque* dégarnie d'une partie de ses poils.

VARIÉTÉ : **Alopécie pseudo-peladique.** — Cette variété est relativement exceptionnelle ; elle n'est autre qu'une alopécie dont les clairières, par leur étendue et leur dépilation exagérées, simulent des îlots de pelade. On les distingue aisément cependant, tant par leur physionomie propre (persistance de quelques poils, irrégularité des contours) que par la coexistence d'une alopécie diffuse ou aréolaire caractéristique.

On a cherché quelles pouvaient être les causes de la variabilité d'intensité que revêt l'alopécie secondaire suivant les individus. Beaucoup de raisons ont été invoquées sans preuve. Ce qui paraît démontré jusqu'à ce jour, c'est l'influence prédisposante de l'état séborrhéique du cuir chevelu ; les malades perdent alors leurs cheveux sous la double influence d'une infection générale et d'une infection locale, lesquelles tendent manifestement, d'après les auteurs les plus compétents, à réagir fâcheusement l'une sur l'autre.]

Ce n'est pas seulement le système pileux de la tête qui est sujet à la chute ; il peut se produire des processus tout analogues aux sourcils, aux cils, plus rarement à l'aisselle et au pubis.

Le cuir chevelu est plus fréquemment affecté par les syphilides pustuleuses que par les autres affections mentionnées ci-dessus. Les follicules pileux sont alors entourés d'infiltrations qui pénètrent jusqu'à la racine des cheveux. Ceux-ci sont encore souvent maintenus en place par les croûtes et les excoriations, alors qu'ils sont déjà morts. Ils paraissent dès lors mats et ternes et finissent par tomber en abondance en accompagnant les croûtes dans leur chute.

Syphilide acnéiforme du cuir chevelu.

(Note additionnelle).

[La syphilide pustuleuse n'est pas la forme la plus commune des accidents de ce genre qui se manifestent sur le cuir chevelu. Il convient de faire une place à ce qu'on appelle communément la *syphilide acnéiforme du cuir chevelu.* Cette syphilide est excessivement fréquente, et même presque constante dans le premier mois de la période secondaire. Cette affection est caractérisée par une série plus ou moins nombreuse de petites croûtes disséminées dans le cuir chevelu.

Ces croûtes sont remarquables par leur ténacité et par leur teinte d'un brun foncé. Elles ne dépassent guère le volume d'une tête d'épingle et sont parfois presque plates.

Vraisemblablement, elles dérivent d'un processus acnéique ou d'une folliculite pilaire ; elles constituent un facteur négligeable des alopécies souvent concomitantes. Cette petite éruption a une valeur sémiologique incontestable, et constitue parfois un sérieux appoint au diagnostic.]

Les syphilides pustuleuses qui se manifestent au cuir chevelu présentent parfois un aspect particulier. Par suite de leur extension ou du fait de la confluence de plusieurs d'entre elles, les pustules revêtent l'aspect de véritables ulcères pouvant atteindre les dimensions d'une pièce de cinquante centimes à celles d'une pièce de deux francs. Sur le fond de cet ulcère se développent des végétations aboutissant à la formation de tumeurs en forme de framboise qui atteignent parfois les dimensions d'un œuf de pigeon (*frambœsia syphilitique*).

Ces proliférations saignent facilement au contact, provoquent chez le patient de vives douleurs et opposent une résistance considérable à tout traitement (planches XLIV et XLV). Les efflorescences pustuleuses disparaissent en laissant des cicatrices avec dépilation, qui correspondent aux points où le processus a exercé son action destructive.

Affections de la paume des mains, de la plante des pieds, des doigts des mains et des pieds.

L'affection syphilitique la plus fréquente de la paume des mains et de la plante des pieds est celle qu'on désigne sous le nom de **psoriasis syphilitique palmaire** et **plantaire.** C'est une syphilide papuleuse dont l'apparition est postérieure à celle de l'exanthème du reste de l'épiderme et qui, par sa marche, s'en distingue d'une façon notable. Les papules, abritées sous un épiderme épais, ne se manifestent souvent que quatre mois après l'infection, c'est-à-dire à une époque où le reste des téguments a récupéré son intégrité. Mais fréquents sont les cas où le psoriasis palmaire et plantaire se déclare encore bien plus tardivement, plusieurs années après l'infection et en l'absence de tout autre symptôme. Ajoutons que cette affection oppose parfois à toute thérapeutique une résistance opiniâtre et qu'elle parvient à prolonger son existence jusqu'en pleine période tertiaire.

Quant aux papules elles-mêmes, leurs dimensions varient entre celle d'une tête d'épingle et celle d'un petit pois ; un épiderme corné les recouvre. Les patients ne les remarquent généralement que lorsque, siégeant au niveau des articulations phalangiennes, elles provoquent des sensations facilement douloureuses, soit à la pression directe, soit à la préhension d'objets dont le contact est dur. Elles se présentent aussi sous la forme de taches plates, livides, pourvues à leur centre d'un épiderme raccorni, jaune sale, qui se fendille et finit par desquamer. Il est rare qu'elles atteignent des dimensions plus considérables. Cependant, il peut arriver qu'elles soient plus ou moins rapprochées les unes des autres, atteignant ainsi un certain degré de confluence. La peau paraît alors plus infiltrée, l'épiderme épaissi et corné se fendille, et au bout de quelque temps se développent, aux plis de flexion, surtout lorsque la peau y est calleuse, des rhagades, des crevasses douloureuses qui rendent pénible, sinon impossible, l'usage des pieds et des mains.

Syphilides palmaires et plantaires.

(Note additionnelle).

[La syphilide palmaire et plantaire, vulgairement psoriasis palmaire et plantaire, est remarquable par sa très grande fréquence et aussi par l'intérêt diagnostique considérable qui s'y rattache.

La **syphilide palmaire** revêt, suivant le professeur Fournier, quatre types différents qui sont :

1° Le *type lenticulaire* constitué par une syphilide papuleuse souvent exclusive et de localisation spéciale.

Elle débute par une tache rosée, qui devient rapidement papuleuse, puis desquamante de surface. Généralement arrondie, elle est sèche et âpre au toucher ; son aspect est grisâtre squameux ou bien rougeâtre avec une bordure d'épiderme desséché et décollé.

2° *Type en nappe.* — L'éruption s'étale en nappes affectant volontiers une direction parallèle à celle des plis de la peau. Ces plaques sont toujours bordées par une collerette circonférencielle en voie de soulèvement.

3° *Type circiné.* — Ou bien cette disposition circinée est affectée par une série de papules indépendantes les unes des autres, ou bien c'est un ruban continu décrivant un trajet courbe. Ce ruban peut gagner la face palmaire des doigts et continuer sa courbe en sautant au même niveau d'un doigt à un autre.

La syphilide palmaire circinée constitue généralement une manifestation tardive.

4° *Type corné.* — *Syphilide cornée.* — Ce type est formé par l'exagération de la rénitence propre aux syphilides palmaires. La papule devient une sorte de « cor palmaire », suivant l'expression du professeur Fournier, disque de corne profondément enchâssé dans la peau.

Syphilide plantaire. — La syphilide plantaire reproduit exactement la syphilde palmaire ; elles sont cependant un peu plus pâles qu'à la main ; parfois elles prennent, sur le bord interne du pied, une nuance jaunâtre toute particulière, cemparable à celle du cuivre jaune. L'exfoliation épidermique se fait par lambeaux plus considérables qu'à la main ; rarement on y remarque les crevasses douloureuses que l'auteur signale justement à la main.

Les syphilides palmaire et plantaire, surtout dans les formes cornées, sont très tenaces, et persistantes.

Elles présentent quelques caractères communs que nous énumérerons ici parce qu'ils sont d'une importance diagnostique considérable. D'abord ces syphilides affectent une localisation palmaire et plantaire à l'exclusion de toute autre région. De plus, ces lésions sont assez souvent symétriques, et très souvent il y a coïncidence de l'éruption sur les mains et sur les pieds.]

Lorsque des papules surviennent entre les doigts des mains ou des pieds, l'épiderme subit une macération rapide ; les doigts tuméfiés présentent une décoloration livide, et leur racine paraît bientôt comme découpée par un ulcère circulaire. Ceci peut être le point de départ d'une tuméfaction générale, souvent accompagnée de violentes douleurs dans toute l'étendue du pied ou de la main. A défaut d'un traitement approprié, le cas peut se compliquer d'une lymphangite grave.

Variétés de syphilis digitales et interdigitales.

(Note additionnelle).

[Deux variétés de syphilides papuleuses méritent une description plus détaillée. Ce sont:

1° Les *syphilides des plis articulaires digitaux*, et 2° les *syphilides lenticulaires des extrémités digitales.*

1° **Syphilides des plis articulaires digitaux.** — Coïncidemment avec les syphilides palmaires, il peut se produire des lésions de même ordre *à la face antérieure des doigts*, notamment *au niveau des plis articulaires.* Leur type se modifie alors pour devenir elliptique, allongé transversalement; souvent aussi, en raison de leur siège, elles deviennent des papules à rhagade.

Tous ces accidents, dont l'expression est plus ou moins accentuée suivant les cas, figurent au nombre de ces lésions qui constituent la syphilis secondaire tardive.

2° La **syphilide lenticulaire des extrémités digitales** est constituée par une petite papule qui siège exactement et exclusivement à la pulpe digitale dont elle occupe le centre ou une face latérale.

Elle se rencontre habituellement sur plusieurs doigts et se traduit soit par une simple tache rénitente, soit par une véritable papule dure et cornée qui représente un véritable durillon. Cette syphilide est également une manifestation tardive de la syphilis, le traitement local seul en favorise activement la disparition.]

Lorsque des infiltrations papuleuses se développent soit au niveau de la matrice, soit au niveau du sillon sub-unguéal, celui-ci peut présenter des altérations que l'on appelle l'**onyxis** ou le **périonyxis syphilitique**.

Dans ces cas, la phalange terminale se tuméfie plus ou moins; l'ongle présente un épaississement considérable, devient très friable, s'incurve en forme de griffe, se décolle de son substratum, présente une décoloration jaune sale ou brunâtre, puis finit par tomber tout entier. Lorsque ce processus s'accompagne, et cela est fréquent, d'une sécrétion purulente du sillon de l'ongle, il provoque chez le patient de violentes douleurs qui lui enlèvent l'usage du membre affecté, d'autant plus qu'en règle générale plusieurs doigts se trouvent affectés, soit simultanément, soit successivement (planches XXX, XXXI *a* et *b*, XXXII).

La durée de cette affection est ordinairement de plusieurs mois. L'ongle perdu est remplacé par un autre, mais cette repousse ne s'effectue souvent qu'au bout de six mois, parfois même après un laps de temps plus long.

[Suivant que ces lésions intéressent l'ongle ou se produisent à son voisinage, elles prennent le nom d'*onyxis* ou de *périonyxis*.

Onyxis.

(Note additionnelle).

Les onyxis constituent un groupe qui comprend les types divers suivants :

1° **L'onyxis craquelé** ou **déchiqueté** du bord libre de l'ongle, variété plus fréquente chez la femme que chez l'homme et constituée par la friabilité de l'ongle, l'écaillure, l'exfoliation continue du bord libre de cet ongle.

2° **Décollement partiel de l'ongle**. — L'ongle se décolle de bas en haut ; rarement ce décollement inférieur s'étend au point de provoquer la chute de l'ongle.

3° **Décollement total et chute de l'ongle**. — Ce travail de séparation se fait progressivement sans douleur. Après le décollement total, l'ongle se bombe au niveau de sa racine, se soulève et laisse à nu derrière lui sa matrice. Ce travail d'élimination s'accentue chaque jour et se termine par la chute de l'ongle.

4° **Pachyonyxis**. — Plus rare que les variétés précédentes, est constitué par un épaississement de la lamelle unguéale qui est triplée ou quadruplée comme volume. Cet épaississement est surtout appréciable au niveau du bord libre de l'ongle. Cette variété se rapproche des affections unguéales décrites sous le nom de psoriasis ou eczéma des ongles ; elle s'en différencie cependant par une moindre déformation de la face externe de l'ongle et par son caractère relativement passager.

5° **Elconyxis**. — C'est une véritable ulcération de l'ongle. Cette perte de substance comprend tout ou partie de la lame unguéale ; elle se rencontre toujours au niveau de la région lunulaire et elle affecte une disposition latérale.

Indépendamment de ces lésions d'ordre spécifique, l'ongle peut présenter les lésions communes trophiques qui s'observent à la suite de maladies générales ou de troubles nutritifs (*sillon unguéal transverse :* Oxyxis ponctué).

Périonyxis.

(Note additionnelle.)

Le périonyxis se présente sous trois formes :

1° Le **périonyxis sec, squameux, corné.** — Formé soit par une simple syphilide papulo-squameuse se produisant au voisinage de l'ongle, soit par un durillon syphilitique péri-unguéal.

2° Le **périonyxis inflammatoire.** — Tuméfaction rougeâtre, douloureuse, rappelant assez l'aspect de la tourniole vulgaire. Cette variété aboutit soit aux lésions communes de l'ongle incarné, soit à celles du périonyxis ulcéreux.

3° Le **périonyxis ulcéreux.** — Succède au périonyxis inflammatoire ou résulte de syphilides ulcéreuses développées à la périphérie de l'ongle. Cette variété, surtout quand elle siège au pied (principalement au gros orteil) se complique de phénomènes inflammatoires de voisinage. L'ulcération suppure abondamment, parfois même elle bourgeonne et dégénère en un champignon mollasse. C'est dans cette variété que l'on voit les dernières phalanges se tuméfier, s'étaler en spatule ou devenir globuleuses.]

Syphilides secondaires des organes génitaux et de l'anus.

[Avant d'entrer dans le détail des formes affectées par les syphilides muqueuses suivant leurs différentes localisations, quelques considérations générales sur ces accidents si fréquents de la syphilis trouveront leur place ici.

Syphilides muqueuses.

(Note additionnelle.)

D'après le professeur Fournier, ce groupe d'accidents se distingue entre tous les accidents syphilitiques secondaires dont il est la manifestation la plus importante par les quatre caractères suivants : la *fréquence*, la *récidivité*, la *multiplicité des sièges*, enfin et surtout la *contagiosité*.

Ces syphilides muqueuses ont été et sont encore désignées souvent sous le nom de *plaques muqueuses*, mauvais terme qui désigne sous une appellation commune des formes objectivement très différentes.

Il est bien préférable de différencier ces syphilides par le seul aspect de leurs lésions. On leur reconnaît ainsi quatre types qui sont :

1° Les *syphilides érosives ;*

2° Les *syphilides papulo-érosives ;*

3° Les *syphilides papulo-hypertrophiques ;*

4° Les *syphilides ulcéreuses.*

Les **syphilides érosives** sont celles qui consistent simplement en des érosions du derme muqueux.

Les **syphilides papulo-érosives** sont constituées par des papules à surface érosive et sécrétante,

Les **syphilides papulo-hypertrophiques**, forme dérivée de la précédente, deviennent véritablement spéciales par l'exubérance de papules devenues géantes. L'ensemble de ces papules constitue des masses végétantes considérables, de véritables tumeurs, suivant l'expression même du professeur Fournier.

Les **syphilides ulcéreuses** sont celles qui entament le derme muqueux et le creusent à une certaine profondeur.

Toutes ces lésions sont secondaires, tant par leur époque d'apparition que par leurs caractères de bénignité et de superficialité. Quelquefois très précoces, et pouvant même précéder la roséole, ces accidents peuvent également, surtout chez les sujets traités, mais insuffisamment traités, survenir au delà de la période secondaire. Elles se produisent et se reproduisent avec d'autant plus d'insistance que le traitement est moins rigoureux.

Ces accidents ont leur siège de prédilection sur la muqueuse génitale et sur la muqueuse buccale.

On les rencontre plus rarement sur les muqueuses de l'anus, du larynx, du pharynx, etc.

Les syphilides muqueuses s'observent même sur le tégument cutané dans les régions où la peau est fine et habituellement humectée, comme par exemple dans les régions périgénitales.

Caractères généraux. — Les syphilides muqueuses présentent un certain nombre de caractères généraux et communs qui sont ainsi énumérés par le professeur Fournier.

1° *Ce sont des lésions à développement spontané.* — C'est-à-dire qu'elles se produisent sous la seule influence de l'infection, les causes adjuvantes (tabac, etc.) n'agissant qu'à titre secondaire.

2° *Ce sont des lésions sécrétantes.* — Toutes sécrètent plus ou moins, suivant qu'elles sont simplement érosives ou ulcéreuses. C'est de cette propriété que découle le danger de contagion si considérable dans ce cas.

3° *L'humeur sécrétée est non inoculable aux sujets qui portent ces syphilides.* — Toujours en pareil cas l'inoculation reste stérile.

4° *Les syphilides muqueuses sont de caractère contagieux.* — C'est là un fait capital surtout au point de vue prophylactique. « Ce sont les syphilides muqueuses qui, plus que tout autre symptôme syphilitique, fomentent, disséminent et perpétuent la vérole dans notre société. » (A. Fournier.)

5° *Les syphilides muqueuses sont très récidivantes.* — C'est une particularité curieuse et beaucoup plus prononcée chez elles que chez tout autre accident syphilitique.

6° *Elles sont remarquables par leur rapide curabilité.* — Elles cèdent en quelques jours au traitement le plus simple, quelle que soit la gravité de leur apparence.]

Les régions génitales et anales sont très fréquemment, dans la période secondaire, le siège de symptômes qui méritent de fixer tout particulièrement notre attention, et ce, en raison de la fréquence de leur apparition, de leurs récidives incessantes, du danger qu'ils présentent au point de vue d'une transmission éventuelle et de la multiplicité de leurs formes ; enfin, en raison du rôle important que jouent les altérations qu'ils laissent derrière eux, dans le diagnostic des affections organiques des phases ultérieures.

On admet généralement que le virus syphilitique imprègne, sur une grande étendue, le tissu situé dans le voisinage d'un accident initial, et que celui-ci se trouve dès lors dans des conditions favorables à l'explosion d'accidents ultérieurs. Cet état s'observe surtout sur les organes génitaux où la sécrétion, la sueur et, plus encore, la malpropreté des patients contribuent à augmenter l'irritation. Souvent même, précédant l'éruption générale, apparaissent des papules sur les grandes lèvres des femmes ou sur le scrotum des hommes, surtout dans le cas où l'accident initial a son siège sur les organes génitaux. Nombre d'individus ne prêtent aucune attention à ces symptômes, soit par indolence de la lésion, soit par négligence et incurie, soit par ignorance de la nature de leur mal. De là, le développement, dans ces régions, d'efflorescences relativement plus considérables et plus étendues que celles des autres parties du corps. Elles subissent rapidement une macération de surface et engendrent des ulcérations superficielles d'où s'écoule une sécrétion séro-purulente. C'est cette sécrétion extrêmement virulente qui transmet le plus souvent la syphilis par voie d'inoculation. La confluence de papules légèrement érodées dès leur apparition, peut déterminer l'apparition de larges ulcérations présentant une faible sécrétion et une assise modérément infiltrée.

Syphilides génitales.

(Note additionnelle.)

[Il s'agit évidemment ici de la forme *papulo-érosive* constituant, par la confluence de ses éléments, ce que le professeur Fournier appelle la *nappe muqueuse*. Ce type appartient aux variétés muqueuses de la syphilis génitale. Avant d'étudier celle-ci, il convient d'établir en effet que les syphilides génitales peuvent intéresser deux départements, le département cutané et le département muqueux. Les syphilides que l'on observe sur le département muqueux sont toujours de l'ordre des accidents propres aux muqueuses; celles que l'on observe sur le département cutané sont tantôt des syphilides cutanées, tantôt des syphilides muqueuses.

Voyons d'abord ce que sont les *syphilides cutanées génitales* : la forme la plus commune appartient au type papuleux.

Syphilides cutanées génitales. — Ces syphilides se présentent sous deux formes : 1° la *variété lenticulaire* à papules isolées et distinctes surtout localisées sur la face externe des grandes lèvres et sur les régions avoisinantes ; et 2° la *syphilide papuleuse en nappe*. Ces nappes ne résultent pas de la fusion de plusieurs papules voisines, mais elles sont formées par un néoplasme papuleux étalé en surface et présentant une étendue variable. Cet infiltrat donne aux tissus un aspect hypertrophié et une consistance sèche *sui generis*.

Syphilides muqueuses génitales. — Celles-ci occupent d'abord tous les départements muqueux, puis les régions cutanées avoisinant la muqueuse. Ces régions périgénitales, en effet, présentent, en raison de la finesse des téguments, de la chaleur et de la moiteur habituelle, des frottements et de l'humectation accidentelle, des conditions très favorables à la transformation des éruptions sèches en éruptions humides. On rencontre habituellement sur les organes génitaux les quatre types éruptifs suivants :

Des syphilides *purement érosives ;*

Des syphilides *papulo-érosives ;*

Des syphilides *papulo-hypertrophiques ;*

Et enfin des *syphilides ulcéreuses.* Ce sont les deux types intermédiaires, surtout dans leurs formes en nappe, que décrit l'auteur dans ce chapitre. Les syphilides érosives et ulcéreuses se présentent dans cette région avec les attributs habituels que nous décrivons dans le chapitre consacré à l'étude des syphilides muqueuses en général (Voy. p. 61]).

Parfois on assiste à une infiltration lymphatique des parties affectées, par exemple du prépuce, du fourreau, des grandes lèvres, etc., lymphangite qui donne lieu à l'œdème induratif dont il a déjà été question.

Les formes ulcérées s'observent assez rarement dans les syphilides papuleuses siégeant aux régions génitales et anales. Le plus habituellement, au bout de quatre à six semaines d'existence, les papules commencent à s'élever au-dessus de leur base pour atteindre souvent les dimensions d'une framboise ou d'une noisette.

[Cette variété hypertrophique est décrite habituellement sous le nom de **syphilide végétante, syphilide hypertrophique** ; on y ajoute l'épithète de *géante* dans le cas où cette prolifération est extrêmement marquée.

Pour beaucoup d'auteurs, ce type végétant ne serait pas l'expression pure et simple d'une modalité éruptive syphilitique, mais bien le résultat d'une irritation locale externe de cause banale, modifiant ainsi secondairement le type éruptif primitif, comme en témoignent l'observation clinique (siège de ces papules dans les endroits habituellement souillés) et la démonstration histologique, qui ne décèle dans ces végétations que les lésions inflammatoires banales.]

Les masses végétantes sont, le plus souvent, étroites, serrées les unes contre les autres et présentent l'aspect des condylomes acuminés vénériens proliférants (appelés aussi papillomes vénériens). Les papules syphilitiques végétantes se distinguent de ces derniers par leur prolifération intense et par l'infiltration considérable de leur base, qui s'élève également au-dessus du niveau de la peau, mais ne présente pas les profondes fissures qui séparent jusqu'à leur racine les divers papillomes vénériens. Les deux processus diffèrent également au point de vue anatomique : la syphilide papuleuse végétante diffère du papillome par l'infiltration embryonnaire abondante de la couche papillaire du derme, tandis que chez ce dernier cette même infiltration occupe exclusivement la couche épidermique de la peau.

La production de papules sur le périnée, les fesses et les parties riches en glandes, situées autour de l'anus, s'effectue dans les mêmes conditions que sur les organes génitaux. La région anale, par sa situation anatomique, donne naissance à des formes toutes particulières. Les plis s'allongent et subissent une infiltration rénitente ; entre eux se forment des rhagades profondes qui pénètrent jusque dans l'orifice de l'anus. Ces fissures n'affectent pas toujours une disposition rayonnée, elles se disposent parfois aussi transversalement. Cet état ne laisse pas que d'être très douloureux par lui-même, notamment lors de la défécation, et force les individus les plus indolents et les plus négligents à recourir aux soins du médecin.

Rappelons, enfin, que ces processus laissent derrière eux des infiltrats qui pénètrent profondément dans la peau et qui, en dépit d'un traitement énergique. deviennent souvent le siège de nouvelles manifestations. L'expérience nous apprend qu'ils constituent la cause la plus fréquente de l'infection syphilitique. Il n'est pas rare qu'au bout de nombre d'années, à une époque où il n'y a plus trace de symptômes sur le reste du corps, des efflorescences papuleuses fassent une nouvelle apparition sur les parties génitales et dans la région anale. Une des principales causes occasionnelles de ce retour réside dans la grossesse, du fait de l'engorgement qu'elle provoque au niveau des parties génitales ! Nous avons également vu des papules, sèches et brillantes au début, plus tard humides et macérées, se déclarer souvent dans cette région chez des prostituées qui étaient exemptes de tout autre symptôme sur les autres régions du corps (planches XXXIII à XXXIX).

Syphilides secondaires de la muqueuse buccale.

En dehors des cas où la muqueuse de la bouche devient, par suite d'une transmission directe, le siège d'accidents primaires [pour les chancres de la bouche, voy. *Syphilis de la langue*], on peut dire que, dans presque tous les cas, elle participe, par des symptômes plus ou moins graves, au processus de la période secondaire.

C'est ainsi que nous voyons très fréquemment se produire des papules sur la *muqueuse des lèvres et des joues*, surtout lorsque celle-ci a été préalablement irritée par des chicots et de mauvaises dents, par le tabac ou par d'autres irritants. Ces papules se distinguent principalement des efflorescences papuleuses cutanées par leur dégénérescence rapide. En effet, le point affecté ne tarde pas à subir une macération ; l'épithélium se décolore, devient blanchâtre, et dès le lendemain sa surface est entamée. Cela est l'origine d'un ulcère peu profond, à base infiltrée, et saignant facilement (planches XL et XLI *a*).

Les papules s'observent encore plus fréquemment *sur les piliers du gosier*, *sur les amygdales* et *sur le voile du palais*. Elles peuvent même se développer au niveau de l'isthme du gosier et dans le pharynx, au point de simuler le tableau clinique du croup ou de la diphtérie. Mais, si l'on considère que, dans ce cas, il s'agit d'une affection apyrétique dont l'évolution est lente, et qui, surtout, s'accompagne d'autres symptômes cutanés caractéristiques, on ne saurait éprouver de difficulté pour établir le diagnostic. L'affection exclusivement localisée aux amygdales peut déterminer des troubles fonctionnels plus ou moins graves. Lorsqu'en effet les manifestations syphilitiques atteignent un certain degré d'intensité, les amygdales peuvent atteindre des dimensions considérables ; l'isthme se trouve fortement rétréci, et les patients, dont la voix prend un timbre nasillard, sont incommodés par une fluxion salivaire intense, et par de grandes difficultés de déglutition. Parfois ces lésions amygdaliennes superficielles subissent un processus ulcéreux.

Lorsque les papules affectent des points de la muqueuse buccale exposés à des tiraillements fréquents, comme par exemple les lèvres, leurs commissures, la base de la langue, elles deviennent très facilement le siège de fissures rhagadoïdes qui entament profondément la muqueuse et causent aux patients de multiples ennuis.

Les papules affectent moins souvent les gencives que le reste de la muqueuse buccale. Dans les cas où elles s'y manifestent, elles en déterminent la tuméfaction et l'infiltration. Lorsqu'elles apparaissent sur le bord même de la gencive, il se produit à ce niveau une ulcération qui peut aboutir au décollement de la gencive et au déchaussement des dents.

Aux étapes avancées de la période secondaire, on observe parfois des états d'infiltration de la muqueuse buccale qui n'offrent aucune tendance dégénérative. Nous avons vu se produire de ces infiltrations diffuses dans la luette et dans le voile du palais et transformer cet organe, qui est d'ordinaire souple et flexible, en une lame épaisse, brillante, dure, et de couleur rouge foncé. Ces infiltrats se résolvent ensuite, déterminant une sorte de ratatinement du palais et une déviation de la luette dans un sens ou dans l'autre (planche XLII *a*).

La **langue** est très fréquemment le siège d'affections syphilitiques secondaires qui présentent un intérêt particulier, en raison même de la forme qu'elles affectent. Comme il existe certainement une corrélation entre l'irritation mécanique d'un organe et la localisation de la syphilis aux points irrités, il n'est pas étonnant que la langue ne soit que rarement exempte de symptômes caractéristiques.

Dès la période papuleuse apparaissent le plus souvent, au sommet de la voussure de la langue, de petites excroissances du volume d'un petit pois. Elles sont recouvertes d'un épithélium lâche, macéré, de couleur blanchâtre. Plus tard, cet épithélium est balayé par la salive et les papules apparaissent alors sous la forme de plaques brillantes, couleur chair. Au bout de quelque temps ces éléments peuvent, en subissant une infiltration dégénérative, déterminer l'apparition d'ulcérations recouvertes d'un enduit pultacé. Ce fait s'observe souvent sur la face antérieure, mais plus particulièrement sur les bords mêmes de la langue, où des dents cariées, à bords aigus, et des chicots, déterminent si facilement un traumatisme de cet organe. On note aussi très fréquemment ces formes ulcératives chez les fumeurs, chez les buveurs et surtout chez les gens qui négligent les soins hygiéniques de leur bouche. Il est évident que, dans ces cas, les ulcérations sont susceptibles de causer des troubles fonctionnels considérables de la phonation et de la mastication.

Il existe une seconde forme d'affection de la langue, dans laquelle celle-ci est envahie superficiellement sur une plus large étendue. Les points affectés présentent des contours très nets, leur surface brillante et légèrement infiltrée marque une tendance prononcée à former des rhagades et des plaies superficielles.

Dans une troisième forme, la muqueuse se transforme en certains points de la dimension d'une pièce de cinquante centimes et davantage en une plaque indurée, formant une saillie très appréciable au-dessus du niveau de la langue et parfaitement indépendante de la couche musculaire. La surface en est coupée de sillons irréguliers, et présente un piqueté de papilles hypertrophiques surélevées, de couleur blanchâtre.

Il existe enfin une quatrième variété d'affection linguale qui passe souvent inaperçue parce qu'elle se développe dans la région des papilles caliciformes. Le tissu adénoïde de la base de la langue ou les papilles caliciformes elles-mêmes sont le siège de l'affection. Nous y trouvons, à côté de papilles proliférantes et infiltrées, des formations ulcéreuses, rhagadoïdes, déchiquetées, qui peuvent résister longtemps à tout traitement. La guérison s'en effectue par des cicatrices qui occupent à la base de la langue des étendues souvent considérables (planche XLI *b*).

Syphilides érosives et papuleuses. — Plaques lisses dépapillées (plaques muqueuses).

(Note additionnelle).

[De même que pour l'étude des chancres de la bouche, nous renvoyons, pour l'étude des formes tertiaires de la syphilis buccale et pour les affections parasyphilitiques de cette région, à des chapitres ultérieurs.

Ce chapitre ne saurait contenir que les formes secondaires de la syphilis buccale, et nous pensons que la seconde et la troisième forme décrite par l'auteur peuvent prendre rang parmi les scléroses partielles de la langue, formes étudiées dans le chapitre de la syphilis tertiaire buccale.

Les *syphilides secondaires* de la langue et de la bouche, en général, s'observent à la fois dans les cas de syphilis héréditaire et dans les cas de syphilis acquise.

Des causes irritantes diverses, le mauvais entretien de la bouche et des dents, l'usage et surtout l'abus du tabac constituent d'excellentes causes d'appel de la syphilis dans cette région. Elles sont plus fréquentes chez l'homme que chez la femme pour ces différentes raisons : quant à leur siège, il est le plus souvent déterminé par les altérations du système dentaire.

Les sièges de prédilection sont les bords et la face dorsale de la langue, les piliers du voile du palais, les amygdales, la face interne des joues, le sillon labio-gingival, etc.

On y distingue, d'après le professeur Fournier, deux formes objectives principales : les *érosions* et les *papules*. Les **syphilides érosives**, que l'auteur passe sous silence, sont de beaucoup les plus fréquentes des manifestations syphilitiques de la bouche. Ce sont de simples desquamations épithéliales, lisses, légèrement douloureuses de couleur rosée ou rougeâtre, quelquefois grisâtre, d'apparence laiteuse (Voy. *Caractères généraux des syphilides muqueuses*).

Elles s'étendent en nappes plus ou moins étendues et de contour irrégulier sur les piliers du voile du palais, sur les amygdales, la face interne des joues, etc. Au bord et sur la pointe de la langue, elles sont généralement fissuraires et verticales.

Les **syphilides papuleuses** occupent surtout le dos de de la langue sous forme de petites saillies lenticulaires. Ces deux formes initiales peuvent subir des modifications; la forme érosive devient facilement *ulcéreuse* sous l'influence d'un traitement local mal dirigé ou sous l'influence d'une irritation locale persistante.

La plus commune des irritations locales est celle qui est provoquée par des dents saillantes ou irrégulières, des chicots, etc.

De même, la forme papuleuse subit un *processus dégénératif ou hypertrophique* sous de semblables influences; ainsi se trouvent constitués ces **nodi** que le professeur Fournier déclare si rebelles au traitement.

Il convient d'ajouter à ces deux formes essentielles une troisième variété de syphilides assez fréquentes, auxquelles le professeur Fournier a donné le nom de **plaques lisses**. Cette variété est constituée par un ou plusieurs éléments épars sur la face dorsale de la langue, variant de volume entre celui d'un grain de chènevis et celui d'un petit pois. Généralement arrondies de forme, ces petites plaques sont constituées par une disparition totale des papilles de la langue en certains points circonscrits. Celles-ci sont comme rasées, d'où l'aspect lisse et uni de leur surface.]

III

PÉRIODE TERTIAIRE OU GOMMEUSE DE LA SYPHILIS

Les formes tardives de la syphilis se manifestent le plus souvent sous la forme de gommes.

N. A. — [Les lésions de la syphilis tertiaire peuvent se présenter sous les formes de **sclérose** ou de **gomme**. La dégénérescence amyloïde peut être associée aux deux processus précédents ou évoluer à l'état d'isolement.

La *sclérose syphilitique* présente comme particularité la différenciant des scléroses de différente origine, ce fait qu'elle se localise volontiers dans une portion d'organe. Elle envahit ce dernier sans suivre de systématisation nette. Cette sclérose s'accompagne d'altérations vasculaires très prononcées consistant en endartérite proliférante et en périartérite. Ces lésions vasculaires semblent précéder l'apparition de la sclérose.]

Elles constituent ce qu'on appelle la période gommeuse, ou, par analogie avec la secondaire, la période tertiaire. Quand ces processus affectent gravement l'organisme, quand ils déterminent des destructions étendues ou quand ils sont compliqués de dégénérescences organiques internes, ils produisent cet état de cachexie syphilitique que Sigmund a désigné sous le nom de *période quaternaire de la syphilis*.

Par bonheur pour les individus affectés de la syphilis, la maladie disparaît le plus souvent avec les symptômes de la période secondaire. Ce n'est qu'exceptionnellement que les accidents tertiaires se produisent en même temps que les secondaires. Ce sont là des cas de *syphilis maligne précoce* dans lesquels l'éruption à forme pustuleuse constitue l'exanthème initial, où des gommes périostiques viennent aggraver la souffrance du patient, et où, avant six mois révolus, se développent des processus destructifs dans les cavités buccale et nasale.

N. A. — [Ces manifestations tégumentaires font en effet partie d'un ensemble de manifestations syphilitiques au nombre desquelles se trouvent, en première ligne, l'*iritis* ou l'*irido-choroïdite*, la *céphalée*, les *périostites*, les *dou-*

leurs ostéocopes, les *myosalgies*. Très souvent la *fièvre syphilitique* fait cortège à ces symptômes. A cela viennent s'ajouter encore les *troubles nerveux* : insomnies, névralgies, troubles de la sensibilité; des *troubles digestifs* : inappétence, dyspepsie et plus souvent encore des *phénomènes généraux d'anémie, d'amaigrissement, d'asthénicité*].

La gravité de ces cas se complique encore de ce que la malignité de leur développement peut être combattue par les moyens ordinaires, et peut mettre l'existence du malade en péril.

Syphilis maligne précoce.

(Note additionnelle.)

[Jusqu'à présent, on n'a décrit, en tant que manifestations cutanées constituant ce qu'on appelle la syphilis maligne précoce, que des syphilides de modalité ulcéreuse, c'est-à-dire d'une modalité éminemment tertiaire. C'est même le contraste existant entre la nature de ces accidents et l'âge encore jeune de la maladie que vise ce terme de *malignité*. D'après le professeur Fournier, il n'existe pas seulement des syphilides malignes de forme tertiaire, mais aussi des syphilides malignes de forme secondaire.

Ces *syphilides secondaires malignes* se rattachent en effet aux autres types secondaires : 1° par leur dissémination : 2° par leur distribution livrée au hasard ; 3° par leur forme sèche non ulcéreuse. Elles s'en différencient cependant par leur intensité éruptive, par leur évolution plus durable, par une résistance inusitée au traitement spécifique et par leur association usuelle avec des troubles généraux plus ou moins sérieux.

La syphilis maligne précoce contient donc, d'après le professeur Fournier, les types éruptifs d'ordre tertiaire décrits sous le nom de **syphilide purocrustacée** ; de **syphilide tuberculo-ulcéreuse** ; de **syphilide tuberculo-ulcérante gangreneuse** et les types d'ordre secondaire qu'il divise ainsi :

1° **Syphilide papulo-tuberculeuse.** — Les éléments éruptifs ainsi désignés peuvent être dits papules ou tubercules, suivant leur degré de développement. Dans leur forme intermédiaire, ils sont dits papulo-tubercules.

Cette forme caractéristique est celle que revêt la grosse papule dite papulo-tubercule.

Cette papule mesure ordinairement 8, 10, 12 millimètres de diamètre avec un relief de 1, 2, 3 millimètres. De plus, elle possède les trois attributs suivants :

1° Elle est orbiculaire, 2° résistante au toucher, moins dure néanmoins que le tubercule tertiaire, 3° de couleur rouge vif « teinte coquelicot ».

Cette éruption, souvent mélangée d'éléments simplement papuleux, est diffuse et disséminée ; son évolution est lente, et elle résiste longtemps au traitement spécifique. Le professeur Fournier en décrit deux variétés sur lesquelles nous n'insisterons pas : 1° la *syphilide papulo-tuberculeuse annulaire*, et 2° la *syphilide papulo-tuberculeuse hémorragique*.

2° **Syphilide papuleuse exfoliatrice.** — Cette syphilide a la forme de placards rosés exfoliants semblables aux placards d'une dermatite exfoliatrice.

Ces placards sont formés par l'agmination de papules progressivement extensives. Ils peuvent couvrir toute une région, comme par exemple le dos, les surfaces palmaires et plantaires, etc.

Ces placards desquament, et leur desquamation est caduque ; elle se détache facilement au fur et à mesure de sa formation ; de plus, elle se forme de lamelles foliacées assez larges, ce qui la distingue de celle du psoriasis. Comme la précédente, cette éruption est tenace et rebelle au traitement.

3° **Syphilide papuleuse nigricante.** — La caractéristique de cette éruption réside dans ce fait qu'elle laisse après elle un reliquat post-éruptif consistant en une suffusion pigmentaire. A sa période d'état, c'est purement et simplement une syphilide papuleuse sans rien de remarquable].

Cependant, le plus souvent, après la période secondaire, les patients n'accusent aucun symptôme pendant un certain laps de temps, parfois pendant des années entières, jusqu'à ce que des phénomènes morbides viennent à nouveau leur rappeler le mal déjà oublié. Cette *période de latence* peut avoir une durée diversement longue. Nous avons vu un cas où entre la disparition des accidents secondaires et l'apparition de symptômes tertiaires, s'était écoulé un intervalle de trente-quatre ans ; certains auteurs signalent des périodes de latence d'une durée de quarante à cinquante ans.

Dans ces dernières années, on s'est, de divers côtés, préoccupé de savoir quelles sont les conditions favorables à la production des formes tertiaires. Les uns en rendent responsable l'insuffisance ou le manque absolu du traitement applicable à la période secondaire ; les autres estiment que ce sont les privations, la tuberculose, la malaria ou d'autres affections susceptibles d'affaiblir l'organisme, qui créent un état prédisposant à la production de la gomme. Mais ce ne sont là que des théories sur lesquelles on ne saurait s'appuyer pour donner au malade l'assurance d'une complète immunité dans l'avenir, lorsqu'il a traversé sans grands dommages la période des accidents secondaires.

D'autres encore considèrent comme indispensable à la production des processus gommeux, outre la cause générale prédisposante, des causes plus directes, telles que les coups et les heurts subis par des os à fleur de peau, les excitations prolongées, l'abus de l'alcool dans les affections du système nerveux, etc. Cette hypothèse a servi de base à la théorie du « *point d'appel* », théorie qui ne saurait toutefois s'appliquer à tous les cas.

D'autres enfin, considérant que les sécrétions des produits tertiaires ne peuvent servir à inoculer la syphilis par voie de transmission, soutiennent qu'en thèse générale elles ne contiennent pas le virus syphilitique. Nous avons déjà fait allusion à cette question dans l'introduction et nous répétons que cette théorie ne doit être admise que sous toutes sortes de réserves, et qu'elle ne saurait certainement pas s'appliquer aux formes tertiaires précoces à marche aiguë.

N. A. — [Nous avons discuté antérieurement cette question de la virulence des accidents d'ordre tertiaire. La clinique et l'expérimentation n'ont donné que des résultats négatifs. Cependant, le professeur Fournier fait remarquer très justement que les accidents d'ordre tertiaire qui apparaissent aux premières étapes d'une syphilis dénommée pour cette cause syphilis maligne précoce, sont très certainement contagieux, quoique nul n'ait osé en faire la preuve expérimentale. D'ailleurs, dit-il, « où finit ce qu'on appelle la syphilis secondaire qui est contagieuse, et où commence la syphilis tertiaire qui ne l'est pas ? Autre problème connexe dont la solution est non moins impossible à préciser actuellement ».]

La période tertiaire se distingue de la secondaire par bien des différences qui ne résident pas seulement dans son expression habituelle, la gomme, mais encore dans la façon dont elle se manifeste.

La **gomme** ne s'annonce par aucune espèce de trouble général. Les patients sont souvent littéralement surpris par son apparition, et ce n'est qu'après son éclosion qu'ils ressentent aux points affectés des phénomènes douloureux et des troubles fonctionnels. Ces troubles peuvent, suivant leur durée et leur siège, s'exagérer à un tel point que l'état général du patient en subit vivement le contre-coup.

Les produits gommeux se distinguent, en outre, des accidents secondaires en ce qu'ils n'offrent, dans leur manifestations, aucune symétrie. Nous les voyons apparaître le plus souvent d'un seul côté, même en un seul point du corps, et non seulement y persister longtemps, mais encore récidiver après guérison.

N. A. — [Nous renvoyons le lecteur (p. 35) au tableau des « caractères généraux des syphilides aux divers âges de la syphilis » emprunté au *Traité de la syphilis* du professeur Fournier.]

Tantôt ce sont la peau et les muqueuses qui deviennent le siège de la première lésion tertiaire; tantôt ce sont les os et même les organes internes qui sont atteints. Dans les cas graves, cependant, les lésions sont multiples et apparaissent simultanément en différents points du corps.

La gomme représente une sorte de néoplasme. Les tumeurs sont formées en effet d'un tissu granuleux, tantôt riche, tantôt pauvre en cellules et en voie d'organisation conjonctive.

N. A. — [Histologiquement, la gomme est constituée au début par un amas de cellules embryonnaires constituant un nodule (*follicule syphilitique* de Brissaud). On peut y trouver des cellules épithélioïdes et des cellules géantes. Les dimensions de ce néoplasme s'accroissent, mais par suite de la tendance évolutive spéciale de son tissu, et aussi grâce à l'obstacle apporté à sa nutrition par la présence de son enveloppe fibreuse, elle subit une dégénérescence particulière, laquelle aboutit à la formation de cette substance crémeuse, jaunâtre, qui occupe le centre de la gomme.

L'apparition de ces gommes est toujours précédée par une endo-périartérite à tendance oblitérante, qui a été bien étudiée par MM. Balzer, Marfan et Toupet.]

Ce néoplasme refoule le tissu organique originel, le fait disparaître, ou l'entraîne dans la dégénérescence qui finit par frapper l'infiltrat syphilitique lui-même. Ces tumeurs présentent, à une certaine période, une consistance élastique, d'où leur vient le nom de « tumeurs gommeuses » ; quand elles subsistent assez longtemps, elles peuvent présenter une consistance plus ferme.

La caducité qui frappe en général tous les produits syphilitiques s'observe également à un haut degré dans les tumeurs gommeuses. La tendance, presque caractéristique de ce processus, à aboutir à une mortification rapide se manifeste déjà dans la gomme relativement récente. La fonte du tissu néoplasique débute au milieu de la tumeur, de telle sorte que sa structure s'y trouve déjà effacée en ce point, alors que la périphérie présente encore du tissu conjonctif de nouvelle formation, riche en vaisseaux, se confondant insensiblement avec le tissu avoisinant.

Cette évolution est la caractéristique de ces sortes de tumeurs. Les gommes du tissu cellulaire sous-cutané et sous-muqueux, ainsi que les tumeurs sous-périostales, subissent, souvent au bout de peu de temps, une dégénérescence dite *muqueuse*. Les gommes des organes glandulaires (foie, testicules) et celles du cerveau ou des muscles sont frappées de dégénérescence *graisseuse;* on trouve alors des masses caséeuses sèches enfermées dans une sorte de capsule de tissu conjonctif qui s'est constituée à leur périphérie, et où elles peuvent demeurer intactes pendant des années.

Les gommes se manifestent par des tumeurs isolées, de dimensions variables ; mais il n'est pas rare de voir de nouvelles tumeurs se développer à la périphérie de l'ancien infiltrat et suivre ce dernier dans son processus de dégénérescence ulcéreuse (**gommes serpigineuses**).

Cependant, il se peut aussi que plusieurs tumeurs fassent leur apparition simultanément et en groupe. Lors de leur dégénérescence, elles font subir le même sort au tissu sain intercalaire, d'où le développement de vastes ulcérations de formes et de contours variés.

Les gommes de la peau et du tissu conjonctif sous-cutané, syphilide gommeuse.

Les gommes de la peau se développent généralement dans le courant de la deuxième année de l'infection ; mais elles peuvent aussi se produire au bout de plusieurs années d'un bien-être relatif. Les circonstances énumérées plus haut et qui paraissent créer, dans l'organisme, une prédisposition à la production de formes tertiaires, concourent également à la production des affections cutanées. Il est à remarquer d'ailleurs que la peau est beaucoup plus exposée aux insultes que les autres tissus et les organes internes.

De nombreuses observations ont permis d'établir ce fait que les gommes se développent de préférence en des points qui, dans les périodes primaire et secondaire, furent le siège d'accidents syphilitiques. On pouvait les considérer comme des points de prédilection fixés déjà par le virus.

N. A. — [Ces récidives *in situ* d'accidents syphilitiques aux diverses étapes de cette affection sont une des raisons qui ont fait croire si souvent, notamment lorsqu'elles siègent aux organes génitaux, et qu'elles ont une apparence chancriforme, à de prétendues réinfections syphilitiques.]

La gomme se développe dans la peau même ou dans le tissu cellulaire sous-cutané. Ses dimensions varient entre celles d'une lentille et celles d'un œuf de pigeon et au-dessus.

Caractères des gommes syphilitiques et des syphilides tuberculeuses.

(Note additionnelle).

[L'auteur décrit dans ce chapitre, sous le nom de *gommes cutanées* et *sous-cutanées*, un ensemble de lésions qui sont anatomiquement des néoplasmes de même nature, mais qui objectivement méritent une différenciation.

On distingue généralement dans ces lésions cutanées tertiaires, la **gomme proprement dite** et les **syphilides gommeuses**, qui elles-mêmes se subdivisent en *syphilides tuberculeuses, tuberculo-croûteuses* et *tuberculo-ulcéreuses*.

La **gomme** occupe le derme ou l'hypoderme; incluse dans la peau dans le premier cas, elle est indépendante d'elle et glisse sur sa face profonde dans le second cas. Elles offrent à peu près la consistance d'un ganglion lymphatique. Leurs dimensions, petites à l'origine, atteignent le volume d'une noix, même celui d'un œuf; leur forme est arrondie ou elles présentent des bosselures qui leur donnent une forme irrégulière. Telle est la gomme à son apparition, dans sa première période dite *période de crudité*. Ces gommes peuvent être spontanément résolutives, ou disparaître sous l'influence d'un traitement approprié;

quand il n'en est pas ainsi, elles entrent dans leur seconde période, dite *période de ramollissement*. Cette fonte centrale du néoplasme s'opère dans les conditions décrites par l'auteur. Enfin, survient la troisième période, dite *période d'évacuation*. La peau, qui s'est amincie et rougie pendant que la consistance de la tumeur diminuait, finit par se rompre et livre passage d'un seul coup à un liquide filant, de consistance gommeuse et de couleur jaunâtre : la gomme évacue son *bourbillon*. L'évacuation de son contenu s'effectue rapidement et laisse béante une ulcération arrondie, profonde, cratériforme, à bords taillés à pic et nettement découpés, à fond inégal et couvert de fragments adhérents du bourbillon gommeux. Enfin la gomme ne tarde pas à entrer dans sa dernière période, qui est la *période de la réparation* : son fond bourgeonne, la cavité se comble peu à peu, et au bout d'un temps variable elle laisse à sa place une cicatrice déprimée, d'abord rouge puis décolorée, souvent bordée d'une zone pigmentée.

Les **syphilides tuberculeuses** sont constituées par de petites tumeurs de volume variable, en moyenne de la dimension d'un grain de chénevis, de blé, d'une lentille.

Ces éléments, de couleur rouge foncé, rouge terne, sont enchâssés dans la peau et nettement circonscrits. Leur consistance est celle de la syphilide papuleuse. Elles s'en différencient nettement cependant par la présence de la dépression cicatricielle qui succède à leur résorption. Disséminés, ou, plus souvent, réunis en groupe, ces éléments affectent volontiers des dispositions analogues à celles que présentent les syphilides papuleuses aux époques avancées de la période secondaire. (Voy. p. 41, *Variétés de groupement des syphilides papuleuses*.)

Les **syphilides papulo-croûteuses** et **papulo-ulcéreuses** sont les formes décrites par l'auteur dans son chapitre de la *Syphilide gommeuse*.]

Dans le cas où les tumeurs sont superficielles, l'épiderme est rouge-livide et participe directement aux autres altérations pathologiques de la gomme.

Quand elles sont situées plus profondément, dans le tissu cellulaire sous-cutané, la peau ne devient le siège d'un état inflammatoire que plus tard, lorsque la tumeur est plus développée et l'infiltration plus avancée. Dans l'un et l'autre cas, elle demeure intacte et retrouve son aspect normal si, au moyen d'un traitement approprié, on parvient à déterminer une résorption rapide de la tumeur.

Mais lorsque la métamorphose régressive ne s'effectue pas rapidement et que l'infiltrat se ramollit, la peau s'amincit entre temps et subit la même dégénérescence ; il en résulte un *ulcère*. Celui-ci est plus ou moins profond, à bords surplombants ou taillés à pic, suivant le siège et les dimensions de la tumeur.

Au début, le fond de l'ulcère est encore couvert de tissu mortifié ; mais les sécrétions purulentes ne tardent pas à se dessécher et à former, en se mêlant au suintement sanguinolent, une croûte brun foncé, semblable à celle qui s'observe dans les ulcères pustuleux de la peau. L'ulcère, soumis à un traitement approprié, se déterge et ne tarde pas à bourgeonner. Les bords de la plaie vont toujours se rapprochant du centre, et l'ulcère se ferme en laissant une cicatrice plate et lisse. Avec le temps disparaît le reste de l'infiltrat, et la cicatrice, qui, au début, était encore livide, blanchit et devient moins apparente.

Lorsque plusieurs tumeurs gommeuses se développent les unes à côté des autres et sont frappées de dégénérescence rapide, il se forme des **ulcères anfractueux**, qui occupent alors une surface parfois considérable.

C'est ainsi que se développent également des **ulcères serpigineux** à forme demi-circulaire ou annulaire, à extension centrifuge avec guérison à leur centre. Lorsque la dégénérescence est rapide et qu'elle est déterminée soit par la misère physiologique du patient, soit par des conditions locales défectueuses, il se produit d'énormes pertes de substance et les ulcères prennent une extension effrayante. Nous avons vu un cas où des ulcères gommeux serpigineux avaient détruit la peau de toute la jambe.

Les produits de la période tertiaire placés dans des conditions défavorables peuvent être frappés de phagédénisme gangreneux directement et plus facilement que ceux des périodes primaire et secondaire. La constriction ou même le simple froissement exercé par un vêtement sur une infiltration gommeuse suffit à en déterminer la destruction gangreneuse. Les troubles généraux de la nutrition sont également susceptibles de la provoquer. Je me rappelle un cas où à la suite d'un régime affaiblissant, le corps du patient présentait en huit endroits différents des escarres gangreneuses sèches. Les escarres tombées, il restait des plaies béantes qui n'avaient plus le caractère humoral de la gomme ulcérée.

Quant aux *croûtes* qui recouvrent les ulcérations gommeuses elles ne comportent qu'une seule couche, lorsque l'ulcère est simple et la sécrétion modérée ; mais lorsque celle-ci est plus forte et que l'ulcération est plus étendue, elles présentent l'apparence d'écailles d'huîtres et comportent plusieurs couches superposées, comme dans la syphilide pustuleuse : c'est le **rupia** des anciens.

Les processus gommeux de la peau et du tissu cellulaire sous-cutané ne s'arrêtent pas seulement à la limite de ces tissus, mais ils pénètrent encore assez souvent plus profondément et affectent les muscles, les os et les articulations (planche LV). Ces phénomènes s'observent assez fréquemment dans la marche progressive du processus gommeux et ne manquent pas de donner à l'affection un caractère encore plus grave et plus menaçant, autant dans le présent que dans l'avenir. Parfois, la dégénérescence des gommes térébrantes détermine des lésions directes ; d'autres fois, il subsiste après guérison des cicatrices si étendues qu'il en résulte au moins des déformations et parfois même la perte du mouvement et de la libre disposition des membres. Dans quelques cas, les cicatrices se tuméfient, prolifèrent et forment des bourrelets informes (chéloïdes) qui, à côté d'ulcères gommeux, recouvrent la surface de la peau.

Il nous reste encore à parler d'une infiltration volumineuse qui fait partie des formes tardives de la syphilis et que nous aimerions voir désignée sous le nom de **syphilome hypertrophique diffus** » ou de « **leontiasis syphilitique** », plutôt que sous celui de « **lupus syphilitique** ». Cette forme aussi ne se manifeste que longtemps après la terminaison de la période secondaire. Elle se développe lentement et présente, à l'encontre des formes gommeuses proprement dites, cette particularité de persister longtemps sans subir d'altération notable. C'est une infiltration dure, en forme de plaque, qui se produit aux lèvres, au nez et à la langue. Elle envahit toute l'épaisseur de ces points et rend immobiles les parties affectées. A vrai dire, la surface en présente par places une dégénérescence ulcéreuse, mais celle-ci n'atteint jamais la profondeur et l'extension qui s'observent dans les gommes. Le traitement antisyphilitique énergique détermine, dans tous les cas, la résorption et la guérison. Aux points affectés, de légères condensations de tissu conjonctif indiquent, après des années, l'ancienne localisation de ces affections.

Syphilis de l'appareil locomoteur.

Syphilis des os. — Comme nous l'avons déjà dit, le processus gommeux s'étend parfois de la peau et du tissu cellulaire sous-cutané aux muscles et aux os sous-jacents, et tout particulièrement aux os situés à fleur de peau, par exemple à la surface antérieure du tibia, au sternum, à la clavicule, au cubitus (Voy. planches LII *a*, LV).

Ceux-ci sont affectés de bonne heure et le périoste détruit presque en même temps que la peau elle-même. En appliquant un traitement approprié, on peut parfois limiter la lésion à une légère exfoliation de la substance osseuse. Mais si le processus destructif cutané s'étend davantage, de façon à mettre à nu des portions d'os considérables, il vient le plus souvent s'y associer une carie osseuse plus ou moins étendue. Dès la période secondaire, ces os sont fréquemment le siège de périostites spontanées ; il se produit, à leur niveau, des points douloureux faisant une saillie à peine appréciable, à tendance extensive. Si un traitement approprié n'y met un terme, la peau elle-même s'enflamme secondairement, ces tumeurs se ramollissent et s'ouvrent au dehors, en laissant s'écouler une masse mucilagineuse.

Périostites et périostoses secondaires.

(Note additionnelle.)

[Les accidents décrits ici sont les accidents de la période secondaire. La syphilis peut en effet porter son action sur le système osseux peu de temps après l'apparition des accidents primitifs. L'histoire de ces manifestations précoces de la syphilis osseuse se résume presque tout entière dans l'histoire des **périostites** et des **périostoses**.

Les os du crâne, les côtes, le sternum, le tibia sont les lieux d'élection de ces **périostites** qui apparaissent d'une façon soudaine.

Après des douleurs très prononcées et survenant principalement pendant la nuit, apparaît une tuméfaction inflammatoire plus ou moins accusée d'une dimension de un ou deux francs. La pression y est fort douloureuse, et peut être fort sensible au simple contact d'un peigne quand elle siège sur le crâne.

A côté de cette périostite saillante décrite par les auteurs, le professeur Fournier décrit une *autre forme* dans laquelle la saillie périostale n'est nullement appréciable. Il faut, par exemple, chez certains sujets, une exploration minutieuse du crâne avec les doigts pour découvrir certains points très localisés au niveau desquels la pression digitale est fort douloureuse sans que le moindre relief, la moindre bosse crânienne donne une indication au palper.

Ces formes, contrairement à l'assertion de l'auteur, ne suppurent et n'aboutissent à la nécrose sous-jacente que dans des cas exceptionnels.

Toutefois, en disparaissant, les périostites laissent subsister une ossification localisée assez volumineuse pour former une tumeur ; c'est la **périostose**.

Ostéalgies. — Diagnostic des céphalées syphilitiques.

Ces périostoses sont longtemps spontanément douloureuses à la pression.

L'on conçoit aisément que ces localisations périostales de la syphilis puissent, en raison des douleurs qu'elles engendrent, provoquer des confusions et donner lieu à des erreurs de diagnostic, surtout lorsqu'elles siègent sur la boîte crânienne.

Elles ne sont en effet qu'une des variétés de douleur de tête dont souffrent les syphilitiques.

Ces variétés sont au nombre de trois, à savoir :

1° La **douleur de tête osseuse** *ou crânienne*, c'est-à-dire celle que nous venons de décrire ;

2° La **douleur de tête névralgique** tenant à une névralgie d'un tronc nerveux céphalique ;

3° La **céphalée proprement dite**.

Il est bon de pouvoir distinguer cette *céphalée essentielle* des autres douleurs de tête dont les syphilitiques ont à souffrir.

Cliniquement, elle se distingue des deux autres modes de céphalée en ce qu'elle est plus générale et plus profonde que celles-ci. Pour la définir d'un mot, le professeur Fournier l'appelle une *encéphalalgie*, car c'est une douleur interne et étendue presque générale. Les malades accusent, pour la dépeindre, tantôt une pesanteur de la tête (*céphalée gravative*), tantôt une tension avec élancements (*céphalée lancinante*), tantôt une pression ou un martèlement.

Comme intensité, cette douleur encéphalique comporte plusieurs degrés. Elle peut être légère et supportable dans un premier degré ; dans un second degré, elle a l'intensité d'un véritable accès de migraine ; dans un troisième degré, elle alite les malades qui sont comme anéantis, abrutis par la violence de leurs douleurs,

Même dans ses formes d'intensité moyenne, la céphalée syphilitique peut rejaillir sur l'intelligence et le moral des malades, à un tel point que certains sont incapables de toute occupation, de tout effort de pensée et d'attention.

Comme évolution, la céphalée secondaire affecte deux types différents : 1° le type continu avec exacerbations ; 2° le type intermittent.]

Le caractère destructif et térébrant de certaines gommes cutanées peut se retrouver également chez celles qui intéressent les muqueuses et les plans sous-muqueux. C'est ainsi que l'on observe assez fréquemment des cas de destruction plus ou moins étendue du palais et de la cloison du nez, par extension au plan osseux d'une gomme de la muqueuse palatine.

Ostéopathies tertiaires.

N. A. — [Les formes dont la description va suivre doivent rentrer dans le cadre des lésions osseuses de la syphilis tertiaire. Ce qui les distingue des secondaires, dit Rollet, c'est d'abord leur localisation sur un petit nombre de points du squelette et, en second lieu, c'est que, loin de tendre naturellement à la résolution, elles sont au contraire très sujettes à modifier profondément la texture de l'os, à la raréfier ou à la scléroser, à en amener la modification ou bien à le déformer par des ossifications très préjudiciables aux organes contigus qu'elles peuvent irriter ou comprimer.]

Le périoste est fréquemment le point de départ de tumeurs gommeuses qui ne sont pas sujettes à des métamorphoses régressives à marche rapide, mais qui, sous la forme de tumeurs dures, usent et détruisent l'os sur lequel elles reposent (**gommes fibreuses**). Ces tumeurs syphilitiques peuvent se résorber sous l'influence d'un traitement approprié. Leur production, leur durée et aussi l'importance qu'elles présentent en raison de l'atrophie osseuse qu'elles déterminent font de ces tumeurs périostales des affections relativement graves.

Dans le voisinage des zones atrophiées, les os présentent de l'épaississement et de la sclérose. A la suite de ces lésions périostales prolongées, on trouve de petites élevures formées de tissu osseux condensé, à la surface antérieure du tibia, par exemple.

Les affections gommeuses des os, qu'il s'agisse d'os longs ou d'os plats, peuvent présenter la symptomatologie de l'**ostéomyélite**, dont le foyer inflammatoire siège aussi bien dans la moelle que dans le tissu spongieux de ces os.

En pareil cas, les patients se plaignent longtemps de douleurs lancinantes se manifestant surtout la nuit, et cela en l'absence de toute tuméfaction osseuse.

Le processus peut, en tout cas, persister longtemps sans offrir d'altérations sensibles, du moins jusqu'à ce que la table externe, plus dense, de l'os se tuméfie, ou jusqu'au jour où sa portion centrale, plus spongieuse, subit une mortification.

A cette catégorie appartiennent aussi les cas où se produisent des *fractures, dites spontanées*. Le raccourcissement considérable de l'os et sa faible tendance à la consolidation sont les particularités de ces sortes de fractures.

Chacun de ces foyers, d'origine périostique ou ostéomyélitique, s'accompagne d'une raréfaction osseuse centrale et d'une condensation du tissu cortical.

Lorsque le périoste est détruit sur une grande étendue, ou que plusieurs gommes viennent se juxtaposer dans l'épaisseur de la moelle de l'os de manière à interrompre la nutrition de celui-ci, les parties affectées ne tardent pas à devenir le siège d'une nécrose et d'une séquestration consécutive. Parfois même, une violente réaction inflammatoire peut envahir les tissus mortifiés.

Les infiltrations gommeuses étendues des petits os longs, tels que la clavicule ou les phalanges, y déterminent un véritable *spina ventosa*, que nous avons observé tant à la clavicule qu'aux phalanges, à la suite d'une dactylite syphilitique.

Articulations. — La synoviale des articulations peut être le siège des mêmes accidents que le périoste, notamment en ce qui concerne la tuméfaction douloureuse des articulations dans la première période de la syphilis. Il arrive souvent que plusieurs grandes articulations se tuméfient en présentant le tableau clinique du rhumatisme articulaire. L'épanchement dans les cavités articulaires, la sensibilité douloureuse, accompagnés d'un léger état fébrile, peuvent rendre le diagnostic différentiel difficile. Cependant, l'affection en question se distingue du rhumatisme par le type intermittent de la fièvre, par les symptômes syphilitiques cutanés et muqueux concomitants, ainsi que par sa durée, notablement abrégée par l'application d'un traitement antisyphilitique.

I. **Arthrites secondaires.** — L'issue de ces synovites aiguës est le plus souvent favorable. Ce n'est qu'exceptionnellement, surtout à la suite de maladresses thérapeutiques, que les articulations peuvent être plus ou moins compromises. Parfois, les mouvements qu'on leur imprime font entendre une crépitation qui dénote une altération des revêtements cartilagineux.

N. A. — [Cette forme d'arthrite syphilitique n'est pas la seule que l'on constate au cours de la période secondaire.

Il convient d'ajouter à ce type, décrit habituellement sous le nom d'**arthrite syphilitique subaiguë**, deux autres types : l'**arthralgie syphilitique** et l'**hydartrose syphilitique.** D'après le professeur Fournier, les articulations les plus souvent atteintes d'*arthralgie* sont les épaules, les genoux, les poignets et le cou-de-pied.

Ces *arthralgies* sont vraisemblablement des ostéites épiphysaires au début. Elles se montrent habituellement dans les premiers mois de l'affection et se traduisent par une sensibilité sans phénomènes inflammatoires extérieurs et sans hydarthrose. Cette douleur, comme l'a fait remarquer le professeur Fournier, est plus vive la nuit ; elle s'exagère par le repos et se dissipe par l'exercice. C'est le matin que le malade souffre le plus de sa jointure.

Quant à l'*hydarthrose syphilitique*, elle ne diffère en rien de l'hydarthrose banale. Elle survient en pleine période secondaire ou bien vers la fin de cette même période, c'est-à-dire trois ou quatre ans après le début des accidents.

L'articulation du genou est le siège presque exclusif de cette affection. Cet épanchement apparaît lentement et sourdement, pour se résorber rapidement sous l'influence du traitement spécifique ; ses allures sont celles d'une hydarthrose intermittente.

Pendant la période tertiaire, l'hydarthrose peut encore

survenir, mais le plus souvent elle n'est là qu'un épiphénomène, un accident dû à des lésions articulaires spécifiques.]

II. **Ostéo-arthropathies tertiaires.** — Bien plus importantes sont les affections de la période tertiaire qui frappent l'articulation en y laissant presque toujours de graves altérations. Ce sont les affections gommeuses des os et des épiphyses qui s'étendent jusqu'à l'articulation ; puis les affections périarticulaires gommeuses intéressant les capsules et les ligaments fibreux et s'étendant à la synoviale. Dans ces cas, les cavités articulaires ne présentent qu'un faible épanchement et sont le siège d'une inflammation plastique aboutissant à des adhérences. On y trouve également des excroissances villeuses et des décollements partiels de la membrane synoviale affectée.

Les affections d'origine syphilitique articulaire, qui présentent une certaine gravité, de même que les processus syphilitiques périarticulaires, se terminent le plus souvent par une *ankylose fibreuse.*

Ce dénouement est plus rare que les processus gommeux périarticulaires, à moins toutefois que l'ulcération persistante ne gagne en profondeur et n'atteigne la cavité articulaire, ce qui déterminerait une arthrite inflammatoire.

Dans ce dernier cas, une action chirurgicale rapide est nécessaire, car le traitement antispécifique n'aurait nécessairement dans ce cas aucune action.

N. A. — [On en distingue généralement trois types.

Premier type : l'**infiltration gommeuse de la synoviale.** — Cette forme est caractérisée par la production lente de dépôts gommeux et l'épanchement dans la synoviale irritée par leur voisinage.

Généralement, les indurations gommeuses mobiles et indolentes à la pression n'y existent que par places ; tantôt ce sont des noyaux durs, tantôt des corps mollasses.

Le siège de prédilection est le cul-de-sac supérieur de la synoviale du genou.

Deuxième type ou **pseudo-tumeur blanche syphilitique**, ainsi que la désigne le professeur Fournier. — Les extrémités osseuses et les cartilages de revêtement sont seuls malades au début, mais très souvent la participation inflammatoire de la synoviale se manifeste par une irritation sécrétoire. Il paraît probable que la lésion épiphysaire est consécutive à une lésion diaphysaire, au moins dans la plupart des cas.

Ces pseudo-tumeurs blanches ne compromettent guère le mouvement de l'articulation. Elles entraînent seulement un certain degré de claudication quand elles siègent au genou. La douleur, à peu près nulle à la palpation et à la pression, n'est réveillée, que par la pression au niveau de l'os malade.

Troisième type : **arthropathie syphilitique déformante.** — Celle-ci rappelle un peu les arthrites déformantes d'origine nerveuse. Les sujets qui en sont porteurs sont des syphilitiques héréditaires.

Pour certains auteurs et notamment pour Gangolphe (de Lyon), ces trois types ne sont pas distincts, et notamment le type déformant leur semble appartenir à la dernière période d'évolution de la *tumeur blanche syphilitique.*]

Muscles. — La syphilis paraît toucher les muscles souvent d'assez bonne heure. Elle s'y manifeste par des douleurs rhumatoïdes.

N. A. — [A côté des **myosalgies** de la période secondaire, il faut encore citer la **contracture.** Elle a pour siège de prédilection le *biceps brachial,* mais on l'a vue sur d'autres muscles. Elle apparaît ordinairement dans les six derniers mois de la première année de l'infection et semble faire partie plutôt des formes dites douloureuses de la vérole (forme myo-névropathique de Mauriac).

Elle s'installe *lentement* et aboutit à une flexion du membre plus ou moins prononcée. Le traitement spécifique la fait rapidement disparaître.

Sa pathogénie n'est pas élucidée.

Le **tremblement syphilitique** (Fournier, Aparicio), les atrophies musculaires, appartiennent encore à la période secondaire de la syphilis.]

Mais comme il y a, d'ordinaire, régression spontanée de ces formes précoces, il s'ensuit qu'elles donnent rarement lieu à des symptômes persistants.

Les cas, au contraire, dans lesquels il s'agit d'une affection gommeuse de la peau et du tissu cellulaire sous-cutané s'étendant aux muscles sous-jacents, présentent beaucoup plus de gravité.

N. A. — [La syphilis tertiaire des muscles est en somme peu fréquente. Outre la **myosite gommeuse**, il existe une

myosite scléreuse; celle-ci est même moins rare que la précédente. Les muscles de préférence atteints sont les muscles longs des membres. Ceux du cou, de la nuque, etc., peuvent aussi être envahis.

La myosite scléreuse est grave parce qu'elle peut quelquefois débuter insidieusement et aboutir, si le traitement tarde quelque peu à intervenir, à des attitudes vicieuses persistantes. Elle paraît cependant, pendant un temps assez long, accessible au traitement.]

Le muscle peut être aussi primitivement le siège d'une infiltration gommeuse (myosite gommeuse).

Les gommes musculaires sont susceptibles d'atteindre des dimensions considérables, jusqu'à celles d'un œuf de poule. Aussi n'est-il pas rare, étant donnés leur siège et leur marche, qu'elles soient prises pour des tumeurs malignes et surtout pour des sarcomes.

Le muscle s'affecte toujours de la manière suivante : des couches de tissu conjonctif qui sont encore vasculaires, part une infiltration embryonnaire qui envahit successivement toutes les fentes conjonctives, pendant que peu à peu s'efface la striation transversale des fibres musculaires.

Une gomme de cette sorte peut déterminer une dégénérescence et une modification de la substance musculaire, et finalement aboutir à un ulcère. On voit plus souvent cependant les gommes des muscles subir la dégénérescence caséeuse, et la masse caséifiée s'encapsuler dans une enveloppe de tissu conjonctif plus ou moins dense. A la suite de l'élimination ou de la résorption de cette masse, le tissu conjonctif qui prolifère abondamment autour des gommes forme une cicatrice rétractile plus ou moins étendue qui gêne le jeu des masses musculaires demeurées intactes (planche LV).

Le processus d'infiltration peut s'étendre en même temps aux tendons : il est alors surtout marqué à leur point d'union avec le tissu musculaire. Tous les tendons peuvent être atteints : nous avons observé des lésions de ce genre au tendon d'Achille et au ligament rotulien.

Les **gaines tendineuses** aussi sont parfois le siège d'une prolifération gommeuse souvent considérable (planche LII). Après une durée plus ou moins longue, ces gommes se terminent par une élimination qu'on a tout avantage à hâter par une intervention chirurgicale.

N. A. — [En dehors des **synovites tertiaires** encore

peu connues, les gaines synoviales peuvent être le siège de **synovites secondaires** (Verneuil, Fournier, 1868) dont le professeur Fournier décrit *deux* formes :

Une *forme chronique, froide,* — ou hydropisie de la gaine, quelquefois symétrique ;

Une *forme subinflammatoire,* — évoluant rapidement ou passant à la première.

D'après le même auteur, ces synovites seraient assez fréquentes, sous une forme atténuée, fruste, et en imposeraient souvent pour des douleurs articulaires.]

Syphilis des organes lymphatiques.

A cette catégorie appartiennent les lésions spécifiques des ganglions lymphatiques, des amygdales, de l'appareil lymphoïde de l'isthme du gosier et du pharynx, de la rate, du corps thyroïde et des capsules surrénales.

Les adénopathies indolentes, caractéristiques, qui accompagnent le chancre infectant, sont analogues à celles que l'on observe dans tout l'organisme, lorsque l'infection s'est généralisée. Ces adénopathies, qui souvent précèdent toute manifestation cutanée de la syphilis, se développent surtout lors de l'éclosion, sur la peau ou sur les muqueuses, des accidents secondaires. En général, les ganglions sont plus volumineux chez les strumeux et chez les sujets déjà débilités, que chez les autres. Il est même, chose singulière, fréquent de trouver chez eux des ganglions tuméfiés en certains points du corps où l'on n'a pas coutume de les rechercher, par exemple sur les parties latérales du thorax. Les adénopathies de la période secondaire siègent aux aines ; au cou, le long du muscle cléido-sterno-mastoïdien, depuis la partie supérieure de l'apophyse mastoïde jusqu'au creux sus-claviculaire ; aux aisselles, sous le bord antérieur du muscle grand pectoral. Les ganglions sus-épitrochléens enfin et d'autres encore peuvent être tuméfiés. A l'autopsie de malades morts en pleine période secondaire, on a constaté aussi l'hypertrophie des ganglions profonds. Le développement de ces adénopathies est lent, et donne lieu à des tumeurs allongées, dures, fusiformes, parfois sphériques, que le traitement spécifique réduit à leur minimum. La coupe histologique d'un de ces ganglions hypertrophiés présente une surface de section d'un brun rougeâtre, quand la lésion est récente. Si elle remonte à un certain temps, on trouve au niveau du hile une prolifération de tissu conjonctif entremêlé quelquefois de tissu graisseux ; en outre, la substance corticale du ganglion paraît atrophiée.

A la période tertiaire de la syphilis, nous avons fréquemment observé des manifestations ganglionnaires. Elles se présentent sous forme de tuméfactions indépendantes, de la grosseur d'un œuf de pigeon à celle d'un œuf de poule, subissant une action régressive sous l'influence de l'iodure de potassium, mais capables de récidiver *in situ* ou dans un autre groupe de ganglions. On peut observer aussi des lésions ganglionnaires secondaires à des gommes cutanées. Lorsque celles-ci subissent la fonte purulente, elles retentissent sur divers ganglions dont elles déterminent la tuméfaction. Il n'y a cependant pas toujours de rapports directs entre l'hypertrophie de ces organes et les gommes de la peau ; aussi doit-on considérer celles-là comme une affection particulière ; en effet, dans la majorité des cas de néoplasmes gommeux des téguments ou du tissu sous-cutané, on ne remarque pas de retentissement ganglionnaire.

Les gommes des ganglions peuvent subir la dégénérescence caséeuse, et la masse caséifiée rester longtemps enkystée ; mais le processus inflammatoire peut aussi s'étendre aux téguments, et les détruire, comme on peut le voir dans le cas typique de la planche LIII. Après un certain temps, la masse ganglionnaire s'élimine, et la plaie se cicatrise (planche LIV).

Rate. — On croit généralement que dans la période aiguë de la syphilis la tuméfaction de la rate est constante. C'est là une hypothèse qui ne se réalise pas toujours. A la vérité on peut, par la palpation et la percussion, constater une tuméfaction splénique dans un très grand nombre de cas, et notamment dans ceux où la période éruptive s'accompagne de chloro-anémie. Cette hypertrophie, de même que les exanthèmes secondaires, disparaît par le traitement antisyphilitique. Il est assez rare qu'elle laisse après elle une induration de l'organe : mais dans les cas où cela se produit, la pulpe de la rate se sclérose ; il se fait un épaississement des cloisons conjonctives et de la capsule, et celle-ci contracte avec les organes voisins de nombreuses adhérences. Plus fréquemment, l'hypertrophie splénique accompagne des lésions du foie, de l'estomac, de l'intestin ou des reins.

Les gommes de la rate, de volume variable, peuvent siéger soit en plein parenchyme, soit et plus souvent sous la capsule. Elles subissent ordinairement la dégénérescence graisseuse et caséeuse, et peuvent rester, à cet état, longtemps enkystées.

Cette splénite gommeuse ne se distingue pas, sur le malade, de la splénite scléreuse diffuse signalée plus haut. Les masses caséeuses ont souvent une grande ressemblance avec les infarctus, et il est parfois difficile de les différencier des tubercules solitaires caséifiés. Enfin, dans certains cas, une endartérite spécifique peut déterminer dans le tissu splénique la production de foyers analogues.

De tous les viscères, la rate est celui qu'on trouve le plus fréquemment atteint de dégénérescence amyloïde chez les sujets morts de cachexie syphilitique ; souvent même elle en est seule affectée.

Des gommes du **corps thyroïde** et des **capsules surrénales** ont été également signalées ; mais elles n'en restent pas moins une rareté, et ne constituent que des trouvailles d'autopsie.

Syphilis de l'appareil digestif.

A la période secondaire de la syphilis, la cavité buccale est presque toujours atteinte : papules, ulcérations, fissures, telles sont les lésions ordinaires qu'elle présente. A la période tertiaire, la muqueuse de la langue, celle des joues, particulièrement aux points en regard des dents, offrent des altérations que l'on désigne sous le nom de pachydermie syphilitique ou de psoriasis buccal. Elles se caractérisent par l'épaississement de l'épithélium, et sont constituées par des plaques blanchâtres, presque cornées. Dans la genèse de cette lésion, à la syphilis viennent s'ajouter diverses causes telles que les traumatismes produits par des pièces prothétiques rugueuses, des dents cariées ou pointues, et l'irritation due au tabac (habitude de chiquer, de fumer) et à l'alcool. Cet état, qui importune beaucoup les malades, est difficile à guérir pour ce motif que les points altérés, ayant perdu toute souplesse, sont très exposés aux traumatismes ; des bouchées dures suffisent souvent à les excorier (planches XLI *b* et XLII *b*). On voit assez rarement, au siège de ces plaques grisâtres, se développer des gommes sous-jacentes, tandis qu'au contraire elles subissent fréquemment la dégénérescence épithéliomateuse.

Les gommes de la cavité buccale naissent dans le tissu sous-muqueux, mais elles ne tardent pas à envahir la muqueuse. Les régions où on les rencontre de préférence sont la langue, l'isthme du gosier et la cavité naso-pharyngienne.

Langue. — Il n'est guère d'organe où la syphilis se manifeste par des accidents plus variés et plus nombreux qu'à la langue.

Chancres de la langue.

(Note additionnelle.)

[Il nous paraît logique de mettre en tête des manifestations syphilitiques de la langue, le **chancre induré lingual**. Bien qu'il ne soit pas un accident fréquent, il est néanmoins loin d'être exceptionnel. M. le professeur Fournier, dans sa statistique portant sur 10.006 cas de chancres indurés, l'a noté 53 fois. C'est en somme le plus commun des chancres buccaux, après celui des lèvres. Il est beaucoup plus fréquent chez l'homme que chez la femme (47 hommes pour 6 femmes), et presque toujours unique (52 fois sur 53). Son siège ordinaire est le *tiers antérieur de la face dorsale* de la langue.

Le professeur Fournier (*Traité de la syphilis*, fascicule I) en décrit *quatre* formes : les deux premières sont communes, les deux dernières rares ; ce sont :

1° La *forme érosive* (la plus fréquente), caractérisée par une simple abrasion des téguments muqueux, tranchant, par son aspect dépapillé, sur les parties périphériques. Sa largeur est à peu près celle de l'ongle du petit doigt ; sa forme ovalaire ; sa surface rouge ; son induration parcheminée ou foliacée ;

2° La *forme ulcéreuse*, plus creusée, plus indurée ;

3° La *forme fissuraire* ou en rhagade (quelquefois chancre étoilé) ;

4° La *forme scléreuse* (bloc) spéciale aux chancres de l'extrémité.]

Ce sont, dans les phases tardives de la période secondaire, des syphilides papuleuses, des syphilides érosives des bords, des infiltrations étendues du dos.

N. A. — [Il faut ajouter aux formes érosives et papuleuses des syphilides secondaires de la langue, les **plaques**

lisses (A. Fournier), constituées par des surfaces au niveau desquelles les papilles semblent avoir été rasées. (Voy. p. 69.)]

Puis viennent les altérations que l'on désigne du nom de *psoriasis* ou *leucoplasie linguale*.

Leucoplasie buccale.

(Note additionnelle).

[Dans ce chapitre, comme dans le précédent d'ailleurs, Mracek semble ranger, sans réserve aucune, la leucoplasie bucco-linguale parmi les accidents d'origine syphilitique.

Cette opinion est évidemment trop absolue. En effet, s'il est incontestable que cette affection s'observe très fréquemment chez des syphilitiques, il ne l'est pas moins qu'elle se voit aussi et non rarement chez des sujets indemnes de toute syphilis antérieure. On peut donc diviser les leucoplasies ou les états leucoplasiques en deux groupes distincts, au moins quant au sujet :

1° Leucoplasies non syphilitiques ;

2° Leucoplasies syphilitiques ;

Les premières comprenant les *leucoplasies tabagiques*, *alcooliques* (?), *professionnelles* (souffleurs de verre), *diathésiques* (*arthritiques*) ;

Les secondes comprenant :

α) La **leucoplasie syphilitique vraie** ; exemple : syphilis secondaire leucoplasiforme, régressive sous l'influence du traitement spécifique (injections de calomel principalement).

β) La **leucoplasie parasyphilitique**, accompagnant souvent les glossites scléreuses tertiaires.

Cette division des leucoplasies laisse évidemment beaucoup à désirer. Chez un même individu, en effet, ces causes sont fréquemment multiples, et quand il s'agit, ce qui n'est pas rare, d'un arthritique en même temps grand fumeur et syphilitique, il est difficile, sinon impossible, de déterminer la part qui revient à chacun de ces facteurs. Aussi les résultats du traitement spécifique sont encore la meilleure pierre de touche du diagnostic. (Voy. Kaposi, *Traité des maladies de la peau*, trad. Besnier et Doyon, 2e édition, Appendice des traducteurs.)

A côté de la leucoplasie, signalons une lésion fréquente chez les syphilitiques, que M. le professeur Fournier considère comme parasyphilitique : c'est la **glossite exfoliatrice marginée**. Elle débute par un épaississement épithélial à bords nettement limités, au centre duquel l'épithélium desquame. On a alors une surface rouge, cerclée d'un anneau surélevé, arrondi ou ovalaire. Plusieurs éléments ainsi formés peuvent se juxtaposer ou empiéter les uns sur les autres, et donner à la lésion un aspect circiné.]

On y ajoutera l'*atrophie lisse de la base de la langue* qui, constituant une altération persistante, peut avoir, comme la leucoplasie, une réelle valeur diagnostique, dans les cas douteux de syphilis viscérale. Ne pas confondre cette lésion avec les plaques cicatricielles datant de la période secondaire. Elle s'établit insidieusement, probablement par suite d'une participation de l'appareil lymphatique, et représente un état analogue à celui qui s'observe dans d'autres organes au cours de la syphilis, par exemple l'atrophie du muscle cardiaque (1).

Glossites scléreuses syphilitiques.

(Note additionnelle).

[Sous le nom d'*atrophie lisse*, Mracek comprend peut-être la glossite scléreuse superficielle. Il nous paraît utile de donner ici un aperçu succinct des glossites scléreuses syphilitiques, si bien étudiées et décrites par le professeur Fournier (2).

Les glossites scléreuses se divisent en : *glossite superficielle, glossite profonde.*

La **glossite superficielle**, corticale ou dermique, est caractérisée anatomiquement par une infiltration du derme muqueux, et cliniquement par des indurations superficielles, circonscrites et lamelleuses. Elle comprend *deux variétés* :

a. *Glossite superficielle en plaques disséminées ;*

b. *Glossite superficielle en nappe.*

a. La première variété est formée par des *plaques isolées*, ordinairement peu nombreuses (2 ou 3), lisses, où la muqueuse apparaît comme abrasée et d'une coloration rouge-

(1) Voy. à ce sujet, dans la *Pathologie* de Nothnagel, l'article de Krauss, sur les *Affections de la cavité buccale.*

(2) *Leçons sur les syphilides tertiaires de la langue.* Paris, 1877.

cerise au début, plus tard blanc laiteux. Ces plaques, ordinairement circulaires ou ovalaires, ont un diamètre variant de celui d'une lentille à celui d'une pièce de un franc. Au toucher, elles donnent la sensation d'un *disque de carton enchâssé dans la muqueuse;*

b. La deuxième variété présente les mêmes caractères de coloration, d'induration et d'aspect que la précédente ; mais la surface indurée forme une lame unique occupant ordinairement la région antérieure et médiane du dos de la langue. Son étendue varie de 2 centimètres carrés à 5 et plus. A son niveau, la langue présente un *aspect parqueté*, dû aux sillons qui traversent la nappe indurée.

Ces deux variétés, comme d'ailleurs toutes les lésions tertiaires, ne siègent jamais à la face inférieure de la langue. Elles ont une évolution chronique. Une fois constituées, elles persistent indéfiniment ;

2° La **glossite profonde**, dermo-parenchymateuse ordinairement, est plus extensive que la forme superficielle. Elle se traduit cliniquement par :

1° La tuméfaction de la langue ;

2° Le mamelonnement et la lobulation de la face dorsale ;

3° L'induration profonde des parties affectées ;

4° Des altérations variées de la muqueuse à leur niveau.

1° La *tuméfaction de la langue* précède l'atrophie. Elle se fait presque exclusivement en hauteur ; elle peut être hémilatérale, et surplomber l'autre moitié en dos d'âne ;

2° Le *mamelonnement* et la *lobulation* de la face dorsale sont caractéristiques ; c'est « la langue de Clarke-Saison », présentant des sillons plus ou moins profonds divisant la langue en lobules. Il y a ordinairement un sillon principal antéro-postérieur médian sur lequel se branchent comme des nervures d'autres sillons accessoires. — Sur les bords, les lésions reproduisent l'empreinte des dents ; s'il manque une ou plusieurs dents, à ce niveau la langue forme un mamelon hypertrophique ;

3° L'*induration profonde* est fibreuse ;

4° Les *altérations de la muqueuse* sont analogues à celles des glossites superficielles (coloration et aspect lisse, dépapillé).

Complications. — Elles consistent surtout en crevasses, fissures ordinairement traumatiques, quelquefois véritables ulcérations, les unes *simples* (inflammatoires, mécaniques, traumatiques) ; les autres *gommeuses* (glossite-scléro-gommeuse).

Symptômes. — La symptomatologie est remarquable par:

L'insidiosité du début ;

La bénignité des phénomènes cliniques pendant toute la période antérieure aux ulcérations (simple gêne de la langue).

C'est avec celles-ci qu'apparaissent les douleurs (spontanée, provoquée), le ptyalisme, la fétidité de l'haleine, etc.

La **glossite scléreuse généralisée** est une rareté. Elle présente les attributs de la glossite profonde et est remarquable par la tuméfaction de l'organe.]

Les *gommes de la langue* sont encore plus fréquentes que la *lésion précédente*. Elles se développent dans la sous-muqueuse et envahissent rapidement la muqueuse. Elles disparaissent par le traitement spécifique. Les gommes du tissu sous-muqueux et des muscles forment, par leurs dimensions ou leur confluence, de volumineuses tumeurs qui, s'il n'y a pas d'arrêt dans leur développement, ou si elles ne rétrocèdent pas, se ramollissent et donnent issue, après destruction de la muqueuse, à une masse brun rougeâtre. Cette évacuation laisse après elle une cavité souvent très profonde, d'aspect anfractueux, dont le fond, de couleur grisâtre, est recouvert de débris de tissu sphacélé. Ces tumeurs, et surtout les ulcérations qui en résultent, empêchent souvent les malades de mâcher et de parler, en raison des douleurs considérables que provoquent ces deux fonctions, et déterminent ainsi chez eux un dépérissement rapide.

Glossites gommeuses syphilitiques.

(Note additionnelle).

Les **gommes de la langue** (glossite gommeuse) appartiennent ordinairement à une époque plus tardive de la syphilis que la glossite scléreuse, qu'elles accompagnent d'ailleurs dans un grand nombre de cas. Il y a lieu de les distinguer en :

1. *Gommes muqueuses ou superficielles ;*
2. *Gommes profondes ou parenchymateuses.*

1. **Gommes muqueuses.** — Elles apparaissent sous forme de petites **nodosités tuberculiformes** enchâssées dans le derme et du volume d'un grain de blé à celui d'un pois.

Elles occupent le dos et les bords de la langue.

Leur nombre est variable. Quand elles sont nombreuses, elles se disposent souvent en demi-cercle (fer à cheval).

2. **Gommes profondes.** — Elles siègent dans le tissu musculaire et vers les parties supérieures de la langue, soit primitivement, soit secondairement ; jamais en effet on ne les voit évoluer vers la face inférieure.

Elles peuvent siéger, sans préférence marquée, partout dans la langue ; cependant elles affectent plus souvent une situation latérale.

Leur volume est variable, ordinairement celui d'une noisette.

Leur nombre ordinairement limité (1 à 4) peut être considérable (forme confluente) ; dans ce dernier cas, la langue énormément tuméfiée siège presque complètement hors de la bouche et apparaît irrégulière, bosselée et « *comme rembourrée de noisettes* » (Ricord). Ces cas s'accompagnent ordinairement de symptômes fonctionnels et généraux très marqués.

L'évolution des gommes de la langue est analogue à celle du tissu gommeux en général, c'est-à-dire qu'elles passent par quatre périodes (si le traitement n'intervient pas) :

1. Période de formation ou de crudité ;
2. Période de ramollissement ;
3. Période d'ulcération ;
4. Période de réparation cicatricielle spontanée ou thérapeutique.

L'ulcération gommeuse présente les caractères ordinaires. Elle peut, dans certains cas rares, devenir phagédénique et s'étendre soit en surface (*phagédénisme serpigineux*), soit en profondeur (*phagédénisme térébrant*), soit en surface et en profondeur (*phagédénisme mixte*).]

Les gommes restent longtemps stationnaires ; elles récidivent souvent et peuvent être le point de départ d'un épithélioma.

Rapports de la syphilis tertiaire et de l'épithéliome lingual.

(Note additionnelle.)

[La question des rapports de la syphilis tertiaire de la langue avec l'épithélioma a été surtout étudiée par Verneuil et son élève Ozenne (Th. de Paris, 1883-84). D'après eux,

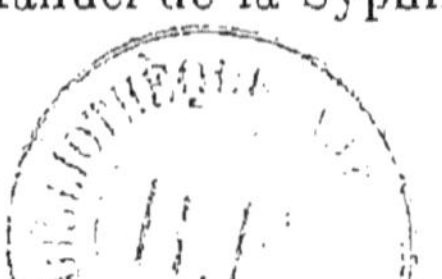

l'épithélioma pourrait venir compliquer chacune des trois formes de glossite tertiaire et former une hybridité cancéro-scléreuse, cancéro-gommeuse, et enfin cancéro-scléro-gommeuse. Tantôt, il s'agirait d'une dégénérescence épithéliomateuse venant se greffer sur une lésion syphilitique préexistante ; tantôt un épithélioma lingual, se développant chez un syphilitique indemne de toute affection tertiaire de cet organe, subirait du fait de la diathèse des modifications particulières dans ses caractères cliniques et anatomiques. Ces lésions mixtes auraient en effet une évolution moins rapide, s'accompagneraient de douleurs moins vives et seraient moins facilement saignantes que l'ulcération épithéliomateuse pure. Il est certain qu'il existe des cas où le diagnostic clinique reste douteux et dans lesquels, les symptômes observés ne permettant pas de trancher la question, il faut recourir soit à l'examen biopsique, soit et plus sûrement à l'épreuve thérapeutique (iodure à doses suffisantes et injections de calomel).]

Aussi, lorsqu'on se trouve en présence de malades cachectiques, éprouve-t-on fréquemment quelque difficulté à savoir si l'on a encore affaire à une gomme ou s'il s'agit déjà d'une néoplasie cancéreuse. Cependant, l'existence de douleurs lancinantes, la présence d'adénopathies, l'insuccès du traitement spécifique, caractères qui différencient le carcinome de la gomme, viendront bientôt éclairer le diagnostic (planche LVII). Les gommes linguales disparaissent en laissant des cicatrices rétractiles qui gênent fortement les fonctions de l'organe. Elles sont suivies fréquemment de lésions persistantes et de récidives et deviennent parfois le point de départ d'une dégénérescence épithéliale.

La **base de la langue**, dont nous avons déjà fait ressortir l'importance des [altérations au point de vue clinique], est fréquemment le siège de néoplasies gommeuses se développant dans le tissu adénoïde, d'ulcérations et d'infiltrations dont le diagnostic est souvent difficile parce qu'au début le malade n'en est pas sensiblement incommodé. Celui-ci ne se décide à se faire examiner qu'au moment où s'étend le processus ulcéreux. Dans ce cas, le toucher digital n'a pas moins d'importance que l'examen laryngoscopique. On ne peut pas nier, à cette occasion, qu'il est souvent difficile de ne pas confondre les ulcérations syphilitiques avec les ulcérations tuberculeuses ou cancéreuses. Seuls, les autres accidents de la syphilis et l'influence du traitement sont susceptibles d'apporter quelque lumière au diagnostic.

La ligne d'insertion du voile du palais à la voûte palatine est un lieu d'élection pour les néoplasmes gommeux.

N. A. — [La tumeur gommeuse (**syphilome circonscrit**) est rare au voile du palais. L'infiltration diffure (**syphilome en nappe**) est la règle. Elle peut aboutir à l'*ulcération* (peu fréquente) et au *phagédénisme* ou à la *sclérose*. Les parties constituantes de l'isthme du gosier s'épaississent, s'indurent, se déforment et, par suite de la rétraction des piliers postérieurs et des parois du naso-pharynx, il en résulte un *rétrécissement supérieur du pharynx* (Machon, thèse doct. Paris, 1874).

A côté des ulcérations gommeuses, on peut citer les ulcérations tertiaires non gommeuses qui peuvent aboutir aussi à la perforation du voile. Ces syphilides ulcéreuses sont beaucoup plus fréquentes à la face nasale du voile qu'à sa face buccale.]

Les néoplasmes gommeux ont ici pour caractère spécial d'évoluer rapidement. Avant même que le malade s'en aperçoive, ils aboutissent, presque en une nuit, à une ulcération, puis à une perforation. Un traitement rapide peut arriver à limiter le processus et sinon réparer la perte de substance, du moins sauver une grande partie du voile, de façon à permettre ultérieurement l'obturation opératoire de la perforation. Si le traitement tarde quelque peu, la destruction fait de tels progrès qu'en une ou deux semaines le malade ne présente plus que des vestiges des bords du voile palatin avec une luette infiltrée et pendante. Ces lambeaux flottent dans la cavité bucco-pharyngée et l'aspiration de la luette tuméfiée peut amener des symptômes de suffocation. Aussi, dans ces conditions, est-il préférable de les enlever. Quand les piliers ont été respectés par le processus, la destruction du voile se termine par des rétrécissements cicatriciels de l'isthme du gosier.

Les gommes de la voûte palatine (palais dur) se développent soit dans le tissu sous-muqueux, soit dans le périoste et, de même que les précédentes, aboutissent rapidement à une perforation. L'os se nécrose et, peu de temps après, le séquestre s'élimine soit en bloc, soit en s'effritant petit à petit. La communication qui en résulte entre la bouche et le nez gêne le malade même après la guérison du processus; elle lui rend, en effet, impossibles la parole et la déglutition des boissons et des aliments liquides. Un grand nombre de malades remédient à ces inconvénients par le tamponnement de la perforation ; il est préférable cependant d'avoir recours soit à un obturateur en caoutchouc, soit à une intervention chirurgicale quand la destruction n'est pas trop étendue (planches LVI *a* et LVI *b*).

N. A. — [Il est reconnu aujourd'hui que les gommes de la voûte prennent naissance dans le tissu osseux (périoste ou os) et débutent ordinairement par la face nasale de la voûte.

Le syphilome diffus aboutissant à la sclérose peut s'observer aussi à la voûte. Il accompagne d'habitude la glossite scléreuse ou la labialite tertiaire.]

La **paroi postérieure du pharynx** est parfois le siège de gommes qui prennent naissance dans l'amygdale pharyngée ou qui, souvent aussi, résultent de l'extension d'une lésion analogue des fosses nasales ou de l'isthme du gosier. La muqueuse est rapidement détruite et en très peu de temps la paroi postérieure de la cavité naso-pharyngienne est transformée en une vaste ulcération qui peut atteindre le périoste et même les vertèbres (planche LVI *b*).

N. A. — [Ces ulcérations gommeuses peuvent avec ou sans lésions osseuses déterminer des hémorragies abondantes et même mortelles par ouverture des artères importantes de la région (artère vertébrale, carotide interne, branche de la carotide externe).

On a vu, dans certains cas, la moelle épinière mise à nu.]

Au cas où la guérison survient, les déformations qui résultent du processus destructeur varient avec le siège et l'étendue des lésions. Tantôt il se produit une occlusion totale de la cavité naso-pharyngienne, tantôt une occlusion partielle seulement. Elles sont dues l'une et l'autre à la rétraction cicatricielle des restes du voile du palais et des piliers. La base de la langue est attirée en arrière contre la paroi pharyngée et la communication avec l'œsophage et le larynx n'est parfois assurée que par un étroit orifice. Cette disposition rend la déglutition souvent si difficile que les malades sont forcés d'avoir recours à une intervention chirurgicale. De même, la respiration est très gênée et les malades respirent la bouche ouverte, ce qui peut donner lieu à des altérations du larynx, à du catarrhe bronchique et même à des lésions plus profondes qui entravent encore davantage la fonction respiratoire.

Chancre amygdalien. — Amygdalites secondaires.

(Note additionnelle).

[Au nombre des accidents spécifiques de la région bucco-pharyngée, il nous paraît utile de mentionner le **chancre amygdalien**, dont la fréquence ne saurait encore, faute de statistique, s'exprimer en chiffres, mais qui est notablement plus commun qu'on ne saurait le supposer de prime abord.

Au point de vue fonctionnel, il se traduit par un mal de gorge remarquable par son *unilatéralité* et par sa *persistance*. Dans son *Traité de la syphilis*, le professeur Fournier en décrit *trois formes* cliniques :

1° *Forme érosive*, la plus commune et la plus bénigne, s'accompagnant d'une douleur légère, d'une tuméfaction peu marquée et de signes objectifs de faible importance : érosion amygdalienne, grisâtre ou rougeâtre, large comme une pièce de vingt ou cinquante centimes.

Mais deux symptômes importants l'accompagnent ; ce sont : l'*adénopathie* caractéristique et l'*induration* du tissu amygdalien, perceptible au toucher.

2° *Forme ulcéreuse*, dans laquelle les symptômes objectifs et fonctionnels sont exagérés.

3° *Forme angineuse*, moins commune que les précédentes, pouvant passer inaperçue : c'est, dit le professeur Fournier, « une amygdalite plus un chancre ». L'amygdalite avec tous ses symptômes ordinaires prime le chancre, qui peut être petit, relégué en un coin et échapper ainsi à l'œil, *mais non au doigt* (diagnostic).

Le chancre amygdalien peut présenter, rarement il est vrai, DEUX VARIÉTÉS :

L'une variété *diphtéroïde*, l'autre variété *gangreneuse*, qui sont dues apparemment à des infections secondaires au niveau de la plaie chancreuse.

A la période secondaire, l'amygdale est un lieu de prédilection pour les **plaques muqueuses**. C'est, selon l'expression du professeur Fournier, « un véritable nid à syphilides ». Nous ne nous arrêterons pas à les décrire, car elles n'ont rien de spécial, mais nous signalerons l'**hypertrophie amygdalienne** secondaire, vrai *bubon amygdalien* comparable au point de vue histologique aux adénopathies secondaires (Tanturi, Cornil). Cette hypertrophie, fréquente surtout chez les lymphatiques, est ordinairement bilatérale et asymétrique. Elle se termine soit par résolution, soit par passage à la chronicité. Cette lésion existe tantôt indépendamment de toute autre, tantôt associée à des plaques muqueuses. Cette hypertrophie prédispose aux angines aiguës et même au phlegmon périamygdalien (Hamonic).]

Les ulcérations du pharynx retentissent également d'une façon marquée sur l'oreille. En détruisant l'orifice des trompes d'Eustache, elles compromettent la délicatesse de l'ouïe et sont la cause de douleurs lancinantes. Si elles viennent à gagner la caisse du tympan, elles peuvent déterminer de graves lésions de l'organe.

La **muqueuse des joues et des lèvres** est très peu souvent le siège des ulcérations gommeuses. Il en est de même des **gencives**. Les tumeurs et les infiltrations gommeuses accompagnent ordinairement celles de la cavité buccale.

Ces ulcérations n'ont rien de spécial. Elles présentent parfois cependant un certain intérêt diagnostique. On peut en effet les confondre avec des ulcérations tuberculeuses ou cancéreuses. Rappelons à ce propos qu'il existe fréquemment à la périphérie des premières des nodules tuberculeux et que leur base n'est jamais aussi infiltrée que celle des ulcérations syphilitiques. Enfin, elles sont rarement primitives et l'on observe ordinairement, en même temps qu'elles, des lésions tuberculeuses avancées des voies respiratoires.

Quant à l'épithéliome, il a, en général, une marche plus lente que celle de la néoplasie syphilitique, surtout lorsqu'elle consiste en infiltrations gommeuses de la muqueuse. De plus, il est rare de voir, dans la syphilis, des adénopathies sous-maxillaires, alors qu'elles existent toujours dans les carcinomes qui datent depuis un certain temps déjà. Enfin, comme nous l'avons signalé, les résultats obtenus par le traitement spécifique peuvent éclairer le diagnostic.

Chancre syphilitique et syphilome diffus des lèvres.

(Note additionnelle.)

[Il faut citer, parmi les accidents syphilitiques des lèvres, outre les syphilides secondaires, lésions banales dont la fréquence est connue, le *chancre induré* et le *syphilome en nappe*.

a. **Chancre induré**. — Vient par sa fréquence au premier rang après celui des organes génitaux (328 cas sur 10006 obs., statistique du professeur Fournier). Il peut être cutané, muqueux, semi-muqueux ou à cheval sur la semi-muqueuse d'une part, la peau ou la muqueuse de l'autre. Il est ordinairement solitaire et peut être ramené à six types : *érosif*, *croûteux*, *papuleux*, *papulo-hypertrophique*, *ulcéreux*, *phagédénique* (exceptionnel), — quand il siège à la commissure, il peut prendre le type *fissuraire*. — La *lèvre inférieure* est le plus ordinairement atteinte.

Le bubon qui l'accompagne siège dans la région sous-maxillaire et est de tous les bubons satellites du chancre induré celui qui offre le plus d'exceptions à la loi d'aphlegmasie.

b. **Syphilome en nappe ou diffus**. — Peut occuper les deux lèvres, mais frappe particulièrement la lèvre inférieure. Son début peut être brusque ou lent. Dans le premier cas, la lèvre se fissure et le gonflement se produit en vingt-quatre ou quarante-huit heures. Dans le second, l'hypertrophie s'établit petit à petit. La lèvre peut avoir un volume double ou triple. Elle prend une consistance dure et élastique tantôt uniforme, tantôt irrégulière, offrant par endroits la sensation de grains de plomb enchâssés dans les tissus.

Son évolution est chronique. Cette lésion est susceptible de rétrocéder grâce à un traitement précoce et intensif (injection de calomel, iodure de potassium à haute dose), mais elle est, comme tous les syphilomes de cette nature, sujette aux récidives.

Elle accompagne ordinairement la glossite scléreuse. Dans certains cas, le syphilome peut envahir tout ou partie de la cavité buccale et même toute la face (**léontiasis syphilitique** de Goutard) (1).

L'atrophie peut succéder à l'hypertrophie.

Ce syphilome scléreux peut s'accompagner d'ulcérations gommeuses et constituer une forme *scléro-gommeuse* dont le diagnostic avec l'épithéliome est parfois très difficile.]

On a relaté quelques cas de syphilis des **glandes salivaires**.

Œsophage. — Ce n'est qu'à l'autopsie qu'on a, dans la plupart des cas, fait le diagnostic des lésions syphilitiques

(1) Goutard, *Du léontiasis syphilitique*. Paris, 1878, J.-B. Baillière.

de l'œsophage. Celles-ci d'ailleurs ne sont que rarement primitives; le plus ordinairement, leur point de départ se trouve dans le pharynx ou dans les ganglions du médiastin. Les gommes de ces ganglions se propagent à la paroi œsophagienne, ulcèrent la muqueuse, et aboutissent, après guérison du processus, à des rétrécissements cicatriciels.

Estomac. — Cet état particulier de l'estomac qui se présente parfois, dans les premiers stades de la syphilis, sous la forme d'un catarrhe aigu ou subaigu, ne peut que très rarement être considéré comme une conséquence directe de cette maladie. Mais cette étiologie pourrait être invoquée à plus juste titre, dans les cas où l'état précédent survient secondairement à une syphilis du foie ou des reins.

En fait de lésions syphilitiques vraies, l'estomac peut présenter des ulcérations consécutives à des gommes nées dans la tunique sous-muqueuse. Elles ont été souvent constatées à l'autopsie. C'est dans les régions du pylore ou de la petite courbure qu'elles siègent la plupart du temps: mais on peut les observer aussi au cardia. Parties de la couche celluleuse, ces infiltrations s'étendent en profondeur aussi bien du côté de la muqueuse que du côté de la séreuse. En outre des ulcérations précédentes, on a encore signalé dans l'estomac des gommes et des cicatrices dont la présence démontre la possibilité de guérison d'ulcérations gommeuses de cet organe.

On peut y trouver aussi des ulcérations consécutives à une artérite syphilitique. Dans ce cas, elles donnent lieu à tous les symptômes cliniques de l'ulcère rond, dont elles ont d'ailleurs plus ou moins les caractères anatomiques.

Intestin. — Les troubles intestinaux, tels que diarrhée aiguë ou chronique, qui s'observent parfois au cours de la syphilis constitutionnelle, ont une pathogénie qui ne peut guère être élucidée du vivant des malades. Il n'est pas rare de voir ces symptômes apparaître secondairement à des lésions hépatiques syphilitiques (la dégénérescence amyloïde par exemple); en pareille circonstance, ils ne peuvent être considérés comme d'essence spécifique.

Cependant on peut trouver au niveau de l'intestin des ulcérations, le plus souvent multiples, ayant sans aucun doute la syphilis pour cause. Dans la majeure partie des cas, leur existence ne s'est révélée qu'à l'autopsie. Elles siègent dans l'intestin grêle, notamment dans sa portion supérieure, et succèdent ordinairement à des infiltrations gommeuses pouvant atteindre le diamètre d'une pièce de cinq francs. Ces infiltrations présentent une dureté particulière; elles traversent la muqueuse, la celluleuse, la musculeuse et correspondent aux plaques lymphatiques. La destruction de la muqueuse laisse après elle des pertes de substance transversales, presque annulaires, à bords nets et anfractueux, à fond induré, tantôt recouvert d'une couche lardacée, tantôt cicatriciel. Du côté du péritoine, on observe des épaississements et des fausses membranes pouvant déterminer des adhérences d'anses intestinales entre elles. Ces pertes de substance donnent lieu à des cicatrices superficielles capables de produire de légers rétrécissements.

Rectum. — Plus fréquemment que l'intestin grêle, le rectum est le siège de lésions spécifiques graves.

Chancre du rectum et de l'anus.

(Note additionnelle).

[Au niveau de l'anus et du rectum, on retrouve l'accident initial de la syphilis acquise, le chancre induré. La fréquence des chancres de cette région est difficile à déterminer parce que, comme le dit le professeur Fournier, « ils sont de la catégorie de ceux que les malades tiennent à dissimuler ».

Le **chancre du rectum** paraît extrêmement rare. C'est un chancre *larvé* pour le diagnostic duquel le toucher digital et l'examen au spéculum ani sont nécessaires. Il ne faut pas oublier, à ce propos, que les lymphatiques du rectum sont tributaires des ganglions sacrés et que, par conséquent, le bubon satellite peut, comme le chancre, être larvé.

Le **chancre de l'anus** peut lui aussi être complètement larvé, s'il siège dans le canal muqueux de l'anus. Il est au contraire plus ou moins apparent s'il déborde ce canal. Il présente une physionomie particulière grâce à la conformation de la région sur laquelle il se développe. Forcé en effet de se modeler sur un anneau contractile, il présente soit l'aspect « en *collet de bourse* », soit l'aspect « en *feuillets de livre* ». Ce chancre, très sujet à s'enflammer vu les tiraillements auxquels il est soumis et les infections secondaires multiples dont il peut être le siège, a une durée en général assez longue. Il se distingue de la fissure anale par son importance plus grande au point de vue lésion, par son indolence relative et surtout par son adénopathie satellite qui fait défaut dans la fissure.]

Il s'agit tantôt de l'extension au rectum de processus d'infiltration des plis de l'anus et des rhagades situées entre eux, tantôt des néoformations gommeuses qui se développent dans la muqueuse et le tissu périrectal. Écoulements muco-purulents, diarrhée, ténesme, hémorragies, quelquefois même prolapsus des parties malades, tels sont les symptômes ordinaires qui accompagnent ces lésions.

Si l'affection dure un certain temps, il se fait un tissu de sclérose qui amène un rétrécissement considérable du rectum.

Cet état se traduit par de violentes douleurs, de la fièvre, des hémorragies, des sécrétions abondantes déterminant chez les malades un état général grave qui met leur vie en danger. L'apparition d'une périrectite suppurée, voire même d'une péritonite, peut venir hâter la terminaison fatale.

Rétrécissement syphilitique du rectum.

(Note additionnelle.)

[Pour les uns, ce ne serait qu'un *rétrécissement fibreux* non constitutionnel et résultant d'un processus inflammatoire dont la cause serait variable. Ainsi Gosselin invoquait l'inflammation accompagnant un chancre ano-rectal (chancre simple ou induré). Pour Després, le rétrécissement n'était que la cicatrice d'un chancre phagédénique ou d'une plaque muqueuse rectale. Ces deux hypothèses ont vécu. Dans le même ordre d'idées, d'autres auteurs ont incriminé les traumatismes répétés, conséquence d'une *sodomie* passive et la *rectite blennorragique* : il faut reconnaître que dans le plus grand nombre des observations de rétrécissement dit syphilitique, des habitudes de sodomie ont été notées chez les malades.

Pour les autres, et nous citerons en première ligne Trélat, qui fut le promoteur de cette opinion (1), et le professeur Fournier, qui a attaché son nom à cette pathogénie en créant le terme de **syphilome ano-rectal** (2) ; pour les

(1) Trélat, *Clinique chirurgicale*, Paris, 1891, t. II, p. 316.

(2) A. Fournier, *Le Syphilome ano-rectal*. Paris, 1874. — Voy. aussi Pierre Delbet, *Traité de Chirurgie clinique et opératoire*, Paris, 1899, t. VIII, p. 429.

autres, disons-nous, le rétrécissement serait bien un accident constitutionnel de la syphilis, lié à l'évolution d'une néoplasie spécifique aboutissant lentement, insidieusement, à la sclérose.

Une troisième opinion enfin, opinion récente, tend à regarder l'affection comme le résultat de l'évolution d'une **infiltration rectale de nature tuberculeuse**. Il faut, à vrai dire, remarquer à ce propos combien est fréquente chez les malades atteints de rétrécissement rectal la tuberculose pulmonaire.

On peut très bien admettre que des causes d'essences diverses soient capables d'aboutir à des résultats analogues. Quant à nier l'existence du rétrécissement syphilitique vrai, il ne semble pas qu'elle soit possible, et ce pour deux raisons :

1° L'existence chez les malades d'antécédents spécifiques;

2° L'efficacité absolue ou relative du traitement mercuriel et ioduré chez certains sujets.

Au point de vue étiologique, le rétrécissement syphilitique présente les particularités suivantes : sa fréquence plus grande que celle des autres rétrécissements ; sa présence de préférence chez la *femme* (quatre femmes environ pour un homme) ; son maximum de fréquence entre vingt et trente ans. Il est exceptionnel qu'il apparaisse après quarante-cinq ans.

Au point de vue anatomo-pathologique, il offre les caractères ci-après : c'est un rétrécissement *annulaire* ou mieux cylindroïde (3 à 5 centimètres et quelquefois plus). Il siège toujours *très bas*, à l'union de l'ampoule rectale et du canal de l'anus. Il est dur, fibreux, ligneux, mais lisse à sa surface.

Les *symptômes* sont ceux du rétrécissement du rectum.]

Foie. — Dans tous les organes profonds, le foie est le plus fréquemment atteint par la syphilis. On peut être, en effet, à peu près certain de le trouver pris dans tous les cas de syphilis viscérale, quand bien même les symptômes cliniques attireraient beaucoup plus l'attention d'un autre côté. Indépendamment de ces cas, le foie peut être touché isolément.

Ictère syphilitique secondaire.

(Note additionnelle.)

[Au cours de la syphilis secondaire, on observe quelquefois un état ictérique, dit **ictère syphilitique secondaire**.

C'est en somme un accident peu fréquent, survenant dans la première année qui suit le chancre, le plus souvent vers le deuxième ou le troisième mois.

Sa pathogénie est mal élucidée. On l'a attribué tantôt à une roséole interne du canal cholédoque (Gubler), tantôt à une compression du même canal par des ganglions lymphatiques hypertrophiés. Les conceptions nouvelles inclinent à le rattacher à une hépatite infectieuse légère, due à l'action sur la cellule hépatique de la toxine syphilitique.

Quoi qu'il en soit, deux points de son histoire paraissent nettement établis : d'abord son apparition chez des sujets dont le fonctionnement de la glande hépatique est sujet à caution (alcooliques) ; ensuite sa curabilité par le traitement spécifique.]

La **syphilis hépatique** se présente ordinairement sous deux formes principales : l'*hépatite interstitielle diffuse* et la *forme gommeuse*, le plus souvent réunies. Le foie est pris tantôt en entier, tantôt partiellement.

Foie syphilitique dans la syphilis acquise et la syphilis héréditaire précoce.

(Note additionnelle.)

[Chez l'adulte, le foie syphilitique se présente, à l'autopsie, tantôt hypertrophié, tantôt atrophié. Il est déformé, bosselé, lobulé. Ses bords sont plus ou moins irréguliers, anfractueux ; ses faces sont inégales, bosselées, labourées par des travées de tissu fibreux qui s'avancent profondément dans l'intérieur de la glande et la partagent en un nombre variable d'îlots ou lobes (**foie ficelé capitonné**). On trouve ordinairement, dans l'épaisseur de ces bandes fibreuses et dans leur voisinage, des gommes de petit volume, indurées ou caséeuses.

Dans quelques cas, on rencontre des tumeurs gommeuses au milieu d'un tissu hépatique paraissant normal.

Dans ces cas, désignés sous le nom d'**hépatite nodulaire gommeuse**, il n'en existe pas moins autour des gommes une enveloppe fibreuse, et l'examen microscopique décèle toujours dans le parenchyme une sclérose diffuse s'étendant quelquefois très loin du foyer gommeux.

Les gommes du foie sont tantôt isolées, tantôt et plus

souvent réunies en groupes de cinq à six. Elles siègent soit en plein tissu, soit à la surface de l'organe sous la capsule de Glisson. D'abord fermes et résistantes, elles se ramollissent au bout d'un certain temps, sont envahies par le tissu fibreux et donnent lieu, quand elles sont superficielles, à des cicatrices étoilées, à bords froncés, caractéristiques.

Au point de vue histologique, on notera, comme lésion des plus importantes et presque pathognomonique, celle des vaisseaux : en premier lieu l'endo-périartérite, et ensuite l'endopériphlébite portale.

Le foie syphilitique de l'adulte présente, ordinairement associées aux lésions spécifiques, des lésions de *dégénérescence amyloïde.*

Le foie syphilitique de la syphilis héréditaire tardive ne diffère en rien du foie syphilitique de la syphilis acquise. Il n'en est pas de même dans les cas de SYPHILIS HÉRÉDITAIRE PRÉCOCE (fin de la vie intra-utérine — premiers temps de la naissance). En effet, tandis que chez l'adulte les altérations hépatiques sont disséminées et en quelque sorte régies par des lésions artérielles locales, il n'en est plus de même chez le fœtus. Chez ce dernier, il s'agit d'une infection sanguine générale ; le foie est pris en totalité et uniformément. A l'autopsie, l'organe est plus volumineux que normalement ; il a conservé sa forme et son aspect lisse ; sa coloration est gris jaunâtre (**foie silex de Gubler**) ; à la coupe, il offre une dureté élastique et sur la surface de section apparaissent des petites granulations blanchâtres, comme des grains de semoule, et qui sont des gommes. On a en somme affaire à une cirrhose jeune dans laquelle le tissu embryonnaire n'a pas eu le temps de devenir scléreux.]

Les gommes du foie apparaissent sous forme de nodules plus ou moins volumineux, généralement de la grosseur d'une noisette, que l'on rencontre soit isolés, soit agminés. Dans ce dernier cas, elles peuvent former une tumeur de la grosseur d'un œuf de poule. Elles siègent de préférence au lobe droit et notamment dans l'espace compris entre les deux lobes et le ligament suspenseur. Elles se présentent ordinairement sous forme de masses nécrosées ou caséifiées circonscrites par des travées de tissu conjonctif plus ou moins dense qui pénètrent en rayonnant dans le parenchyme voisin, à des profondeurs variables. Ces travées conjonctives divisent le tissu de la glande en îlots de diverses dimensions. L'infiltration gommeuse envahit l'organe en ne respectant que les fins canalicules biliaires; fréquemment même ceux-ci sont atteints par le processus. Par suite de la résorption des masses caséeuses, de l'atrophie partielle du tissu embryonnaire ou de sa transformation en tissu fibreux, il se produit à la surface du foie de profondes rétractions, de véritables strictures qui donnent à l'organe l'*aspect multilobé*.

Le développement de nombreux nodules gommeux séparés ou réunis en groupe, dans une région ou un lobe du foie, peut provoquer l'atrophie partielle ou totale du lobe. Au contraire, l'apparition de ces nodules dans tout l'organe aboutit à une sclérose diffuse et à la division du parenchyme hépatique en petits îlots, c'est-à-dire à la cirrhose syphilitique caractérisée par une inégale répartition du tissu conjonctif; celui-ci était très développé au niveau des points où siégeaient les nodules gommeux, et peu marqué dans les autres régions.

L'atrophie du tissu hépatique en certains points est compensée par une hypertrophie du parenchyme resté sain. Elle peut porter sur un lobe entier ou seulement sur quelques îlots, qui font saillie à la surface du foie. Nous avons ainsi observé un cas d'atrophie du lobe droit compensée par l'hypertrophie du lobe gauche devenu aussi volumineux que le lobe droit normal.

Les lésions de syphilis hépatique s'accompagnent souvent d'adhérences péritonéales et de déformations de la glande, de la vésicule du foie ou des gros canaux biliaires. Elles peuvent être le point de départ de troubles circulatoires du côté de la veine porte et de ses branches, analogues à ceux que déterminent les tumeurs et les cirrhoses.

Pancréas. — Si la syphilis héréditaire détermine fréquemment du côté du pancréas des altérations anatomo-pathologiques, la syphilis acquise de l'adulte n'y produit que de rares lésions. On y a bien observé des gommes et des altérations consécutives à des lésions vasculaires; mais ces accidents n'en restent pas moins exceptionnels et ne sauraient être diagnostiqués avec certitude sur le vivant; seule la coexistence de foyers gommeux dans d'autres organes serait une présomption en faveur du diagnostic.

Syphilis des voies respiratoires.

Fosses nasales. — Les manifestations de la syphilis secondaire s'observent beaucoup plus rarement à la pituitaire qu'à la muqueuse buccale.

Chancre et accidents secondaires des fosses nasales.

(Note additionnelle.)

[Il nous paraît utile de dire quelques mots sur le chancre et les accidents secondaires des fosses nasales.

A. Chancre. — Le **chancre des fosses nasales** est extrêmement rare. Il peut se présenter sous *trois* formes : *érosive* — *croûteuse* ou *impétigineuse* — *néoplasique* (papuleux ou papulo-hypertrophique). Il peut affecter n'importe quel siège, mais principalement la partie postérieure des fosses nasales et leur partie antérieure (cloison). Le chancre de la partie postérieure a toujours été observé consécutivement à une exploration avec des instruments infectés (cathétérisme de la trompe). Le chancre de la partie antérieure se développe de préférence sur la cloison. Il provoque un gonflement quelquefois énorme de la muqueuse, avec suintement séro-sanguinolent et dans certains cas une déformation nasale. La cloison n'est jamais déviée. Il existe toujours une adénopathie sous-maxillaire (angle) marquée ; quelquefois les ganglions pré-auriculaires et parotidiens sont aussi engorgés. Ces adénopathies sont souvent *douloureuses*, par suite des infections surajoutées à la plaie chancreuse (lymphite plus ou moins prononcée pouvant en imposer pour un érysipèle).

B. Accidents secondaires. — Ils sont de deux sortes et affectent surtout la cloison.

1° L'érythème (*rhinite érythémateuse*) ;

2° Les ulcérations (*rhinite ulcéreuse*).

Ces lésions, en raison de leur bénignité, passent souvent inaperçues ; aussi leur fréquence est-elle plus grande qu'on ne le croit.

La **rhinite érythémateuse** syphilitique a pour principaux caractères : une rougeur non uniforme (en plaques) de la muqueuse et un gonflement relativement peu marqué, signes auxquels il convient d'ajouter une unilatéralité fréquente des lésions.

La **rhinite ulcéreuse** est caractérisée par la présence

de petites érosions à bords nets reposant sur un fond érythémateux. Elles sont ordinairement peu nombreuses et se recouvrent de croûtes jaunâtres s'enlevant difficilement.

Les symptômes fonctionnels sont ceux de tout coryza, avec cependant fréquence plus grande d'épistaxis dans la rhinite ulcéreuse.

Ces accidents secondaires font partie du cortège de la syphilis héréditaire précoce (coryza syphilitique du nouveau-né).]

Accidents tertiaires des fosses nasales.

Il n'en est pas de même des lésions tertiaires qui, elles, s'y rencontrent fréquemment et sont très importantes à connaître pour le praticien.

N.A. — [Quelques auteurs ont signalé des **ulcérations tertiaires non gommeuses** (?) pouvant siéger en divers points des fosses nasales. Elles sont en général peu profondes (limitées à la muqueuse), peu étendues en surface, non douloureuses, et disparaissent sans laisser de traces.]

C'est à la cloison et surtout au niveau du point d'union de la portion osseuse avec la partie cartilagineuse qu'elles siègent le plus souvent. Est-il besoin de rappeler avec quelle rapidité s'ulcèrent les **gommes** de la muqueuse et du périoste, avec quelle facilité se nécrosent les os et les cartilages et s'établit une perforation ? Les cas sont fréquents où, à l'examen d'un malade, on trouve une **perforation de la cloison** dont le patient ne soupçonnait même pas l'existence.

N.A. — [Les perforations de la cloison, d'origine syphilitique, doivent être distinguées des perforations dues à d'autres causes, savoir :

a. Ulcère simple perforant (ulcère de Hajek) ayant pour caractère de débuter simultanément des deux côtés de la cloison en un point symétrique.

b. Ulcère tuberculeux : ordinairement limité à la cloison cartilagineuse — bords saillants et sanieux — bacille de Koch.

c. Ulcère typhique (commémoratifs).]

Ces lésions donnent lieu à un suintement purulent, parfois strié de sang, extrêmement fétide. Fréquemment aussi, ces sécrétions, en se desséchant, forment dans le nez des croûtes qui recouvrent la surface de l'ulcération et souvent aussi les portions d'os déjà nécrosées. De la cloison, la nécrose peut s'étendre à la voûte palatine et en amener la perforation; elle peut gagner aussi les os du voisinage, c'est-à-dire le maxillaire supérieur, l'ethmoïde, les apophyses palatines du sphénoïde et l'unguis.

N. A. — [Les *perforations de la voûte palatine* se font même ordinairement, sinon toujours, du nez à la bouche, contrairement à ce que l'on a cru pendant longtemps. Elles siègent le plus souvent vers la partie médiane, en avant des os palatins. Leur forme est plus ou moins arrondie et leur étendue variable. L'évolution du processus qui leur donne naissance passe par deux phases successives :

a. Une phase *nasale*, ordinairement lente, insidieuse et indolente, marquée par des signes de coryza chronique et quelquefois une fétidité ozéneuse plus ou moins tolérable;

b. Une phase *buccale* caractérisée par la formation d'un abcès palatin, la perforation, du nasonnement et le rejet par le nez des boissons et des aliments.

A côté de ce processus naso-buccal, il nous faut citer le processus *naso-crânien*, dans lequel l'ostéo-périostite gommeuse siège non plus au plancher des fosses nasales, mais à la voûte, c'est-à-dire au niveau de la lame criblée de l'ethmoïde et du sphénoïde. Dans ce cas, les symptômes observés sont pendant un temps indéterminé simplement nasaux.

C'est, comme précédemment, une *phase nasale* avec coryza chronique et quelquefois céphalées frontales, vertiges, etc., mais qui fréquemment est suivie d'une *phase crânienne* ou cérébrale, se traduisant par des symptômes de méningo-encéphalite dus à la propagation de la lésion à la cavité crânienne (phlébite des sinus, abcès, etc.).

Quand la lésion s'étend ou siège sur l'unguis et la branche montante du maxillaire supérieur, elle peut consécutivement donner lieu à un rétrécissement du canal nasal avec formation de *tumeur lacrymale*.]

Ces lésions nasales créent une variété d'**ozène** dont la persistance entraîne l'abolition complète de l'odorat. Il est fort rare de voir ce sens se rétablir, même lorsque survient la guérison de l'affection causale.

La destruction du septum cartilagineux produit le nez en selle; celle du vomer et des os propres du nez a pour résultat l'affaissement du nez tout entier.

N. A. — [Les difformités consécutives à la destruction

des différentes parties de la cloison des fosses nasales ont permis à M. le professeur Fournier de créer *trois types classiques* correspondant à des lésions toujours identiques.

a. Un premier type, réalisé par la destruction de la sous-cloison, détermine, par l'abaissement de la pointe du nez, le **nez de perroquet**.

b. Le deuxième type correspond à la disparition des os propres du nez. C'est le nez effondré de base, avec relèvement de la pointe ou **nez camard**.

c. Le troisième type, produit par la perte de la cloison cartilagineuse, répond au **nez en lorgnette**, dans lequel le segment inférieur peut rentrer dans le segment supérieur, à la façon des divers segments d'une lorgnette.

Ces lésions et difformités appartiennent en somme à la syphilis acquise tertiaire et à la syphilis héréditaire tardive.]

Au milieu des désordres, même considérables, dont les fosses nasales sont le théâtre, les téguments restent bien souvent intacts. Mais avec le temps ils finissent par se ratatiner en un moignon informe, inutilisable en cas de rhinoplastie. On n'a observé de destruction complète du nez et des téguments que chez les malades où l'affection avait été complètement abandonnée à elle-même.

Des fosses nasales, le processus ulcéreux peut s'étendre à la lèvre supérieure, aux ailes du nez, au sac lacrymal, et en arrière jusqu'à la cavité pharyngienne.

Même après la guérison, les malades trouvent encore dans les cicatrices laissées par les ulcérations, cicatrices irritées à chaque instant, une cause permanente de désagréments. Aussi, pour éviter toute récidive, sont-ils astreints à des soins continuels.

Larynx. — La muqueuse du larynx est dans la période secondaire de la syphilis le siège d'accidents précoces, tels que syphilides papuleuses, érosives, végétantes.

N. A. — [A côté des syphilides secondaires érosives et papuleuses, il faut citer l'**érythème laryngé** syphilitique diffus ou en plaques. D'une façon générale, les lésions spécifiques du larynx, secondaires ou tertiaires, affectent de préférence l'épiglotte, la région aryténoïdienne, les replis ary-épiglottiques, les cordes vocales supérieures et inférieures.]

A la période tertiaire, vu l'importance vitale de l'organe, les gommes qui s'y développent présentent pour les malades une énorme gravité. Elles appartiennent en effet aux formes dangereuses par la possibilité d'une destruction rapide des cartilages, de l'épiglotte, des muscles, des cordes vocales, etc. En pareille occurrence, il est de toute nécessité d'avertir les malades du danger qui les menace, et de les engager à se soumettre aussi rapidement que possible au traitement approprié. Ceci dit, on voit que les gommes du larynx ne présentent par elles-mêmes aucune particularité; comme celles des autres muqueuses, elles ont pour principal caractère leur tendance à une rapide évolution.

N. A. — [Outre les *gommes* (**tumeur gommeuse circonscrite, — infiltration gommeuse diffuse**) caractérisées par leur évolution ulcéreuse, il existe au larynx une forme de lésion tertiaire, moins fréquente, le **syphilome non ulcéreux** déterminant une hypertrophie quelquefois considérable de la muqueuse, du tissu sous-muqueux, parfois aussi des cartilages et notamment du cricoïde. Tantôt circonscrit à la région sus-glottique, tantôt cantonné à la sous-glottique, il détermine un *rétrécissement*, insignifiant ordinairement dans le premier cas, marqué au contraire dans le second, et à tendance progressive.

De même que dans les fosses nasales, divers auteurs décrivent dans le larynx des ulcérations tertiaires ou secondo-tertiaires, ne résultant pas de la nécrobiose d'une néoplasie gommeuse.

Au point de vue symptomatique, un point important est à signaler, c'est l'*absence, parfois complète, de douleurs* même dans le cas d'ulcérations. Ce n'est guère que lors de lésions des aryténoïdes (périchondrite) ou des articulations crico-aryténoïdiennes que les phénomènes douloureux prennent quelque importance.

Le PRONOSTIC de la syphilis laryngée tertiaire est toujours très sérieux, du fait des altérations consécutives possibles : ankyloses, adhérences membraneuses, végétations et polypes fibreux, rétrécissements cicatriciels et scléreux, sur lesquels le traitement spécifique n'a plus aucune prise. Dans certains cas, on peut observer au début ou au cours de lésions tertiaires le syndrome de l'œdème glottique pouvant disparaître à la suite du traitement spécifique rapidement et énergiquement institué, mais susceptible aussi parfois d'imposer la trachéotomie.

En dehors des lésions syphilitiques du larynx, on peut observer encore du côté de cet organe, au cours de la syphilis, des *paralysies musculaires* (crico-aryténoïde postérieur; crico-aryténoïde latéral ; ary-aryténoïdien). Ces **laryngoplégies** ont une pathogénie obscure : sont-elles sous la dépendance de névrites syphilitiques des nerfs laryngés? sont-elles dues à des compressions du récurrent par des ganglions hypertrophiés (gomme ganglionnaire)?

La *syphilis héréditaire précoce* peut déterminer dans le larynx des *érosions* ou des *ulcérations* quelquefois profondes, nombreuses et étendues, toujours graves. Quand elles guérissent, elles laissent à leur suite des altérations de structure persistantes, pouvant amener chez le porteur des déterminations laryngées sérieuses au cours d'états infectieux divers survenant dans la suite.

Les lésions laryngées de la syphilis héréditaire tardive ne diffèrent point de celles de la syphilis acquise.]

Secondairement à la syphilis du larynx, la **trachée** et les **bronches** sont fréquemment le siège d'infiltrations et d'ulcérations gommeuses.

N. A. — [Le **syphilome trachéo-bronchique** peut être aussi *primitif* (6 cas sur 65, Mauriac). La région le plus fréquemment atteinte est la *partie inférieure de la trachée* avec ou sans participation d'une bronche; vient ensuite l'extrémité supérieure (sous-cricoïdienne).

En outre de la **gomme circonscrite ou diffuse**, débutant par la muqueuse et la sous-muqueuse pour atteindre secondairement les cartilages et les muscles, Lancereaux décrit une **chondrite** et une **périchondrite tertiaire primitive**.

Les symptômes, insidieux au début, revêtent au bout d'un certain temps des caractères importants tels que : sensation de constriction trachéale; douleur profonde derrière la partie supérieure du sternum ; cornage trachéal : accès d'oppression (spasmes glottiques) ; abaissement du larynx et son immobilité pendant la déglutition et la phonation.

La mort peut arriver par complications pulmonaires : congestion et œdème aigus, broncho-pneumonie, gangrène pulmonaire; par perforation des voies aériennes ; par asphyxie (accès de suffocation, asphyxie lente).

Le PRONOSTIC est donc extrêmement grave, non seulement pendant l'évolution des lésions, mais même après leur guérison, en raison de la possibilité (si l'ulcération a été constituée) de l'établissement d'un rétrécissement trachéal, que la trachéotomie ne peut souvent pallier, vu son siège inférieur.

Les *accidents secondaires* de la syphilis peuvent s'observer aussi sur la muqueuse trachéale (laryngoscope). Ils donnent lieu à des symptômes de trachéo-bronchite.

L'hérédo-syphilis peut déterminer des lésions tertiaires analogues à celles de la syphilis acquise.]

Des gommes du médiastin peuvent également les envahir par propagation. Suivant l'étendue et la profondeur des ulcérations dont elles sont le siège, les symptômes observés sont plus ou moins menaçants. Mais même après guérison, les troubles consécutifs ne laissent point que d'être fort désagréables.

Poumon. — La syphilis acquise frappe assez rarement le poumon, si l'on a soin évidemment de laisser de côté les pneumopathies provoquées par des lésions spécifiques du larynx ou de la trachée. On a pourtant noté, dans certaines autopsies, la présence de cicatrices gommeuses et de lésions broncho-pneumoniques à côté de gommes encore existantes.

Pour notre part, nous n'avons jamais fait pareille observation. Les adénopathies médiastinales peuvent comprimer les bronches et même déterminer par contiguïté de la broncho-pneumonie. Enfin, on peut observer des adhérences pleurales consécutives à la périostite ou à la nécrose des côtes.

Pneumopathies syphilitiques.

(Note additionnelle).

[S'il est vrai que les statistiques n'accusent pas une grande fréquence de cas de syphilis acquise du poumon, il n'est pas absolument certain qu'elle soit aussi rare qu'on le dit. Il est au moins vraisemblable qu'un certain nombre de phtisies étiquetées tuberculeuses doivent être rapportées à la syphilis, trop souvent méconnue parce qu'on ne pense pas à la rechercher.

Quoi qu'il en soit, la syphilis pulmonaire est de toutes les déterminations viscérales celle qui paraît être la moins précoce. Tandis que pour les autres organes (foie, larynx, cerveau, etc.), les affections ou les tares antérieures constituent un point d'appel des lésions spécifiques, pour les poumons, l'asthme, la bronchite, l'emphysème, la tuberculose ne semblent jouer aucun rôle prédisposant.

Il nous paraît utile de faire ici un résumé de la syphilis du poumon, question que l'auteur a traitée un peu rapidement.

ANATOMIE PATHOLOGIQUE. — Les lésions syphilitiques du poumon peuvent siéger dans tous les points de l'organe, mais elles ont une grande tendance à affecter surtout la partie moyenne ou inférieure du lobe supérieur, au *voisinage du hile*. L'affection est souvent *unilatérale*, et le poumon droit est le plus fréquemment atteint.

Au point de vue des lésions élémentaires, la syphilis se présente ici, comme dans les autres organes, sous trois formes principales : la gomme ou syphilome circonscrit ; le syphilome diffus ; la sclérose. Ces formes sont isolées ou associées.

FORMES CLINIQUES. — Le professeur Dieulafoy (*Leçons de la Faculté*, 1889) divise ainsi les pneumopathies syphilitiques :

1° *Forme simulant la phtisie chronique commune.* — C'est la forme la plus fréquente, la vraie phtisie syphilitique ;

2° *Forme simulant la broncho-pneumonie tuberculeuse aiguë ;*

3° *Forme simulant la sclérose broncho-pulmonaire ;*

4° *Forme pleurale* (coexistant avec lésions de syphilis pulmonaire, et différente de la *pleurésie secondaire syphilitique*, sans lésions pulmonaires) (Chantemesse et Widal, 1890, *Soc. méd. des hôp.*) ;

5° *Forme combinée à une tuberculose préexistante ou surajoutée.* — Chaque lésion évolue ici pour son compte sans former d'hybridité anatomique, de « scrofulate de vérole », selon l'expression de Ricord, mais en s'aggravant l'une l'autre.

A ces formes on pourrait ajouter une *forme latente*, soit que la syphilis pulmonaire ait évolué chez un individu n'ayant jamais présenté aucun symptôme de lésions pulmonaires, soit que les signes de l'affection pulmonaire aient été masqués par des lésions laryngées, trachéales, bronchiques, ayant amené une sclérose des voies aériennes, dont les symptômes occupent la première place.

La syphilis héréditaire tardive peut déterminer dans le poumon des lésions analogues à la syphilis acquise. Quant à la syphilis héréditaire précoce du poumon, elle n'a guère qu'un intérêt anatomo-pathologique (**pneumonie blanche** de Virchow).

Le PRONOSTIC de la syphilis pulmonaire est grave d'après les statistiques, mais il est notablemnt atténué par les résultats merveilleux du traitement spécifique lorsque le diagnostic a été établi.

Ce DIAGNOSTIC se basera sur :

1° Les antécédents du malade (syphilis acquise, syphilis héréditaire) ;

2° Les accidents concomitants (syphilis d'autres organes) ;

3° Le siège des lésions ;

4° La persistance d'un bon état général plus longue que dans la tuberculose ;

5° L'absence dans les crachats du bacille de Koch ;

6° L'influence du traitement spécifique dans les cas douteux.]

Syphilis du système circulatoire.

Si l'étude des lésions syphilitiques du système circulatoire a réalisé un des progrès les plus récents de l'anatomie pathologique, on ne peut que regretter qu'elle n'ait pas acquis au point de vue symptomatique, ainsi qu'en témoignent des observations chaque jour plus nombreuses, toute l'importance qu'elle devrait avoir.

Cœur. — La syphilis peut être la cause de lésions cardiaques diverses, au premier rang desquelles il faut citer les altérations des petits vaisseaux.

Viennent ensuite les accidents du côté du péricarde et de l'endocarde et en dernier lieu ceux du myocarde lui-même. Pour ne pas sortir du cadre restreint de ce Précis, nous nous bornerons à énumérer simplement les principales lésions avec leurs symptômes cliniques (1).

Les manifestations de la syphilis sur le cœur observées jusqu'ici appartiennent toutes aux formes tertiaires. Les troubles cardiaques, en effet, qu'on a pu constater dans la période secondaire, n'ayant pas encore reçu de sanction anatomique, ne sauraient, jusqu'à plus ample informé, être considérés que comme des troubles fonctionnels.

La **myocardite scléreuse** se distingue par une hyperplasie conjonctive, la formation de noyaux fibreux, et consécutivement l'atrophie de la fibre cardiaque. Elle siège

(1) Voy. Mracek, *la Syphilis du cœur* (*Archiv für Dermatologie und Syphilis*, 1893).

en des portions limitées de la cloison interventriculaire ou des parois des ventricules et des oreillettes.

Les **gommes du myocarde** se présentent sous forme de masses de volume variable dont le centre a subi la dégénérescence graisseuse ou caséeuse, tandis que leur périphérie est limitée par des lames de tissu fibreux. Ces gommes peuvent, comme celles des autres organes, rester longtemps stationnaires, mais elles sont aussi susceptibles de s'ouvrir et d'entraîner de graves lésions destructives, voire le détachement des muscles papillaires ou des valvules.

Quant à l'**endocardite** et à la **péricardite syphilitiques**, elles ne sont le plus souvent que des lésions secondaires à celles du myocarde.

Pour faire le diagnostic de ces accidents syphilitiques du cœur, il faut toujours avoir présent à l'esprit qu'ils apparaissent ordinairement entre trente et quarante ans, soit en même temps que les manifestations tertiaires, soit après elles. A un âge plus avancé, les affections cardiaques sont la plupart du temps liées à l'athérome ou à une endocardite rhumatismale ; dans un certain nombre de cas, elles peuvent être sous la dépendance d'une dégénérescence graisseuse ou d'une myocardite scléreuse, comme on en rencontre par exemple chez les alcooliques. Quoi qu'il en soit, le diagnostic est difficile à poser. Ne pas oublier que des lésions spécifiques du système nerveux central, du bulbe rachidien par exemple, peuvent, elles aussi, déterminer des troubles fonctionnels graves du cœur.

L'état de souffrance du muscle cardiaque se traduit par de l'oppression, des palpitations, de la dyspnée et, au point de vue objectif, par une légère dilatation, de l'asystolie, de l'arythmie, de la cyanose et un peu d'œdème.

Si la lésion siège au voisinage des *valvules, elle peut revêtir* l'aspect d'une insuffisance valvulaire. S'il s'agit d'une coronarite syphilitique, on se trouve en présence des syptômes les plus graves de l'angine de poitrine.

Dans ces divers cas, le praticien devra toujours se conformer à la règle de conduite formulée par Semmola, et que voici : « Lorsqu'un malade manifestement syphilitique se présente au médecin avec de l'arythmie persistante que ni les médicaments ni l'hygiène ne parviennent à enrayer, le praticien doit d'emblée soupçonner une lésion causale spécifique et instituer le traitement, quand bien même il n'existerait à ce moment aucun signe patent de syphilis. »

La plupart des cas de syphilis du cœur connus n'ont été que des trouvailles d'autopsie. Dans la grande majorité des observations aussi, la mort a été subite. Il est rare qu'elle ait été précédée de symptômes d'affaiblissement cardiaque.

En somme, bien qu'il soit impossible de poser sur le vivant un diagnostic ferme de cardiopathie syphilitique, on n'en doit pas moins, comme l'a indiqué Semmola, instituer, dans le doute, un traitement ioduré et même hydrargyrique, en s'entourant des précautions nécessaires. Ce sera le meilleur moyen de combattre une affection aussi dangereuse, qui, abandonnée à elle-même, est fatalement mortelle.

Artères. — Nous connaissons, depuis les travaux d'Heubner, une lésion syphilitique des artères, du moins des artères de moyen calibre, désignée sous le nom d'**endartérite oblitérante** et caractérisée par une prolifération conjonctive partant principalement de la tunique interne.

N. A. — [Tandis que pour Heubner (1864), l'artérite syphilitique débute par la *tunique interne* et aboutit à l'oblitération du vaisseau par bourgeonnement et par thrombose, pour Lancereaux, la lésion est primitivement au moins une **périartérite**. Pour d'autres auteurs, l'artérite est une **altération scléro-gommeuse** de la paroi artérielle débutant par la tunique externe et se propageant aux tuniques moyenne et interne [altération primitive des *vasa vasorum* (Rumpf).

Elle a pour caractères non constants, mais fréquents (artérite cérébrale) d'être *symétrique* et *segmentaire*, c'est-à-dire localisée à une partie du vaisseau.]

Toutes les tuniques artérielles sont envahies par le processus, et, dans bien des cas, on trouve dans leur épaisseur des foyers caséeux qui ont pour résultat la destruction des tuniques élastique et moyenne. On pourrait donc avec raison décrire aussi une **artérite gommeuse**. C'est aux artères de la base du cerveau qu'on la rencontre le plus fréquemment ; elle y revêt en quelque sorte la forme type. Elle a été également observée à la carotide, à la poplitée, à l'artère rénale, à l'artère splénique, ainsi qu'au niveau des artères des extrémités. Ses conséquences sont l'atrophie, voire même le sphacèle (rate) des organes affectés, par exemple, dans le cerveau, des foyers de ramollissement dont nous parlerons plus tard.

Les *épaississements valvulaires*, les **lésions endo-aortiques** ont une étiologie syphilitique beaucoup plus douteuse que les précédentes, en raison surtout de la fréquence à leur niveau des lésions athéromateuses. Il en est de même des accidents consécutifs, par exemple, de la formation d'anévrysmes. Il convient, à ce propos, de remarquer qu'on n'en trouve jamais au niveau des artères cérébrales, dont la lésion est typique.

N. A. — [Pour ce qui est des rapports de l'artérite syphilitique avec **l'athérome** et les **anévrysmes**, il est indéniable : 1° qu'elle peut aboutir, et non rarement, à l'athérome (Voy. Cornil, *Journal des Connaissances méd.-chir.*, 1886) ; 2° qu'elle donne fréquemment lieu à l'anévrysme, contrairement à ce qu'avance l'auteur.]

Quant aux lésions spécifiques des rameaux artériels, on les observe conjointement avec les scléroses tertiaires des organes dont elles font partie.

Les **veines** sont bien plus rarement touchées par la syphilis que les artères. On a cependant observé des gommes dans la jugulaire et dans la gaine de la veine fémorale.

Syphilis de l'appareil génito-urinaire.

Reins. — Ce n'est que depuis les observations de ces dernières années qu'il a été établi jusqu'à quel point la syphilis pouvait retentir sur le rein. Cependant, la quantité d'albumine constatée dans l'urine des syphilitiques ne saurait en aucune façon autoriser à poser le diagnostic de syphilis rénale. D'une part, en effet, le traitement mercuriel institué au début de la syphilis provoque fréquemment, par suite de l'élimination du médicament, une irritation rénale avec albuminurie souvent considérable. D'autre part, chez les sujets cachectiques et vieux syphilitiques en même temps, on trouve fréquemment un rein amyloïde. Ces deux circonstances rendent donc difficile le diagnostic. On admet cependant comme démontrée anatomiquement l'existence d'une néphrite (interstitielle) diffuse syphilitique.

N. A. — [L'existence de néphrites liées à la syphilis ne fait plus, aujourd'hui, aucun doute pour personne. Quoique cette question soit encore loin d'être complètement élucidée, on peut admettre les variétés suivantes :

1° **Albuminurie passagère** de la période secondaire ;

2° **Néphrite diffuse précoce** à marche aiguë ou subaiguë ;

3° **Néphrite diffuse tardive** sous forme de mal de Bright aigu ou de mal de Bright chronique ;

4° **Gommes du rein** ;

5° **Rein amyloïde** d'origine syphilitique.

Ces néphrites n'ont pas de signes qui leur appartiennent en propre et le diagnostic repose sur un ou plusieurs des éléments suivants :

a. Existence certaine d'une syphilis récente ou ancienne, ou héréditaire ;

b. Absence de toute autre circonstance étiologique capable de léser le rein ;

c. Coïncidence d'accidents syphilitiques cutanés, viscéraux (foie, rate, etc.) ;

d. Résultats favorables du traitement spécifique.

De ces éléments aucun n'a une valeur absolue ; le second est même très difficilement réalisé sur l'adulte ou le vieillard ; le quatrième donne souvent des résultats incertains, nuls ou contradictoires ; le troisième est encore le moins mauvais.

A côté des lésions rénales vraies d'origine syphilitique, on peut ranger l'**hémoglobinurie paroxystique**. On a noté en effet, chez les sujets atteints de cette affection, la fréquence des antécédents syphilitiques et quelquefois l'existence d'accidents secondaires. Le traitement mercuriel a même, dans certains cas, donné des résultats favorables.]

Quant aux lésions gommeuses du rein, elles ne sont que des trouvailles d'autopsie. On ne peut guère en effet en soupçonner l'existence que dans les cas où le traitement spécifique dirigé contre des symptômes graves de néphrite amène une amélioration dans l'état du malade.

Vessie. — On a relaté plusieurs cas d'ulcérations de la vessie, attribués à la syphilis.

Le **testicule** est bien plus fréquemment qu'on ne le croit touché par la syphilis. Il se peut que sa constitution anatomique, les traumatismes fréquents auxquels il est exposé, parfois aussi des affections antérieures, le prédisposent à être plus souvent atteint que d'autres organes.

N. A. — [Parmi les causes prédisposantes à la syphilis testiculaire, il faut encore citer l'influence des excès vénériens. Le professeur Fournier a vu, sur plusieurs malades, le **sarcocèle** succéder manifestement « à des processus érotiques immodérés ».]

On a rarement l'occasion d'observer les altérations légères de la glande séminale, parce que les malades ne viennent pas, pour si peu, consulter le médecin.

Nous avons pourtant, à plusieurs reprises, été à même de constater une induration partielle de l'organe chez un certain nombre d'individus qui venaient se soumettre à notre examen, les uns par crainte de la maladie, les autres parce que, sur le point de se marier, ils désiraient se renseigner sur leur état, d'autres enfin pour ce motif que, devenus pères d'enfants hérédo-syphilitiques, ils se rappelaient leur ancienne maladie. Chez deux sujets, que nous connaissions déjà de longue date, nous avons trouvé une induration au niveau du canal déférent.

On décrit ordinairement deux formes principales de testicule syphilitique : l'*orchite scléreuse* et les *gommes du testicule*. Elles sont l'une et l'autre des formes tardives et se développent deux ans, ou plus tard encore, après l'infection.

N. A. — [Les deux formes sont le plus souvent associées et décrites sous le nom de *testicule syphilitique*, **sarcocèle syphilitique**, **orchite scléro-gommeuse**.]

L'**orchite scléreuse** est plus précoce et plus fréquente que les gommes. Elle débute par une infiltration de la tunique vaginale, qui se transmet au parenchyme en suivant les cloisons fibreuses, et ne tarde pas à atteindre la tête de l'épididyme. La douleur est un symptôme rare ; ce qui attire l'attention des malades, c'est l'augmentation de poids du testicule, et une sorte de tension au niveau de l'organe. Le volume de celui-ci et sa dureté sont en effet augmentés.

N. A. [Aux changements de volume et de consistance du testicule, il faut ajouter le changement de forme. Le testicule syphilitique type ressemble à un *galet* placé de champ dans la tunique vaginale.]

Si la lésion poursuit sa marche, elle envahit le corps de l'épididyme et la tumeur s'accroît encore.

N. A. — [Les lésions épididymaires affectent ordinairement la tête et la queue de l'organe, exceptionnellement le corps. Le canal déférent est presque toujours, mais non constamment, normal.]

A cette période, les malades ressentent, jusque dans le trajet inguinal, des tiraillements douloureux. Tous ces symptômes disparaissent parfois en quelques jours, sous l'influence de l'iodure de potassium. Dans les cas où l'affection continue à évoluer, le testicule finit par s'atrophier et son parenchyme apparaît, sur une coupe, sillonné en tous sens de travées fibreuses.

N. A. — [Le volume du testicule peut être extraordinairement diminué et réduit à la grosseur d'une grosse noisette ou d'un haricot. C'est le « **haricocèle** ».]

Les **gommes du testicule** apparaissent sous la forme d'une nodosité qui, peu à peu, augmente de volume et finit par contracter des adhérences avec les enveloppes sous-jacentes. Plus tard, cette tumeur se ramollit, devient nettement fluctuante et s'ulcère en donnant issue à des masses brunâtres formées de tissu et à du pus. Si la maladie se prolonge, il se développe, à côté de la première, d'autres tumeurs qui compriment et aplatissent la substance testiculaire située entre elles, tandis que le reste du parenchyme s'épaissit par hyperplasie conjonctive. La tunique vaginale participe à l'affection.

N. A. — [Les auteurs ne sont pas d'accord sur la fréquence de l'**hydrocèle vaginale** dans les cas de testicule syphilitique. D'après le professeur Fournier, l'hydrocèle serait ordinairement bénigne et moyenne.]

Nous avons trouvé la tunique vaginale épaissie et contenant un épanchement séreux dans sa cavité. Le scrotum atteint souvent les dimensions du poing ou d'une tête d'*enfant*. Dans ces cas, la masse morbide forme une tumeur tendue dont il est impossible, par la palpation, de différencier les diverses parties. Les téguments qui recouvrent les gommes finissent par s'ulcérer en un ou plusieurs points.

N. A. — [L'ouverture du ou des foyers gommeux se fait ordinairement à la *partie antérieure* du scrotum (diagnostic différentiel avec tuberculose). De cette ouverture il peut résulter une ou plusieurs *fistules* ou la formation d'un *fongus testiculaire* superficiel ou profond.]

Il est cependant rare que ces orifices donnent lieu à un écoulement liquide ; il en sort plutôt une masse ferme, blanchâtre, d'aspect graisseux et caséeux. Arrivée à ce degré, la maladie ne laisse plus aucun espoir de guérison et le seul remède rationnel est la castration.

N. A. — [A côté du testicule syphilitique proprement

dit, il faut citer l'**épididymite secondaire** ou épididymite de Dron.

Cet accident appartient, comme date d'apparition, à la période secondaire, c'est-à-dire aux premiers mois de l'infection. Il se manifeste sous la forme d'une petite tuméfaction, dure, indolente au moins spontanément, et localisée ordinairement à la tête de l'un ou des deux épididymes.

Comme ceux de l'orchite scléro-gommeuse, ses débuts sont habituellement insidieux ; mais ils peuvent, comme dans cette dernière, revêtir aussi une allure plus ou moins aiguë.

Cette épididymite disparaît rapidement sous l'influence du traitement spécifique.

Étant donnée l'absence d'examen histologique, sa nature est encore douteuse, mais il est très probable qu'il s'agit ici d'un syphilome précoce.]

Pénis. — Il n'est pas rare d'observer au pénis, et surtout au gland, ainsi qu'au sillon balano-posthal et au prépuce, des **gommes** dont le diagnostic doit être fait non seulement avec les tumeurs d'une autre nature, mais encore avec le chancre induré. Celui-ci ne présente pas, comme les gommes et à un aussi haut degré, les dangers d'un processus destructif ; aussi est-il de toute nécessité de poser rapidement le diagnostic de tumeur gommeuse et de diriger sans tarder, contre elle, le traitement spécifique. Les signes d'anamnèse, la marche des accidents et, point d'une importance majeure, l'absence d'adénopathies inguinales dans les cas de gomme, éclaireront le diagnostic. Les gommes qui se développent dans le sillon balano-posthal se propagent facilement au gland et en amènent souvent la destruction rapide. Lorsqu'elles siègent au voisinage de l'urètre, elles peuvent s'étendre aux corps caverneux et de ce fait devenir dangereuses.

Les gommes des téguments de la verge n'ont pas une gravité moindre. Cela tient non seulement aux cicatrices visibles auxquelles elles donnent lieu, mais encore et surtout à leur extension possible au tissu érectile. Celui-ci peut être aussi le siège primitif de néoplasies gommeuses (**cavernitis**). Dans l'un et l'autre cas, l'infiltration s'étend en profondeur et n'en laisse pas moins, après régression du processus gommeux, des cicatrices rétractiles. Il en résulte une incapacité fonctionnelle partielle des corps caverneux qui se traduit, au moment de l'érection, par des **coudures du pénis** aux points primitivement malades. Si les dégâts commis ont été plus étendus, l'érection reste incomplète ou même impossible.

Vulve et vagin. — Chez la femme, ce sont la vulve et, par suite de l'extension du processus, le vagin, qui sont le siège le plus fréquent d'ulcérations gommeuses. Dans tous les cas, la lésion laisse après elle des déformations, des déviations cicatricielles, des rétrécissements. Quand elle s'est étendue en profondeur, elle devient une cause fréquente de perforations recto-vaginales. La marche de la maladie ne peut être enrayée que par un traitement rationnel et de longue durée, Une intervention chirurgicale peut ensuite compléter les résultats obtenus.

Utérus. — L'infection syphilitique peut se transmettre directement à l'utérus au niveau de la portion vaginale du col (planches VI *a*, VI *b*, VII). La présence du **chancre induré** en cette région y détermine un état d'infiltration et de sclérose qui peut être une cause de dystocie au moment de l'accouchement.

La muqueuse du col est quelquefois le siège de **syphilides papuleuses**, ordinairement associées à des accidents de même nature du côté de la vulve, et qui disparaissent comme eux par le traitement.

Signalons encore l'épaississement et l'**induration du tissu utérin** que l'on rencontre parfois chez les femmes en couches syphilitiques.

Nous avons également observé des troubles divers, entre autres des métrorragies, pendant des suites de couches, qui se sont terminées par une involution incomplète de l'utérus.

Enfin, mais très rarement, on a relaté la présence de gommes de la paroi utérine.

Nous avons vu, dans des cas où toute thérapeutique avait été négligée, se produire, au milieu d'infiltrations gommeuses progressives et d'ulcérations serpigineuses de la peau et du tissu cellulaire, des pertes de substance de la grosseur d'un œuf de pigeon. Ici, comme au testicule, l'iodure de potassium constitue un remède précieux dont l'action favorable se fait sentir en très peu de jours et peut, le cas échéant, trancher un diagnostic douteux.

Région mammaire. — A la période tertiaire de la syphilis, la **région mammaire** est quelquefois le siège de tumeurs gommeuses. Elles prennent naissance ordinairement dans le tissu sous-cutané, mais elles peuvent s'étendre au tissu glandulaire lui-même et en imposer pour une mastite (planches XLVIII *a* et *b*). Les téguments qui les recouvrent finissent par s'ulcérer, et, si le traitement n'intervient pas, l'ulcération gagne en profondeur.

Chancre du sein.

(Note additionnelle.)

Le *chancre du sein* est un accident fréquent chez la femme, provenant, dans l'immense majorité des cas, d'une contamination par un nourrisson syphilitique.

Ce chancre siège ordinairement à la base du mamelon; mais il peut affecter aussi le mamelon lui-même, l'aréole et plus rarement le globe mammaire.

Il peut offrir les variétés ordinaires du chancre induré, mais deux sont plus importantes à connaître :

a. La variété *fissuraire* appartenant aux chancres de la base du mamelon et capable d'en imposer pour une fissure simple.

b. La variété *confluente* (chancres multiples herpétiformes), rare il est vrai, mais remarquable par la multiplicité des lésions (12-25), leur exiguïté, leur superficialité.

Parmi les accidents secondaires dont le sein peut être le siège, signalons, chez les femmes à mamelles volumineuses et pendantes, la présence possible, dans le sillon sous-mammaire, de véritables *nappes muqueuses* analogues à celles qu'on observe à la vulve et au périnée, et constituant parfois d'énormes masses hypertrophiques rappelant le cancer en cuirasse (Fournier).

A la période secondaire, le sein peut encore être le siège d'une *analgésie* particulière (analgésie syphilitique de Fournier) qui existe aussi souvent et en même temps au dos de la main, et que certains auteurs (Rendu) ont tenté de rattacher à l'hystérie.

Le DIAGNOSTIC des tumeurs gommeuses du sein est souvent fort difficile. A la première période de leur évolution, période de crudité, par suite de leur mobilité, de l'absence complète d'adhérences à la peau et aux parties profondes, du manque d'engorgement ganglionnaire, elles sont ordinairement prises pour des tumeurs bénignes d'une autre nature. Plus tard, l'adhérence à la peau, la présence fréquente d'adénopathies axillaires, les font confondre avec une tumeur maligne. Ce n'est guère que lorsque l'ulcération s'est produite que le diagnostic s'impose. Cependant l'apparition d'accidents de même nature, signalée dans un certain nombre d'observations, soit aux membres, soit dans d'autres parties du corps, impose quelquefois le diagnostic. De plus, l'évolution des gommes est autrement rapide que celle des autres néoplasmes. Malgré tout, lorsqu'on a affaire à une malade notoirement syphilitique, pour peu que le diagnostic soit douteux, il faut instituer le traitement spécifique.]

Affections syphilitiques de l'œil.

Le syphiligraphe de profession n'observe ordinairement que les cas de syphilis de l'orbite, des paupières, de la cornée, de la sclérotique et de l'iris. C'est à l'oculiste que s'adressent les malades porteurs de lésions plus profondes et de paralysies musculaires Aussi, ne nous occuperons-nous ici que des cas qui intéressent notre spécialité.

Orbite. — La syphilis de l'**orbite** se traduit ordinairement par de la périostite. Celle-ci peut siéger primitivement aux bords de l'orbite, ou n'être que l'extension d'une lésion frontale de même nature. On en distingue deux formes : 1° la **périostite plastique**; 2° la **périostite gommeuse**. La première forme apparaît parfois dès la période secondaire, et doit être distinguée des hyperostoses du rebord orbitaire, lorsqu'elle donne lieu à un épaississement osseux de quelque importance. Les gommes du périoste évoluent simultanément vers la profondeur et vers la surface. Si elles ne régressent pas, elles finissent par s'ouvrir à la peau. Dans ce cas, la paupière présente un œdème considérable et reste immobile au-devant de l'œil. Lorsque le muscle releveur est demeuré longtemps inactif, on peut craindre une persistance plus ou moins marquée du ptosis. Quand il s'est produit une large perte de substance des téguments, la rétraction cicatricielle consécutive entraîne à sa suite de l'ectropion et de la lagophtalmie.

Ce sont moins les périostites plastiques que les gommes du périoste qui affectent les os. La tuméfaction du périoste et l'infiltration du tissu cellulaire de l'orbite peuvent simuler une tumeur orbitaire ; leurs symptômes sont en effet les mêmes. Elles siègent plus fréquemment à la paroi supérieure, plus rarement à la paroi interne, mince, constituée par l'ethmoïde. Elles donnent lieu à des névralgies et à des céphalées à exacerbations vespérales et nocturnes. Les douleurs sont augmentées par la palpation du rebord orbitaire. Un symptôme caractéristique de l'infiltration du périoste et du tissu cellulaire consiste dans la déviation du globe de l'œil. Quand la tumeur périostique siège à la partie antérieure de l'orbite, le globe oculaire est dévié latéralement; si, au contraire, elle affecte le fond de la cavité, l'œil est projeté en avant. Ce sont justement les néoplasmes gommeux qui atteignent des dimensions relativement grandes, au point que l'exophtalmie accompagne presque constamment les déviations latérales du globe. Un autre signe tout à fait spécial est constitué par la gêne des mouvements de l'œil dans un ou plusieurs sens. Cette gêne est souvent due à la simple déviation du globe oculaire, sans lésion musculaire quelconque. Mais pour peu que l'affection dure un certain temps, les muscles eux-mêmes sont atteints ; la perte de fonction qui en résulte est passagère ou irrévocable. Un traitement rapide arrive souvent à enrayer la marche du processus. Lorsque la gomme se ramollit, si l'os est encore sain, elle vient s'ouvrir ordinairement au niveau du rebord orbitaire. Si l'os est nécrosé, l'ouverture peut se faire dans les fosses nasales ou dans l'antre d'Highmore. Dans les cas où la perforation siège à la paroi supérieure de l'orbite, elle peut être suivie de méningite mortelle.

La **région palpébrale** est assez souvent le siège du chancre induré.

Chancre palpébral et conjonctival.

(Note additionnelle.)

N. A. — [Le chancre induré de cette région (**chancre palpébral**) ne diffère pas du chancre cutané. Il n'en est pas de même du chancre qui siège au **bord ciliaire** et surtout du **chancre conjonctival** dont nous signalerons les principaux caractères :

Le chancre du bord ciliaire est surtout remarquable par sa *dureté* vraiment cartilagineuse.

Le chancre conjonctival, s'il siège au grand angle de l'œil, se présente, comme le chancre ciliaire, sous la forme d'une nodosité rouge de surface, et de consistance cartilagineuse ; s'il siège au petit angle (angle externe), il présente l'aspect en *branche de compas*, branches dont le point de réunion est occupé par une rhagade.

Le **chancre conjonctival** peut siéger complètement sur la muqueuse palpébrale ou sur le globe oculaire (rare), c'est un chancre *étalé*.

Quand le chancre siège au grand angle de l'œil, l'adénopathie est sous-maxillaire. Lorsqu'il se trouve au petit angle, le bubon satellite est préauriculaire ou parotidien : quelquefois même, on observe non pas un seul ganglion tuméfié, mais une *chaîne ganglionnaire* pouvant aller jusqu'au creux susclaviculaire et peut-être au delà.]

Le bord palpébral et la conjonctive présentent aussi parfois des syphilides papuleuses. Quant aux gommes, elles donnent lieu à des infiltrations en nappe et la conjonctive prend alors l'aspect d'un trachome, par suite des néoformations granuleuses. On a rapporté des cas de gommes du cartilage tarse : c'est la tarsite syphilitique.

N. A. — [La **tarsite syphilitique** est constituée par un syphilome diffus du cartilage. On peut observer aussi dans ce dernier, surtout à la paupière inférieure, des gommes circonscrites simulant un chalazion et pouvant s'ulcérer.]

La conjonctive peut être envahie par des processus gommeux nés à la région palpébrale et présenter à leur suite des ulcérations et des pertes de substance.

Cornée — Les affections de la **cornée** s'observent au cours de la syphilis héréditaire sous forme de kératite interstitielle.

N. A. — [La **karatite interstitielle**, si fréquente dans l'hérédo-syphilis, peut s'observer aussi comme accident de la syphilis acquise, fait que les auteurs classiques ont longtemps passé sous silence (Voy. Traités nouveaux). M. le professeur Panas, dans son *Traité d'ophtalmologie*, en cite 37 cas, Elle paraît plus fréquente chez la femme que chez l'homme, de même que la kératite de l'hérédo-syphilis, mais, contrairement à cette dernière, elle est plus souvent unilatérale.

C'est un accident précoce (fin de la 1re année, 2e année). Ses débuts sont souvent insidieux ; la *restitutio ad integrum* serait plus aisée et plus fréquente que dans l'hérédo-syphilis. Enfin elle s'accompagne ordinairement d'iritis et très souvent de choroïdite. Le traitement mercuriel agit merveilleusement sur elle. (Voy. *Annales de dermat. et de syph.*, mars 1895, Trousseau.)]

Les affections de la cornée sont généralement associées

à des lésions de l'iris, du corps ciliaire et assez souvent aussi de la sclérotique

Cette dernière peut être le siège de gommes, soit primitives, soit secondaires, et provenant dans ce cas de lésions analogues du tractus uvéal. Ces gommes peuvent se ramollir et donner naissance à des ulcérations.

Iris. — L'**iritis** est aussi fréquente dans la période secondaire de la syphilis qu'elle est rare à la période tertiaire.

N. A. — [D'après la statistique du professeur Panas, 60 p. 100 des iritis sont syphilitiques, et la fréquence de cet accident chez les syphilitiques est de 4 à 5 p. 100.

L'iritis est la compagne des *syphilis malignes précoces*. Chez certains individus (alcooliques, vieillards), on peut la voir survenir au début des accidents secondaires, alors que le chancre induré existe encore. Chez les vieillards qui ont le malheur de contracter la syphilis, les attaques d'iritis présentent souvent un caractère de gravité tout à fait spécial. Le docteur Terson (*Traité de chirurgie* de Le Dentu et Delbet, t. V) a vu dans plusieurs cas une occlusion pupillaire double avec cataracte s'établir en quelques semaines malgré un traitement antisyphilitique intensif.]

On en a décrit plusieurs formes. La plus bénigne est la **forme séreuse**. Elle présente comme symptômes de la photophobie, une injection périkératique modérée, une légère décoloration de l'iris et la présence d'une desquamation épithéliale à la paroi postérieure de la cornée. La pupille réagit encore à la lumière, et l'amas formé par la desquamation cellulaire au bas de la chambre antérieure prend souvent la forme d'un triangle à sommet supérieur.

La deuxième forme, ou **iritis plastique**, s'accompagne d'une injection périkératique plus marquée; en même temps, la décoloration de l'iris est plus nette et ses stries sont moins apparentes. Le tissu irien devient plus mou ; la réaction pupillaire est presque nulle et la périphérie de la pupille contracte des adhérences avec la capsule antérieure du cristallin. Dans certains cas, il se forme au-devant de la pupille une pseudo-membrane qui l'obture. Fréquemment aussi, la face postérieure de la cornée se recouvre d'exsudats fibrineux.

La troisième forme est l'**iritis papuleuse** ou végétante. Elle se distingue par des granulations du volume d'un grain de mil, situées au bord ciliaire de l'iris. Elles naissent du tissu irien et ont une coloration jaune rougeâtre (planche XLIII a). Dans cette forme, l'injection périkératique et les synéchies postérieures sont ordinairement plus prononcées. Les autres symptômes sont les mêmes que ceux de l'iritis plastique.

Si le traitement n'est pas institué rapidement, il peut se produire de graves lésions, telles que des adhérences [cristalliniennes], l'occlusion de la pupille, etc., etc.

N. A. — [Les trois formes de l'iritis décrites par Mracek peuvent être observées ; mais, tandis que la forme plastique est la plus commune dans la syphilis acquise, la forme séreuse est la plus fréquente dans l'hérédo-syphilis.

Aux formes précédentes, on peut ajouter une quatrième variété : la forme **irido-ciliaire gommeuse**.]

Nous passons sous silence les affections spécifiques de la choroïde, du corps ciliaire, du corps vitré, de la rétine et du nerf optique, qui sont en effet du domaine de l'ophtalmologie.

Syphilis du système nerveux central.

Etiologie de la syphilis cérébrale.

(Note additionnelle).

[Fréquence. — Sur 3429 cas de syphilis tertiaire quelconque observés par le professeur Fournier, 631 fois l'encéphale a été touché, soit dans *plus d'un sixième des cas*, ce qui est déjà une forte proportion, vraisemblablement encore au-dessous de la réalité.

Age de la syphilis — Les accidents cérébraux peuvent se développer à tout âge de la syphilis. Ils peuvent être très précoces (première année de l'infection) comme très tardifs (plus de trente ans après le chancre). Mais leur maximum de fréquence s'observe de la troisième à la dix-huitième année de la diathèse au moins d'après la statistique du professeur Fournier, et principalement (deux tiers des cas) *de la troisième à la dixième année.*

Causes adjuvantes. — Il n'y en a quelquefois aucune; cependant, dans un certain nombre d'observations, on trouve nettement indiquée l'une ou l'autre des causes suivantes :

a. Névropathie héréditaire (nervosisme).

b. Surmenage cérébral (intellectuel).

c. Excitation cérébrale de causes morales (soucis, émotions, etc.).

d. Excitations cérébrales toxiques ou physiques (alcool, excès vénériens). Les traumatismes crâniens ont été aussi invoqués (Tarnowsky).

Forme de la syphilis. — Neuf fois sur dix les accidents cérébraux s'observent à la suite de *syphilis primitivement bénignes* (moyennes ou même à peu près nulles comme quantité et qualité dans les accidents secondaires).

Traitement antérieur. — La statistique du professeur Fournier met ce fait bien en lumière : sur 100 cas de syphilis cérébrale, il y en a 95 où le traitement spécifique antérieur a été nul ou insuffisant. Donc la syphilis cérébrale *serait 19 fois plus fréquente* chez les malades *non traités ou insuffisamment traités.*]

Les manifestations de la syphilis sur le *système nerveux central* donnent lieu à une telle diversité, à un si grand luxe de symptômes, qu'il est souvent difficile d'en faire le diagnostic étiologique. Il n'existe guère, en effet, dans toute la pathologie nerveuse, de symptôme qui ne puisse être sous la dépendance d'une lésion syphilitique. C'est par la connaissance des antécédents et la coexistence d'accidents spécifiques d'autres organes qu'on arrive à poser le diagnostic causal. Ces manifestations appartiennent ordinairement aux formes tardives de la syphilis et la plupart se développent de cinq à dix ans après l'infection. Pour se faire une idée générale de ce vaste groupe d'affections, il ne faut pas oublier que les processus qui aboutissent en dernier lieu à la destruction partielle ou totale de la substance nerveuse peuvent avoir des origines multiples.

Ainsi les lésions des os peuvent se propager à la *dure-mère* et de là au cerveau.

N. A. — [Ces lésions des os, transmises à la masse encéphalique, constituent la **syphilis cérébrale indirecte** (Fournier). Leur histoire est celle de la syphilis osseuse crânienne.]

Inversement, les gommes de la dure-mère peuvent envahir les os et les *méninges molles*. Celles-ci sont parfois aussi le siège de gommes ou de lésions inflammatoires chroniques qui retentissent secondairement sur la substance cérébrale.

N. A. — [A ce point de vue, les lésions que l'on rencontre dans la syphilis cérébrale peuvent se diviser en deux groupes :

Premier groupe : lésions *spéciales*, propres, primitives, syphilitiques en un mot (ex. : gommes, artérite, etc.).

Deuxième groupe : lésions *communes, secondaires*, (ex. : ramollissement) ; ces dernières sont de beaucoup les plus importantes au point de vue du pronostic, car elles ne sont plus justiciables du traitement ; elles sont permanentes.]

Mais la cause la plus fréquente des altérations réside dans les lésions artérielles. Les symptômes présentés par les malades varient avec le siège et l'étendue des lésions nerveuses provoquées par ces divers processus.

Enveloppe du cerveau. — Les lésions syphilitiques *des enveloppes du cerveau*, caractérisées par de la méningite exsudative chronique, scléreuse, hyperplastique, sont rarement isolées ; sous cette forme, elles s'accompagnent ordinairement de productions gommeuses. Ces dernières siègent de préférence au voisinage des artères et des nerfs crâniens.

N. A. — [Outre ce siège de prédilection au niveau de la partie moyenne de la base du cerveau, les lésions méningées s'observent encore fréquemment au niveau de la fosse sylvienne et à la convexité des hémisphères, dans la région des centres moteurs.]

C'est pourquoi les nerfs crâniens se trouvent souvent enclavés dans les exsudats développés au niveau de l'espace sous-arachnoïdien. Quant aux lésions inflammatoires des méninges, elles se diffusent sur des surfaces plus ou moins étendues et déterminent des symphyses méningées ou méningo-cérébrales. Ces adhérences sont parfois le siège de gommes caséifiées. Ces lésions inflammatoires sont, comme les gommes, susceptibles de s'étendre au cerveau jusqu'à la substance blanche. Les nerfs crâniens compris dans les lésions de la base sont le chiasma du nerf optique, le moteur oculaire commun, le trijumeau, le facial, le moteur oculaire externe, le pathétique, le glosso-pharyngien, le pneumogastrique, le spinal et le grand hypoglosse.

Les **gommes intracérébrales** atteignent parfois des dimensions considérables et, comme les autres néoplasmes, donnent lieu à des symptômes variables suivant leur siège. Ces gommes peuvent envahir de grandes surfaces de l'écorce, des portions étendues de la substance blanche et des pédoncules, tout en respectant les méninges.

Artères cérébrales. — Les lésions des *artères cérébrales* (**endartérite syphilitique**), dont nous avons déjà parlé, sont extrêmement importantes.

N. A. — [L'**artérite syphilitique** affecte deux sièges principaux :

1° La carotide interne avec son bouquet de branches et, au premier rang, l'artère sylvienne.

2° Le tronc basilaire avec ses branches afférentes (vertébrales) et efférentes (cérébrales postérieures).

Rappelons que ces lésions sont souvent bilatérales, symétriques et segmentaires.]

Cette importance varie cependant avec les rameaux artériels lésés, suivant qu'ils sont terminaux ou non. L'oblitération d'une artère est suivie de troubles trophiques dans la portion de substance cérébrale qu'elle irrigue. Ils consistent en foyers de ramollissement et d'hémorragies pouvant causer des désordres plus ou moins considérables.

En résumé, il se produit soit des foyers de ramollissement comme on en peut observer aux ganglions de la base, à la protubérance annulaire, au bulbe rachidien par exemple, soit de simples troubles ischémiques au cas où la circulation collatérale finit par se développer.

Ce sont ces lésions anatomiques, que nous n'avons fait qu'esquisser, qui présentent les symptômes les plus divers. La gravité de l'affection se traduit en première ligne par de la céphalée, de l'insomnie, des accès de vertige, des troubles mentaux, etc., etc. Les lésions localisées, gommes ou foyers ramollis, donnent lieu suivant leur siège à des paralysies ou à des troubles sensitifs.

Les **troubles psychiques** n'ont souvent aucun substratum anatomique ; ils sont le fait alors d'une déchéance cérébrale dépendant soit d'un affaiblissement organique général lié à la gravité de la lésion première, soit de désordres locaux.

L'écorce cérébrale peut être le siège de gommes ou de foyers de ramollissement consécutifs à une artérite oblitérante d'une branche importante, telle que la sylvienne.

N. A. — [A côté des **gommes cérébrales** dont le siège périphérique, c'est-à-dire au niveau de l'écorce, est le plus fréquent (3/4 des cas, surtout partie moyenne et antérieure de la base), il faut citer l'**encéphalite scléreuse**, tantôt sous forme de sclérose disséminée ou multiloculaire, tantôt sous forme de sclérose diffuse (méningo-encéphalite ordinairement) rappelant la péri-encéphalite diffuse des aliénés, qui tient évidemment sous sa dépendance une bonne partie sinon la totalité des troubles psychiques énumérés plus haut par l'auteur.]

Dans ce cas, le ramollissement peut affecter les centres moteurs des membres et de la face, celui du langage articulé, de même que les zones sensitives, et porter une grave atteinte aux facultés psychiques.

Tantôt les paralysies s'étendent progressivement à divers groupes musculaires, tantôt elles frappent d'un seul coup toute une extrémité. Dans un certain nombre de cas, on observe de l'épilepsie corticale avec ses phases de convulsions toniques et cloniques localisées à certains muscles ou parfois étendues à toute une région du corps. Ces convulsions s'accompagnent de perte de connaissance.

Aux troubles précédents vient souvent s'ajouter une aphasie ordinairement passagère.

Les *lésions du* **cervelet** sont analogues à celles du cerveau. Leurs symptômes consistent en troubles de l'équilibre, céphalées fréquentes et violentes, accès de vertige et signes de compression.

On voit par ce qui précède que les lésions syphilitiques du cerveau n'ont pas une symptomatologie spéciale.

Formes cliniques. — Évolution. — Marche de la syphilis cérébrale.

(Note additionnelle).

[Dans ses remarquables *Leçons sur la syphilis du cerveau* (Paris, 1879), le professeur Fournier a classé les divers symptômes de ce Protée pathologique en *six formes initiales* importantes à connaître parce qu'elles constituent, isolées ou associées, les signes prodromiques qui doivent attirer l'attention du médecin. Ce sont les formes *céphalalgique, congestive, convulsive, aphasique, mentale, paralytique*, dont nous allons résumer ci-après les principaux caractères.

1° Forme céphalalgique. — Forme précoce, existant dans les deux tiers des cas, constituée par une **céphalée profonde**, gravative, constrictive ou en coups de marteau, circonscrite (région fronto-pariétale) ou diffuse, ordinairement intense, tenace, récidivante, résistante aux « calmants » et souvent à exacerbations nocturnes ;

2° FORME CONGESTIVE. — Consiste en phénomènes congestifs tantôt passagers, tels que : étourdissements et vertiges, troubles des sens (yeux, ouïe), **troubles subits et fugaces** de la motilité, de l'intelligence (absences), etc., tantôt permanents et constituant un **état de malaise cérébral constant.** Ces phénomènes précédents sont alors ordinairement suivis d'accidents ultérieurs tels que : épilepsie, **troubles intellectuels variés**, paralysies, mais ils peuvent aussi rester pendant longtemps comme seules manifestations de la syphilis cérébrale ; dans ce cas viennent s'adjoindre à eux deux groupes de symptômes représentés par des paralysies avortées (partielles, incomplètes, transitoires et par des ictus congestifs, les uns résolutifs, les autres apoplectiformes ; ces ictus sont sujets aux récidives et aboutissent ordinairement à des paralysies (Voy. *Forme paralytique*, p. 138).

Il faut ajouter à cette forme congestive le **coma précoce** pouvant être le premier signe d'une syphilis cérébrale qu'on pourrait qualifier de maligne ou pernicieuse.

3° FORME ÉPILEPTIQUE. — Très fréquente, caractérisée par une **épilepsie partielle** avec conscience, la concomitance de phénomènes cérébraux attestant une lésion locale de l'encéphale, et son début à un âge tardif (après vingt-cinq ans) et sa curabilité par le traitement spécifique (distinction d'avec épilepsie parasyphilitique).

4° FORME APHASIQUE. — Accompagne ordinairement d'autres phénomènes, d'où résultent des associations morbides au nombre de quatre principales :

a. Aphasie associée à forme congestive.
b. — — à paralysies motrices du côté droit.
c. — — à phénomènes épileptiques.
d. — — à glossoplégie.

Cette aphasie présente tous les caractères de l'**aphasie vulgaire.**

5° FORME MENTALE. — Les désordres psychiques qui la constituent sont tantôt d'ordre *dépressif* : **dépression intellectuelle** simple (amnésie), hébétude avec incohérence, tantôt d'ordre *excitatoire* : **folie syphilitique.**

Il faut rattacher à cette forme la **pseudo-paralysie générale** (Fournier), qui se distinguerait de la paralysie générale vraie par les caractères suivants :

a. Fréquence d'ictus apoplectiformes au début.

b. Obscurcissement plutôt que destruction de l'intelligence.

c. Rareté de la satisfaction, du délire ambitieux et des idées de grandeur.

d. Rareté du tremblement de la langue et des lèvres.

e. Fréquence des troubles paralytiques.

f. Curabilité, au moins relative.

6° Forme paralytique. — Elle peut être consécutive aux formes précédentes, dont elle est d'ailleurs l'aboutissant naturel, mais aussi primitive. Les phénomènes initiaux paralytiques peuvent être divisés en trois groupes : les *paralysies crâniennes*, les *monoplégies*, l'*hémiplégie*.

α. Les **paralysies crâniennes**, au point de vue de la fréquence des nerfs frappés, forment quatre groupes :

a. Premier groupe, affecté avec prédilection : nerfs moteurs oculaires.

b. Deuxième groupe, moins fréquemment lésé : facial et grand hypoglosse, auditif et optique.

c. Troisième groupe, rarement atteint : olfactif et trijumeau.

d. Quatrième groupe, exceptionnellement pris : IXe, X^e^ et XIe paires.

Les **paralysies oculaires** ont souvent un début insidieux ; elles sont très souvent *incomplètes* et *partielles* (IIIe paire). Il peut y avoir coexistence de plusieurs paralysies. « Une paralysie oculaire est en quelque sorte la signature de la vérole sur l'œil d'un malade. » (Ricord.)

La névrite optique n'est pas incompatible avec la conservation de l'acuité visuelle ; aussi l'examen ophtalmoscopique doit-il toujours être pratiqué.

β. Les **monoplégies** ne sont souvent que des parésies transitoires, exceptionnellement des paralysies vraies persistantes.

γ. Les **hémiplégies** sont soit des hémiplégies syphilitiques proprement dites, soit des hémiplégies syphilitiques indirectes (ramollissement). Elles sont ordinairement précédées de prodromes (céphalée, troubles congestifs, moteurs [hémiplégies passagères], sensoriels, sensitifs). Elles débutent tantôt soudainement (ictus apoplectiforme ou ictus résolutif), tantôt d'une façon progressive (quelquefois par monoplégies successives. Elles sont fréquemment incomplètes, partielles ou très inégales.

La sensibilité est ordinairement respectée. Signalons la concomitance possible de paralysies crâniennes. Un caractère important de ces paralysies est leur apparition à un âge relativement jeune, ordinairement au-dessous de quarante-cinq ans.

— A côté de ces formes initiales, le professeur Fournier décrit encore des formes *vagues* — *compliquées* (lésions médullaires) et des *accidents de localisation* (syndrome glosso-labio-laryngé, hémichorée, polydipsie, etc., etc.

Évolution ultérieure de ces formes. — Elle varie suivant que le traitement intervient ou n'intervient pas. Dans le premier cas, il y a ou guérison complète avec reliquats ou limitation des lésions.

Dans le second (traitement nul ou insuffisant), ou la maladie se confirme dans sa forme primitive (formes localisées), ou elle s'étend (formes expansives).

Les troubles intellectuels sont ceux qui sont le moins influencés par le traitement spécifique (les malades restent ordinairement « des simples d'esprit »).

Formes ultimes. — Les formes ultimes auxquelles aboutissent les formes précédemment citées peuvent se réduire à deux types :

a. Type du **ramollissement cérébral chronique** (état post-hémiplégique, « état d'enfance »).

b. Type de **démence paralytique** (gâtisme).

Dénouement. — « Avec la vérole, tout est possible comme guérison, même l'impossible », a dit Ricord. En somme, il peut y avoir :

a. Guérison complète ou avec reliquats.

b. Survie avec infirmités définitives.

c. Mort à échéance variable, ordinairement rapprochée et due à l'une des causes suivantes : cachexie progressive, ictus aploplectiforme, méningo-encéphalite aiguë, maladie intercurrente.

Pronostic. — En bloc, sur 90 cas, le professeur Fournier compte :

43 cas heureux, dont 30 de guérison véritable.

47 cas malheureux, dont 14 morts.

Le pronostic varie évidemment :

1° Avec les *formes*, dont les plus graves sont d'abord les formes mentales, puis les formes congestives ;

2° Avec le *traitement*.

Il faut tenir compte aussi de la fréquence des récidives

et des recrudescences qui peuvent se produire, même en plein traitement.]

Dans certains cas, cependant, elles constituent par leur ensemble un véritable type morbide qui se traduit par un complexus symptomatique vraiment caractéristique. C'est ce que l'on observe dans la syphilis de la base. Les *nerfs crâniens* sont atteints par les lésions des os qu'ils traversent ; l'infiltration gommeuse envahit le névrilemme, d'où dégénérescence des fibres nerveuses. Les paralysies qui en résultent sont les conséquences les plus importantes de la syphilis de la base du cerveau, et les nerfs optiques sont le plus fréquemment atteints.

Les gommes du **pédoncule cérébral** ou de la **protubérance annulaire** se traduisent par des paralysies croisées des membres, associées à des paralysies directes des nerfs crâniens, notamment du moteur oculaire commun, du moteur oculaire externe et du facial.

Les lésions des artères de la **base**, de même que les gommes de cette région, donnent lieu à une symptomatologie très compliquée, particulièrement à des paralysies des nerfs crâniens. Lorsqu'il s'agit de gommes ou de foyers de ramollissement d'une certaine étendue, celles-ci sont toujours associées à des paralysies des membres. Aussi, quand on se trouve en présence de symptômes paralytiques, importe-t-il de rechercher si ces symptômes sont sous la dépendance de lésions des nerfs dans leur trajet intracérébral ou en dehors du cerveau.

Moelle épinière. — Les lésions syphilitiques de la moelle épinière, qu'elles lui soient propagées ou qu'elles se développent dans les méninges rachidiennes, se manifestent par des productions gommeuses limitées ou par de la méningite scléreuse. Les foyers de ramollissement médullaire correspondants peuvent n'intéresser qu'une portion de la substance blanche périphérique ou s'étendre aussi à la substance grise.

Ils empruntent les tableaux cliniques des méningomyélites et des myélites, tableaux qui varient avec l'importance et le nombre des parties lésées.

Syphilis de la moelle épinière.

(Note additionnelle)

[Anatomie pathologique. — La moelle et les méninges rachidiennes peuvent être intéressées par des lésions osseuses syphilitiques des vertèbres (Portal, *Mal de Pott syphilitique*, 1797) : c'est la *syphilis médullaire indirecte*, en somme rare.

Plus ordinairement, les lésions s'y développent d'emblée : c'est la *syphilis médullaire directe*, vraie.

Ici, de même que dans la syphilis cérébrale, les lésions sont de deux ordres : les unes *spécifiques*, ce sont les altérations vasculaires, méningées et myélitiques scléro-gommeuses ; les autres banales, *secondaires* aux premières, comprennent les hémorragies, le ramollissement, les dégénérescences secondaires.

Nous signalerons *l'importance des lésions vasculaires* (**artérite** et **phlébite**), que la plupart des auteurs considèrent comme constituant les altérations primitives (Déjerine et Sottas, *Soc. de biol.*, 1893 ; Sottas, thèse de Paris, 1894) et la rareté des gommes de la moelle.

On peut dire, en outre, que, d'une façon générale et en ne tenant pas compte des variétés exceptionnelles, les lésions de la syphilis médullaire répondent aux deux types suivants :

1° Dans les cas aigus et récents : **méningo-myélite aiguë embryonnaire** soit circonscrite en plaques, soit diffuse et plus ou moins généralisée ;

2° Dans les formes dites chroniques : **méningo-myélite chronique scléreuse** ordinairement **circonscrite** (méningo-myélite transverse lombo-dorsale) et n'étant probablement, le plus souvent, qu'un stade ultérieur de l'évolution du premier type.

Signalons enfin la coexistence fréquente de lésions de même ordre en d'autres points de l'axe cérébro-spinal (bulbe, cerveau, etc.) (« syphilis tigrée du système nerveux », Charcot).

Ouvrages à consulter : Sottas, *Contrib. à l'étude anat. et clin. des paral. spin. syph.*, thèse de Paris, 1894. — Lamy, *Les Méningo-myél. syph.*, thèse de Paris, 1893.

Symptomatologie. — Au point de vue clinique, la *classification des différentes formes* de la syphilis médullaire présente une certaine difficulté, tant est grande la variété qu'elles affectent. Nous ne pouvons ici que donner un aperçu des formes les plus communes. La plupart des auteurs, se basant sur l'évolution rapide ou lente du processus, distinguent des formes *aiguës* et des formes *chro-*

niques. Dans les unes, comme dans les autres, c'est la *paraplégie* qui domine la scène morbide.

1° Formes aigues. — Elles se montrent ordinairement chez des malades dont la syphilis est récente (première année). Voici le tableau que présente la **myélite aiguë syphilitique** dans l'immense majorité des cas. Quelquefois, à la suite de symptômes *prodromiques* toujours de courte durée et parmi lesquels la rachialgie à exacerbations nocturnes (Charcot) tient la première place, d'autres fois *subitement* (ictus médullaire), la **paraplégie** s'établit. Quand les deux membres ne sont pas frappés simultanément, l'affection se complète en peu de jours. Cette paraplégie est flasque, *les réflexes rotuliens sont abolis*, *les sphincters sont paralysés*. Les troubles de la *sensibilité* existent d'habitude plus ou moins marqués. Rapidement apparaissent des *escarres* (sacrum, trochanters), de la *fièvre*, et la mort survient à bref délai.

Ce tableau est en somme celui de la myélite aiguë dorso-lombaire telle qu'on l'observe à la suite, par exemple, de fractnres du rachis avec lésion médullaire.

Si le traitement intervient très rapidement et très énergiquement, on peut obtenir la guérison complète, mais le malade n'est pas, loin de là, à l'abri des récidives. Malheureusement, ce n'est qu'une exception : plus souvent, quand la mort n'arrive pas très rapidement, la terminaison fatale n'est que retardée : les lésions se transforment, la paraplégie devient spasmodique par dégénérescence secondaire ; on a en somme affaire à une myélite chronique avec toutes ses conséquences.

2° Formes chroniques d'emblée. — Le type clinique ordinaire est celui qui a été désigné sous les noms divers de: **myélite transverse syphilitique** (Vulpian, Charcot, etc.) ; **paraplégie spinale spasmodique syphilitique** (Erb, 1892) ; **paraplégie syphilitique commune** (Gilles de la Tourette, 1893).

Sa date d'apparition est beaucoup plus tardive d'ordinaire que celle de la myélite aiguë. On peut distinguer deux périodes principales : de début, d'état.

a. La *période de début*, quelquefois très longue, et que l'on pourrait appeler période prodromique, est constituée par des troubles, très importants à connaître, de la sensibilité, de la motilité, des organes génito-urinaires, dont voici les plus communs :

α. Troubles de la sensibilité : troubles paresthésiques divers (engourdissements, fourmillements, etc., dans les jambes et les pieds) ; douleurs rachidiennes (très rarement violentes) : rachialgie nocturne, douleur en ceinture.

β. Troubles moteurs : faiblesse des jambes, fatigue précoce, tremblement ; quelquefois déjà hyperexcitabilité des réflexes.

γ. Troubles urinaires et génitaux : troubles de la miction (ordinairement rétention) ; troubles génitaux : exaltation, *dépression* ordinairement.

Ajoutons-y la constipation.

Il est possible que les choses en restent à ce point.

b. La *période d'état* est marquée par la persistance ou même l'augmentation des phénomènes de la période de début.

Les symptômes principaux constatés chez les malades sont :

1. De l'exagération constante des réflexes rotuliens.

2. De la trépidation épileptoïde (phénomène du pied) pouvant aller jusqu'à la contracture.

3. Une impotence fonctionnelle plus ou moins marquée et due plus à la contracture (exagérée par les mouvements) qu'à la paralysie.

Il est en effet remarquable de voir le contraste qui existe entre l'impotence fonctionnelle obligeant parfois les malades à garder le lit, et la conservation plus ou moins complète de la puissance musculaire, fait d'ailleurs bien observé par Erb.

4. L'absence ordinaire de troubles trophiques (pas d'escarres, pas d'atrophie musculaire notable).

Notons enfin la fréquence de la prédominance des symptômes dans l'un des membres, le droit le plus souvent, et la possibilité de troubles cérébraux et bulbaires concomitants, tels que paralysies du moteur oculaire commun (ptosis, mydriase, etc.).

Au point de vue de l'évolution ultérieure de cette affection, les points capitaux à signaler sont la chronicité et la possibilité de l'amélioration, spontanée ou par suite du traitement spécifique. Disons tout de suite que la guérison complète est rare et que même l'amélioration sous l'influence du traitement ne doit être espérée que lorsqu'on agit à une époque assez rapprochée du début. Plus tard, le traitement ne peut plus guère agir qu'en empêchant la formation de nouveau tissu de sclérose.

Pronostic. — Le pronostic doit être envisagé pour la myélite aiguë et pour la myélite chronique d'emblée. Pour la première, le pronostic est très sombre *quoad vitam*, mais la guérison complète est possible, quoique rare. Pour la seconde, le pronostic *quoad vitam* est bon, mais la guérison complète et même une amélioration très notable ne doivent pas être espérées, au moins par le médecin. Enfin, la possibilité de retours agressifs de la syphilis en d'autres points de l'axe cérébro-spinal assombrit encore le pronostic.

Autres formes de la syphilis médullaire. — Les deux formes dont nous venons de donner plus haut un tableau raccourci, et qui sont les plus fréquentes, correspondent anatomiquement au siège maximum des lésions à la région dorsale de la moelle. On comprendra facilement que le tableau diffère selon que le maximum d'intensité des altérations a pour centre soit la région cervicale (**quadriplégie**) soit la région lombaire (troubles trophiques plus intenses, **paraplégie toujours flasque**,) soit encore un côté de la moelle (**syndrome de Brown-Séquard**). Il y a en outre des formes *pseudo-systématiques* (**pseudo-tabes, pseudo-sclérose latérale, pseudo-sclérose en plaques, forme amyotrophique, forme bulbaire**) et des formes *spéciales* liées à la localisation sur les méninges (pachyméningite cervicale) ou sur la moelle seule (gommes de la moelle).]

Il nous reste encore, dans le domaine de la syphilis, à signaler les affections tabiformes, dans la symptomatologie desquelles font souvent défaut la perte du réflexe pupillaire et l'atrophie du nerf optique.

N. A. [Ce **pseudo-tabes syphilitique**, une des formes les plus fréquentes des myélites syphilitiques pseudo-systématiques que nous avons signalées page 144, peut représenter assez fidèlement le **tabes** vrai. Mais le plus souvent on observe ce que l'on appelle le **tabes** *combiné*, c'est-à-dire une association de l'élément spasmodique et de l'élément tabétique en proportions variables suivant les cas.]

Dans ces cas de **tabes**, il est toujours bon de ne pas trop donner d'espoir aux malades avant de les avoir longtemps observés et d'avoir constaté chez eux les effets du traitement spécifique. Quant au tabes classique, si fréquent chez les syphilitiques, on ne peut constater qu'une chose, c'est qu'il a succédé à la syphilis : on ignore encore la nature des rapports qui unissent ces deux affections.

Affections nerveuses parasyphilitiques.

(Note additionnelle).

[A côté du **tabes dorsalis**, il faut citer parmi les affections nerveuses qui, comme lui, ont des connexions étiologiques étroites avec la syphilis (acquise ou héréditaire), sans être pour cela influencées en rien par le traitement spécifique (*affections parasyphilitiques du professeur Fournier*) :

1. La **paralysie générale vraie** (méningo-périencéphalite diffuse) dont les symptômes et les lésions sont d'ailleurs souvent associés à ceux du tabes ;

2. L'**épilepsie parasyphilitique** (Fournier), différente de l'épilepsie idiopathique par son début *tardif* (sauf dans les cas de syphilis héréditaire) et les antécédents de syphilis constatés chez les sujets qui en sont atteints, et de la *forme épileptique de la syphilis cérébrale* par sa persistance à l'état de symptôme isolé, sa résistance au traitement antisyphilitique, tandis que le traitement bromuré exerce sur elle une bienfaisante action ;

3. L'**hystérie parasyphilitique** ;

4. La **neurasthénie parasyphilitique**. Cette dernière affection est une compagne assez fréquente de la syphilis. Elle peut survenir non seulement au moment des accidents secondaires, mais encore tardivement (troisième, quatrième année et même plus tard). Dans ce dernier cas, elle affecte ordinairement une des formes suivantes :

a. Céphalée neurasthénique ;

b. c. Neurasthénie à formes : médullaire, cérébrale ;

d. Formes vagues (état de langueur asthénique).

a. La **céphalée neurasthénique** doit être diagnostiquée des céphalées secondaires ou dues à la syphilis cérébrale. Son caractère *diurne*, la douleur moins grande à laquelle elle donne lieu, sa résistance au traitement mercuriel et ioduré sont les grands points du diagnostic différentiel.

b. La **neurasthénie médullaire** ou myélasthénie peut se manifester sous les apparences du tabes. C'est le *pseudotabes neurasthénique* dans lequel les réflexes sont ou normaux ou légèrement exagérés, les pupilles normales, les sphincters indemnes.

c. La **neurasthénie cérébrale** (cérébrasthénie) peut simuler les diverses formes d'encéphalopathies syphilitiques. Elle s'accompagne d'un luxe inusité de symptômes parmi lesquels font défaut les grands symptômes organiques de la syphilis cérébrale. De plus, comme le dit M. le professeur Fournier, ce ne sont que des symptômes de décor (faux troubles intellectuels et moteurs).

d. Les **formes vagues**, qui sont très fréquentes, sont difficiles à rattacher à un type quelconque. Citons parmi elles une variété mentale qui est loin d'être rare : la **syphilophobie**.]

Les **racines des nerfs** et la *queue-de-cheval* peuvent être atteintes de névrite soit secondaire (méningite), soit primitive (nerf moteur oculaire commun).

Citons, pour terminer, certaines affections des *nerfs périphériques* liées à la syphilis.

N. A. — [Outre ces **mononévrites** toxiques de la période secondaire, et qu'un examen attentif fera facilement distinguer des névrites liées à une périostite ou à une exostose (névrites par compression), nous devons signaler ici la possibilité de **polynévrites syphilitiques** avec amyotrophie, pouvant en imposer au premier abord pour une méningo-myélite diffuse. Ces polynévrites devront aussi être diagnostiquées des **polynévrites mercurielles** dont MM. Spillmann et Etienne de Nancy ont rapporté des exemples (*Congrès neur. de Bordeaux*, août 1895).]

On les observe dans les territoires du trijumeau, du facial et des nerfs des membres aussi : le cubital, par exemple, et le sciatique. Elles consistent ordinairement en troubles de la sensibilité qui parfois se traduisent par de violentes douleurs et peuvent être suivis de troubles moteurs, voire même trophiques. Quoi qu'il en soit, leur pronostic est généralement favorable, et nous en avons obtenu plusieurs guérisons complètes par le traitement antisyphilitique. Au cas où la maladie est longtemps abandonnée à elle-même, elle peut être suivie d'atrophie musculaire et de paralysie persistante.

IV

SYPHILIS HÉRÉDITAIRE.

Mode de transmission de la syphilis héréditaire.

On appelle *syphilis héréditaire ou congénitale* la syphilis transmise au fœtus pendant la vie intra-utérine. L'œuf peut être infecté dès la conception, quand les cellules génératrices de l'un ou de l'autre conjoint sont imprégnées du virus morbide (*mode de transmission dit germinal*). Un autre mode de transmission consiste dans l'infection du produit de la conception, au cours de la vie fœtale. Il n'est guère possible d'établir à ce sujet des lois d'hérédité invariables. (Voy. *Modes de contagion de la syphilis*, p. 2.)

1° Quand les deux parents sont syphilitiques avant la conception, l'infection du produit est d'autant plus probable que la syphilis est chez eux de date plus récente.

N. A. — [C'est ce qu'on appelle l'**hérédité mixte**. Au point de vue des chances de transmission de la maladie au produit de conception, il faut tenir compte non seulement de l'âge de la syphilis, mais encore de la date des derniers accidents ; on voit en effet, chez certains syphilitiques, les manifestations secondaires persister quelquefois pendant fort longtemps et prolonger d'autant la période virulente de la maladie.]

Les chances de transmission commencent ordinairement à diminuer à partir de la quatrième année après l'infection : mais elles peuvent exister encore au bout de quatorze à quinze ans. Ce n'est pas seulement aux époques où ils présentent des accidents syphilitiques, mais encore dans les périodes intercalaires, que les parents peuvent engendrer des enfants atteints de syphilis.

2° La syphilis de la mère est celle qui se transmet le plus facilement au fœtus (**infection ovulaire**).

N. A. — [Cette syphilis de la mère peut être une syphilis acquise ou une syphilis conceptionnelle antérieure. Dans ce dernier cas, la mère peut transmettre à l'enfant qu'elle a d'un second mari la syphilis qu'elle tient d'une première fécondation par un père syphilitique : c'est la **syphilis héréditaire par imprégnation.**]

L'âge de la syphilis de la mère jouit encore dans ce cas d'une importance capitale. En effet, une mère en puissance de syphilis jeune transmet toujours ou presque toujours la maladie à son enfant ; au contraire, une mère dont la vérole est de vieille date peut, entre deux enfants syphilitiques, donner naissance à un enfant relativement sain.

3° Quand la mère a été infectée pendant la grossesse, l'infection peut se transmettre au fœtus, par la voie placentaire. Cette infection, dite **post-conceptionnelle**, suppose au préalable celle du placenta.

N. A. — [La syphilis transmise ainsi au fœtus est une vraie infection congénitale. Elle constitue la **syphilis héréditaire secondaire** de Balzer, l'**hérédo-contagion par infection in utéro**, de Besnier et Doyon. La transmission au fœtus n'a pas lieu dans tous les cas. Plus la contamination de la mère s'est produite à une date avancée de la grossesse, plus augmentent les chances de non-infection du fœtus.]

4° De nombreuses observations ont permis d'établir qu'un père syphilitique peut, lors de la fécondation, transmettre la syphilis au produit de conception (**infection spermatique**).

N. A. — [Cette hérédité paternelle est basée sur les quatre témoignages suivants (Fournier) :

1° Etat hérédo-syphilitique d'enfants issus d'un père syphilitique et d'une mère saine ;

2° Fréquence excessive des avortements dans les ménages où le père seul est syphilitique ;

3° Dans ces mêmes ménages, tendance aux avortements enrayée par le traitement spécifique du père ;

4° Preuves indirectes, dérivant de la syphilis conceptionnelle.

L'ovule syphilisé par le spermatozoïde (**syphilis héréditaire primitive** de Balzer, **hérédité de fécondation** de Besnier et Doyon) transmet l'infection à la mère par osmose placentaire. C'est en somme l'inverse de ce qui se produit quand la mère transmet au fœtus l'infection qu'elle reçoit après la conception. Cette syphilis conceptionnelle qui se manifestera immédiatement, tardivement ou pas du tout, a été niée et attribuée à un chancre interne (péritonéal, tubaire, etc...). Cette objection tombe devant ce fait que le sperme, n'étant pas contagieux comme liquide inerte, ne peut l'être que comme agent fécondant, et il l'est puisque l'enfant procréé naît souvent syphilitique.]

Lorsque la maladie du mari s'est transmise à la femme par la voie conceptionnelle, la mère est immunisée par la gestation du fœtus syphilitique : elle pourra, dans la suite, allaiter et soigner son enfant sans courir aucun danger de contagion (**loi de Colles**).

N. A. — [Cette loi se trouve formulée pour la première fois dans le *Précis des maladies vénériennes* publié à Lyon en 1840 par Baumès, chirurgien de l'Antiquaille, qui l'a exprimée ainsi : « Une mère ayant porté dans son sein un enfant syphilitique qui doit l'infection au sperme de son père, ne contracte pas généralement, en nourrissant son propre enfant, la maladie syphilitique, comme pourrait la contracter une nourrice étrangère. » Elle mérite donc plutôt le nom de **loi de Baumès**.

Malgré les quelques exceptions, très rares, d'ailleurs, qu'on lui a opposées, et qui ne sont peut-être pas sans objection, il n'en reste pas moins établi, au point de vue pratique, que la seule nourrice possible pour un enfant hérédo-syphilitique est la mère elle-même (hormis le cas, bien entendu, où on lui donnerait une nourrice syphilitique.]

On a fait à la loi de Colles quelques objections basées sur les deux observations suivantes :

a. Dans la première, un enfant hérédo-syphilitique avait transmis la maladie à sa mère ;

b. Dans la seconde, une femme avait contracté la syphilis tout à fait à la fin d'une grossesse terminée par la naissance d'un enfant porteur d'accidents spécifiques.

La syphilis des parents, et surtout la syphilis de la mère, joue dans la transmission de l'infection à la descendance un rôle si variable, qu'en l'état actuel de nos connaissances, on ne peut guère avancer rien de positif à ce sujet.

Causes de mort du fœtus.

Le fœtus atteint de syphilis meurt de bonne heure et est expulsé de l'utérus entre le troisième et le quatrième mois, lorsque la maladie des parents est de date récente et surtout si la mère en souffre. Diverses causes peuvent amener la mort du fœtus : tantôt il s'agit d'un arrêt de développement du produit de conception ; tantôt d'une intoxication du sang maternel qui n'apporte plus au fœtus une alimentation suffisante. Dans d'autres circonstances, ce sont des lésions syphilitiques de l'utérus ou des vaisseaux placentaires qui entravent la nutrition fœtale.

A cette terminaison grave, malheureusement trop fréquente, de la grossesse, viennent s'ajouter les faits où le fœtus, continuant à se développer, est expulsé prématurément au septième ou au huitième mois dans un tel état de faiblesse congénitale qu'il ne tarde pas à succomber. ou naît à terme, mais mort. Quelquefois, enfin, l'enfant vient à terme et vivant, mais il présente alors de si graves lésions syphilitiques qu'il meurt en quelques heures ou en quelques jours. Ces derniers cas s'observent dans les familles où l'infection des parents est de date déjà ancienne et a déjà été atténuée par le traitement spécifique.

N. A. — [Cette mort d'enfants hérédo-syphilitiques qui arrive d'une façon inopinée, quelques minutes ou quelques heures après la naissance, n'est souvent pas le fait de lésions viscérales, car il s'agit fréquemment d'enfants du meilleur aspect et n'ayant en aucune façon souffert pendant le travail. Elle est causée en quelque sorte par « *une inaptitude à la vie* » (Fournier).]

Influence du temps et du traitement sur la transmission héréditaire de la syphilis.

Les syphilitiques arrivés à la **phase tertiaire** de la maladie ont le plus souvent des enfants sains. Nous connaissons, en effet, un grand nombre de cas où des femmes atteintes pendant leur grossesse de syphilides tertiaires graves n'en ont pas moins eu un accouchement favorable. Enfin, circonstance remarquable, et jusqu'ici inexpliquée, une mère peut donner alternativement naissance à des enfants les uns entachés de syphilis et cachectiques, les autres parfaitement ou relativement indemnes.

N. A. — [Sur 562 grossesses avec enfants syphilitiques, le professeur Fournier n'en a relevé que 60 après la sixième année de l'infection. Mais on en a vu après la quinzième année et même à la vingtième.

Le temps atténue donc nettement cette transmission héréditaire (fausses couches de plus en plus rapprochées du terme de la grossesse, puis naissance à terme d'enfant atteint de syphilis, etc...).

Le traitement agit de même. Cette dernière influence est

parfois *provisoire*. Le cas suivant, cité par Turhmann, est typique à cet égard (*Gaz. méd.*, 24 juin 1843) :

Une femme syphilitique a 7 grossesses avec 7 enfants syphilitiques. Surviennent une huitième, puis une neuvième grossesse pendant lesquelles elle se soumet au traitement et qui se terminent par la naissance de *deux enfants sains*.

La femme, se croyant guérie, ne se traite pas pendant une dixième grossesse et celle-ci donne un *enfant syphilitique mort* à six mois. Une onzième grossesse, pendant laquelle la mère reprend le traitement, évolue normalement et se termine par la naissance d'un *enfant absolument sain*.]

En somme, ainsi que nous l'avons fait observer, il est à peu près impossible, dans un cas donné de syphilis des parents, de conclure à l'infection certaine de l'enfant ou à son état de santé relative, Quoi qu'il en soit, nous savons par expérience que le traitement rationnel des deux parents constitue encore la meilleure garantie pour le développement du fœtus.

N. A. — [La statistique du professeur Fournier montre en effet que la mortalité infantile dans les cas de syphilis bien traitée des parents ne dépasse pas 3 p. 100.

Chez les enfants dont les parents syphilitiques ne se sont point ou se sont insuffisamment traités, cette mortalité atteint le chiffre effrayant de 82 p. 100.

Voici, au surplus, quelques chiffres montrant la fréquence de l'avortement ou de la mort du fœtus pendant la grossesse dans les familles hérédo-syphilitiques.

Statistique du professeur Fournier :

En ville	527 grossesses	= 230 avortements ou
Hôpital Saint-Louis.	148 —	= 125 morts prématurées.

Statistique de Le Pileur :

A Lourcine	414 grossesses	= 154 morts prématurées.
A Saint-Lazare. . .	153 —	= 120 —

Statistique de Coffin :

A Lourcine. . . .	28 grossesses	= 27 morts prématurées.

Le traitement de la mère syphilitique ou non (syphilis paternelle, mère restée saine) s'impose donc pendant la grossesse, et ce traitement doit être commencé le plus tôt possible. S'il intervient avant le cinquième mois de la grossesse, on est en droit d'espérer un succès, qui est habituel quand le traitement a été institué dès le début.]

Le rôle que joue la syphilis héréditaire dans la dépopulation ressort clairement de l'histoire de bien des pays où la syphilis est extrêmement fréquente. Jadis, on ne faisait que le soupçonner; aujourd'hui, des chiffres éloquents le mettent en évidence.

D'après Wiederhöfer, la mortalité des nourrissons syphilitiques est de 99 p. 100. Suivant Fournier, voici quelle est cette mortalité chez les nouveau-nés de parents syphilitiques :

68,5 p. 100 dans le cas de syphilis des deux parents.
60,0 — — maternelle seule.
28,0 — — paternelle seule.

La syphilis héréditaire peut être divisée en deux formes principales : la *syphilis héréditaire précoce* et la *syphilis héréditaire tardive*.

Dans les cas de mort prématurée du fœtus, on trouve rarement des lésions anatomo-pathologiques. Chez les mort-nés, au contraire, elles sont presque constantes et affectent un grand nombre d'organes : tels sont l'ostéochondrite des épiphyses des os longs, l'hypertrophie du foie et de la rate, les abcès du thymus, les lésions du cœur et des vaisseaux, enfin celles du tube intestinal. A côté d'elles, on peut en trouver de moins fréquentes, localisées au système nerveux, aux reins, au testicule, etc. Malheureusement, le cadre de notre travail ne nous permettant pas d'y insister, malgré tout leur intérêt, nous nous bornerons à signaler quelques symptômes cliniques de la syphilis héréditaire plus importants pour le praticien.

N. A. — [Les accidents syphilitiques peuvent exister sur l'enfant à sa naissance. Quand il naît sain, au moins d'apparence, c'est généralement dans les premières semaines qu'éclatent les **accidents héréditaires précoces**. Si, le quatrième mois passé, il ne se montre rien, c'est que l'enfant a échappé à la contagion. Toutes réserves faites pour la **syphilis héréditaire tardive** et les **accidents parasyphilitiques**.]

Symptômes de la syphilis héréditaire.

Certains enfants viennent au monde avec une affection fatalement mortelle : la **syphilis hémorragique des nouveau-nés.** On trouve chez eux, outre les lésions déjà mentionnées, des altérations vasculaires tenant sous leur dépendance des épanchements sanguins dans les divers parenchymes et principalement dans le tissu cellulaire. Les petits malades meurent dans les quarante-huit heures, avec des symptômes d'adynamie cardiaque, de la cyanose, de l'œdème des extrémités, de l'anasarque, et quelquefoi- même de l'ascite. Les hémorragies cutanées que l'on observe chez eux offrent habituellement le type pétéchial : elles peuvent cependant être plus étendues.

Au nombre des principaux symptômes que présentent les nouveau-nés syphilitiques, il faut citer les **troubles de la nutrition**, qui d'ailleurs débutent dès la vie intra-utérine. Le poids de ces enfants est en effet inférieur à la moyenne, et leur peau est flétrie et ridée.

N. A. — [L'enfant hérédo-syphilitique peut naître malingre et chétif et dépérir alors progressivement à partir de la naissance jusqu'à la mort qui ne tarde guère à survenir. Mais, bien plus souvent, cet enfant naît dans des conditions moyennes ou même bonnes d'aspect : il augmente normalement de poids pendant un certain temps, puis il reste stationnaire et décline. Ce changement d'état accompagne ordinairement l'explosion des accidents cutanés, muqueux ou viscéraux. C'est à partir de ce moment, si le traitement ne modifie pas les choses, qu'il prend cet aspect de « petit vieux », ce **faciès simiesque** que certains auteurs ont voulu regarder comme caractéristique de l'hérédo-syphilis. Ces modifications dans l'état général sont dues à l'athrepsie et non à la vérole elle-même. Il est juste toutefois de remarquer que, parmi les causes de l'athrepsie, aucune n'est aussi énergique, aussi capitale que la syphilis.]

Accidents cutanés et muqueux de la syphilis héréditaire.

Ce qu'on observe le plus communément chez eux, c'est le **pemphigus syphilitique**, qu'ils peuvent présenter en venant au monde ou seulement trois ou quatre jours après. Les bulles flasques de cet exanthème crèvent ou se dessèchent et donnent lieu à des plaies plus ou moins profondes qui se recouvrent de croûtes (planche LVIII). Leurs sièges ordinaires sont la plante des pieds et la paume des mains; elles reposent sur un fond de couleur bleuâtre et infiltré (planche LIX).

N. A. — [Le *pemphigus syphilitique*, lorsqu'il n'existe pas encore à la naissance, apparaît sous forme de taches vineuses cerclées de rouge et formées par un soulèvement épidermique recouvrant un liquide sanguinolent ou verdâtre, puriforme. Ces bulles ont des dimensions qui varient de un demi-centimètre à un centimètre et demi. Elles peuvent rester limitées à la paume des mains et à la plante des pieds, mais aussi gagner le dos des pieds et des mains, les jambes et les avant-bras et quelquefois même tout le corps (Parrot).

Le **pemphigus simple** s'en distingue par les caractères suivants :

1° Il n'existe *jamais au moment de la naissance* et ne paraît guère avant la troisième semaine ;

2° Il siège plus spécialement au *cou*, aux *aisselles*, aux aines, où la peau fait des plis ;

3° Les bulles ne sont pas d'emblée purulentes, mais remplies d'abord d'une sérosité transparente qui ne devient louche qu'au bout de quelques jours ;

4° D'après Quinquaud, le liquide ne renfermerait pas de nucléine, qui existe, au contraire, dans le pemphigus syphilitique ;

5° Enfin, son évolution est plus rapide et la guérison ordinaire.]

Par suite des **lésions viscérales** concomitantes, ces enfants dépérissent, parfois en dépit des soins qui leur sont prodigués, et finissent par mourir de consomption au bout de huit à quinze jours. On parvient rarement à les élever plus longtemps.

La plaie qui résulte de la **chute du cordon** joue dans les premiers jours de la naissance un rôle très important: on observe à son niveau des hémorragies et des ulcérations, causes fréquentes de septicémie. L'infection bactérienne, due aux microbes les plus divers, est favorisée non seulement par la plaie ombilicale, mais encore par les excoriations consécutives aux éruptions cutanées. C'est ainsi que la furonculose, considérée longtemps comme d'origine syphilitique, n'est que le résultat de cette infection, à laquelle les enfants déjà affaiblis ne peuvent opposer une résistance sérieuse.

N. A. — [Sous le nom de furonculose, l'auteur désigne vraisemblablement l'**ecthyma**, dont Parrot faisait la forme la plus rare et la plus tardive des syphilides. La plupart des syphiligraphes lui refusent maintenant tout caractère spécifique et le considèrent comme une infection surajoutée, de même que les lésions qui ont été appelées syphilides impétigineuses, syphilides acnéiques, etc. Ce sont des modalités de la streptococcie et de la staphylococcie cutanées.]

Un autre accident, le **coryza**, ne tarde pas à se manifester chez les enfants hérédo-syphilitiques.

Il ne s'accompagne pas de sécrétion notable, mais plutôt de dyspnée due au gonflement inflammatoire de la muqueuse pituitaire. En s'étendant au périchondre et au périoste, celui-ci aboutit à la formation du **nez en forme de selle** (planches LX *d*).

Rapidement aussi, apparaissent au siège et aux organes génitaux, ainsi qu'aux points d'union de la peau et des muqueuses, des *éruptions papuleuses*. Les unes, après macération de l'épiderme, donnent lieu à des ulcérations, les autres se transforment en **rhagades** à la commissure des lèvres et aux narines.

N. A. — [A côté des **syphilides papuleuses** que Parrot regardait comme fréquentes et dont la spécificité est niée par M. Jacquet, qui en fait des syphiloïdes post-érosives, il faut citer les **syphilides papulo-érosives** (Fournier), véritables plaques muqueuses de la peau, siégeant surtout dans les régions où s'adossent deux replis cutanés (espace interfessier, pli génito-crural, aisselles, etc.) et où l'humidité est permanente. Ces syphilides sont saillantes, de la largeur d'une lentille et d'une coloration grisâtre d'épiderme macéré. On trouve encore signalés dans les auteurs (le pemphigus mis à part) les types suivants :

1° Syphilides érythémateuses : simple, exfoliatrice.

La **syphilide érythémateuse simple** (roséole) est constituée par des éléments de quelques millimètres à 1 centimètre, de couleur saumon foncé, siégeant sur les fesses, les cuisses, les jambes, plus rarement sur la face et le tronc. Dans certains cas, elle peut être légèrement squameuse.

La **syphilide érythémateuse exfoliatrice** se présente sous forme d'un érythème diffus, plus ou moins rosé, ayant pour sièges d'élection la paume des mains, le cou (collier), les fesses, la face postérieure des cuisses et des jambes, la plante des pieds, etc. Il est plus accentué aux régions malléolaires et péri-anales.

De rose au début, il devient ensuite cuivré et desquame. La desquamation, si elle s'étend aux lombes et à la face postérieure des membres inférieurs, peut représenter un fer à cheval. Elle laisse à sa suite une surface rouge, vernissée, non suintante, qui peut, dans certains cas, être le siège d'une desquamation nouvelle et même incessante pendant plusieurs semaines. Cette éruption coïncide ordinairement avec d'autres accidents spécifiques et s'observerait surtout chez les enfants forts et vigoureux.

2° SYPHILIDES MACULEUSES POLYMORPHES (Jacquet), constituées par des taches jambonnées, à bords nets, siégeant autour de la bouche, du nez, des paupières, où elles forment quelquefois, par leur confluence, une nappe rouge due à l'irritation entretenue par la salive et les divers liquides. Cette surface peut être le siège de fissures, de croûtes plus ou moins colorées (impétigo syphilitique). Ces syphilides peuvent siéger aux membres inférieurs, supérieurs, au cou, etc.

M. Jacquet admet dans ce type les variétés suivantes :

α. **Variété maculeuse.**

β. **Variété érythémato-papuleuse circinée.**

γ. **Variété érythémato-papuleuse psoriasiforme** siégeant principalement à la région postérieure des cuisses et des jambes).

3° SYPHILIDES TUBERCULEUSES (Parrot, Sevestre) ;

4° SYPHILIDES GOMMEUSES (principalement péri-articulaires) ;

5° SYPHILIDES ULCÉREUSES, comprenant les syphilides vésiculo-pustuleuses, ecthymateuses, acnéiques, impétigineuses, ulcéreuses profondes, l'ecthyma syphilitique térébrant, lésions que la plupart des auteurs regardent comme non syphilitiques et liées à des infections secondaires.]

Quelquefois il se développe sur les téguments des *exanthèmes vésiculo-pustuleux* qui se dessèchent et forment des croûtes brunâtres.

La matrice de l'ongle, la paume des mains et la plante des pieds sont également le siège de ces éruptions.

Lésions organiques de la syphilis héréditaire

Aux yeux, on observe de la **kératite**, de l'**iritis** qui s'accompagnent d'un œdème conjonctival très marqué avec sécrétion purulente, érosions et rhagades aux angles de l'œil.

Viennent s'ajouter à ce cortège pathologique de l'**hypertrophie hépatique et splénique**, des **troubles intestinaux**, du **catarrhe bronchique**, consécutifs à l'absorption des sécrétions morbides des cavités buccale et nasale, amenant assez fréquemment la mort du petit malade en deux ou trois mois.

Tous ces symptômes, graves cependant, peuvent disparaître sous l'influence d'un traitement rationnel, mais souvent aussi ils ne font que céder la place à d'autres. Les lésions épiphysaires, en effet, peu marquées au début, peuvent aboutir à des **décollements épiphysaires** principalement à l'humérus. Ceux-ci se traduisent tout d'abord par une tuméfaction douloureuse de l'extrémité du membre qui pend inerte et comme paralysé. Dans quelques cas, on arrive à constater une mobilité anormale de l'épiphyse décollée. Cette affection ne fait que simuler la paralysie.

N. A. — [C'est la *pseudo-paralysie syphilitique* des nouveau-nés, décrite pour la première fois par Parrot (1869), d'où le nom de **maladie de Parrot** sous lequel elle est encore désignée.]

Les lésions cutanées, muqueuses, articulaires, disparaissent-elles ? Les enfants n'en restent pas moins anémiés et débilités. Il va sans dire qu'ils sont, plus que les autres, exposés aux maladies intercurrentes, telles que bronchites, pneumonies, diarrhée, etc.

Les manifestations précoces de la syphilis héréditaire peuvent être suivies d'accidents tertiaires analogues à ceux de la syphilis acquise et qui constituent la syphilis héréditaire tardive.

Syphilis héréditaire tardive.

Bon nombre de médecins prétendent avoir observé la syphilis héréditaire tardive chez des sujets de seize à vingt ans et quelquefois plus âgés, restés jusque-là indemnes de tout accident. Nous ne pouvons, quant à nous, partager cette opinion, pour cette raison qu'il n'est pas nécessaire d'observer chez l'enfant des manifestations syphilitiques graves pour qu'on puisse porter le diagnostic de syphilis héréditaire précoce.

N. A. — [Le fait est pourtant indéniable. En quoi, d'ailleurs, la préexistence d'accidents précoces est-elle nécessaire au développement du tertiarisme ? Dans un ordre d'idées parallèle, ne voit-on pas des syphilis conceptionnelles n'avoir parfois comme première manifestation qu'un ou plusieurs acccidents tertiaires ?]

L'état de santé n'est en effet qu'un phénomène relatif et variable avec chaque individu.

Il se peut qu'une lésion nasale légère, qu'un arrêt de développement quelconque, passent inaperçus. Et, de fait, nous avons souvent observé, dans des formes tardives de la syphilis héréditaire, à la peau, aux ganglions et à l'appareil loçomoteur, des vestiges de lésions graves depuis longtemps guéries et que l'on n'avait jamais considérées comme d'origine syphilitique. C'est en effet une opinion encore assez répandue que la syphilis se manifeste toujours par des symptômes constants, et surtout que ces symptômes ne cèdent qu'au traitement spécifique. Cette manière de voir, comme tant d'autres d'ailleurs, a donné naissance, en ce qui concerne la syphilis héréditaire tardive, à des hypothèses erronées et très différentes les unes des autres.

Faisons remarquer, à ce propos, qu'il ne faut pas confondre la syphilis héréditaire avec la *syphilis acquise dans le premier âge*. Or, nous avons eu fréquemment, en effet, l'occasion de traiter des jeunes gens de seize à dix-huit ans atteints de syphilides tertiaires ; eh bien, dans ces cas, pour arriver au diagnostic de syphilis héréditaire, il faut que le médecin s'enquière avec soin des faits suivants :

1° Les parents ont-ils présenté des accidents susceptibles d'être considérés comme syphilitiques ?

2° Dans quelles conditions les grossesses se sont-elles passées ? Y a-t-il eu des fausses couches ou des mort-nés ?

3° Y a-t-il dans la famille des enfants syphilitiques ?

Au cas où les renseignements fournis permettent de diagnostiquer chez le malade la syphilis héréditaire, on découvre presque toujours chez lui des arrêts de développement ou des stigmates d'hérédo-syphilis. Dans le cas contraire, on a le plus souvent affaire à des lésions tardives d'une syphilis acquise dans l'enfance, à l'insu du malade ou de ses parents.

Les *formes tardives de la syphilis héréditaire* débutent vers l'âge de cinq ans environ, mais souvent aussi vers la puberté, c'est-à-dire vers douze ans. Nous les avons observées avec des interruptions jusqu'à la vingtième année.

Nous ne pouvons ici nous étendre plus longuement sur les accidents variés de la syphilis héréditaire. Nous n'en rappellerons que les symptômes les plus marquants, capables de faciliter au médecin le diagnostic de syphilis, dans des cas douteux.

On doit à Hutchinson d'avoir signalé un ensemble de stigmates qui permettent de différencier avec certitude les accidents héréditaires des accidents acquis. Ces stigmates sont au nombre de trois (**triade d'Hutchinson**), savoir :

1° La **dystrophie des deux incisives médianes supérieures de la deuxième dentition** : Elle consiste en une échancrure semi-lunaire de leur bord libre.

N. A. — [A ce caractère majeur constitué par l'échancrure semi-lunaire du bord libre s'ajoutent assez fréquemment les deux autres attributs suivants :

1° Configuration particulière de l'incisive qui est élargie à sa base, rétrécie vers son bord libre : c'est la *dent en tournevis* (Fournier).

2° *Direction oblique convergente* des deux incisives médianes supérieures.

La dent d'Hutchinson n'est pas identique à elle-même à toutes les périodes de la vie. A l'origine (dent jeune), son échancrure est en partie comblée par de petites végétations de tissu dentaire dont la disparition constituera l'échancrure. Plus tard (dent vieille), l'échancrure disparaît de plus en plus, probablement par usure des parties voisines de la dent.]

2° Des **opacités cornéennes** ou une **kératite interstitielle** encore existante (planche LX *a* et *b*, planche noire).

3° Une **surdité à marche rapide**.

Ce tableau a été complété par l'addition d'autres stigmates, tels que la **proéminence des bosses frontales**, l'**aplatissement** ou l'**affaiblissement du dos du nez** et la présence de **fines cicatrices linéaires** allant des narines à la lèvre supérieure, à la commissure et à la muqueuse labiale. Ajoutons-y l'**arrêt de développement du corps**, signalé par Fournier, dont nous partageons l'opinion. Les sujets qui présentent ce dernier stigmate ont encore, à l'âge de seize à dix-huit ans, conservé le type infantile, se caractérisant par une insuffisance ou une **absence de développement des organes génitaux, des poils du pubis et des seins chez la femme**.

N. A. — [Le Dr Edmond Fournier, dans sa récente thèse (Paris, 1898) a fait, sous l'inspiration de M. le Professeur Fournier, son père, une magistrale étude des « stigmates dystrophiques de l'hérédo-syphilis ». Le professeur Fournier s'est, en effet, beaucoup attaché à différencier cette « hérédité dystrophique » de la syphilis de l'hérédité syphilitique proprement dite.

« Il y a, dit M. Edmond Fournier, deux modes de conséquences héréditaires :

« 1° La transmission de la syphilis en nature, en substance, de l'ascendant au descendant ;

2° La transmission de l'ascendant au descendant de divers caractères pathologiques n'ayant plus rien de syphilitique en soi et consistant soit en des infériorités natives de constitution, de tempérament, de résistance vitale, soit en des retards, des arrêts, des imperfections, voire des déviations du développement physique ou intellectuel, soit en des malformations organiques, soit même en des monstruosités.

« La première de ces hérédités constitue l'*hérédité syphilitique* proprement dite.

« La seconde a reçu les noms divers mais synonymes d'*hérédité parasyphilitique*, *dystrophique*, *toxinique*.

« Les deux modalités sont souvent associées sur un même sujet, mais elles sont indépendantes et peuvent s'exercer isolément. »

Voici le tableau d'examen pour la recherche de la syphilis tiré de l'enseignement de M. le professeur Fournier.]

Technique d'examen pour la recherche de la syphilis héréditaire tardive.

(Note additionnelle.)

[A. — Stigmates.

I. Infantilisme.

Taille, gracilité de formes.

Retard du développement.

Croissance, dentition, marche, parole, puberté tardive, système pileux, testicules, seins, règles.

A. Stigmates (*Suite*).

II. Cicatrices tégumentaires.

Peau : Cicatrices péribuccales, cicatrices fessières de Parrot.

Muqueuses : Gorge.

III. Malformations ou difformités acquises du squelette (exostoses, hyperostoses, plus spécialement).

1. *Crâne* : Bosselures, crâne natiforme, asymétrie, hydrocéphalie.
2. *Face* : Nez écrasé de base, nez en lorgnette, voûte palatine ogivale.
3. *Tibia* : Tibia en lame de sabre.
4. *Rachitisme* :
5. *Stigmates articulaires* : Hydarthroses chroniques, arthropathies déformantes.

IV. Testicule.

Infantilisme testiculaire.

Atrophie sclérosique.

V. Triade d'Hutchinson.

1. *Œil.*

Stigmates de kératite interstitielle, d'iritis ; stigmates pigmentaires du fond de l'œil.
Strabisme.
Malformations diverses.

2. *Oreille.*

Cicatrices et perforation du tympan.
Surdité : surdité rapide, foudroyante ; surdi-mutité.
Malformations du pavillon.

3. *Système dentaire.*

Malformation des maxillaires.
Irrégularité d'implantation dentaire.
Absence permanente de certaines dents.
Permanence de dents de lait.
Dystrophies dentaires.

Microdontisme (n'intéresse qu'une ou quelques dents, siège surtout sur les incisives).
Amorphisme dentaire (déviation du type dentaire ou monstruosités, c'est-à-dire dents ne se rapportant à aucun type).

A. Stigmates (*Suite*).

Dystrophies coronaires (en cupule, en sillons, en nappe).
Dystrophies cuspidiennes (dent d'Hutchinson).
Vulnérabilité dentaire, édentation.

VI. Arrêts du développement psychique (arriérés, imbéciles, idiots).

VII. Arrêts divers du développement physique.

Bec-de-lièvre, pied bot, genu valgum, syndactilie, asymétries.
Monstruosités, nanisme, gigantisme.

B. Signes d'anamnèse.

Relatifs :

1° *Au malade :* Eruptions du jeune âge : ophtalmies ; écoulements d'oreilles ; convulsions ; épilepsie ; pseudo-paralysie de Parrot ; douleurs osseuses, etc...

2° *A ses ascendants :* Syphilis ;

3° *A ses collatéraux directs.*

Avortements et accouchements avant terme, mort-nés, morts en bas âge par athrepsie, convulsions, méningite.

Polymortalité infantile.]

La *syphilis héréditaire tardive* détermine sur les os et les articulations des lésions analogues à celles de la syphilis acquise. Du côté de la peau, de même, on observe des **ulcérations serpigineuses** et des **gommes**. Le nez paraît être leur point d'élection : c'est du moins en cette région qu'on les rencontre le plus souvent. Cette circonstance pourrait n'être pas étrangère à la fréquence du **coryza chronique**, à la suite duquel on voit s'établir des ulcérations progressives, envahissant les cartilages et les os et déterminant aussi des pertes de substance des téguments.

A ces divers accidents, il faut ajouter une hypertrophie spéciale des divers groupes ganglionnaires. Elle aboutit, notamment au cou, à des tumeurs volumineuses qui n'ont aucune tendance au ramollissement ou à la dégénérescence. Au contraire, elles demeurent longtemps stationnaires et sont, plus que toute autre lésion, rebelles à la thérapeutique. On pourrait les prendre pour des sarcomes.

Les viscères (foie, rate, reins) sont ordinairement augmentés de volume, déformés et indurés à la suite de processus scléro-gommeux.

Fréquemment aussi, chez les sujets cachectiques, il existe une **dégénérescence amyloïde** de ces mêmes organes.

Les *troubles du système nerveux* sont loin aussi de faire défaut : ils consistent fréquemment en **attaques épileptiformes**, retard de l'intelligence allant parfois jusqu'à l'**idiotie**. De même que dans la syphilis acquise, il peut exister dans la syphilis héréditaire des lésions des artères cérébrales et des méninges, voire de la substance nerveuse elle-même. Ici, le diagnostic différentiel repose d'une part sur l'existence antérieure ou concomitante d'accidents syphilitiques, et d'autre part sur l'arrêt de développement des fonctions cérébrales.

N. A. — [Depuis ces dernières années, on tend à attribuer une origine syphilitique à l'affection désignée sous les noms de **maladie de Little, tabes dorsal spasmodique infantile**, etc..., et résultant d'un arrêt de développement du faisceau pyramidal consécutif lui-même à une lésion superficielle et symétrique de l'écorce cérébrale au niveau des zones pyscho-motrices.

Les maladies de la moelle d'origine hérédo-syphilitique sont encore à l'étude. La plus complète qui ait été donnée jusqu'ici est celle de M. le Dr Gilles de la Tourette (1).

Enfin, pour être complet, il faut signaler à l'actif de la syphilis heréditaire toute la classe des **accidents parasyphilitiques**, qui ne diffèrent pas de ceux de la syphilis acquise, et la possibilité de transmission de la syphilis en tant que cause dystrophiante et non spécifique à la deuxième génération et peut-être au delà (**para-hérédo-syphilis**) (Dr T. Barthélemy, Congrès de Moscou, *Annales de dermat. et de syph.*, août et septembre 1897).]

Prophylaxie de la syphilis héréditaire.

(Note additionnelle.)

[Il nous paraît rationnel de dire, au début de ce chapitre, quelques mots sur la *prophylaxie* de la syphilis héréditaire, cette affection étant de celles que le médecin peut

(1) Gilles de la Tourette, *Nouvelle Iconographie de la Salpêtrière*, 1894, et *Formes cliniques et traitement des myélites syphilitiques* (*Actualités médicales*). Paris, 1899.

jusqu'à un certain point prévenir. Les mesures prophylactiques à la disposition du praticien ont trait à deux ordres de faits :

1° A l'*admission au mariage* des syphilitiques ;

2° Au *traitement de la mère* pendant la grossesse.

1° Dans le premier cas, le médecin ne donnera l'autorisation de se marier qu'au syphilitique remplissant les conditions énoncées par M. le professeur Fournier (*Syphilis et mariage*) :

a. Absence d'accidents spécifiques actuels ;

b. Age avancé de la diathèse ;

c. Période d'immunité absolue depuis les derniers accidents (trois mois au moins) ;

d. Caractère non menaçant de la maladie ;

e. Traitement spécifique suffisant (deux ans de traitement mercuriel, un an de traitement mixte).

2° Pendant la grossesse, le traitement de la mère peut, ainsi que nous l'avons déjà dit, éviter de véritables catastrophes.

Doit-on traiter toutes les mères chez qui l'on redoute l'action néfaste de la syphilis pour le produit de conception ? Cette question peut être très longuement discutée. Tandis que pour les uns il faut traiter toujours et quand même, pour les autres il faut pratiquer l'intervention rationnelle et motivée (A. Fournier) (avortements antérieurs, syphilis récente du mari, contamination de la femme pendant sa grossesse, etc...). Mais il y a des cas douteux, et ici l'expectation n'est pas de mise. Peut-être même vaut-il mieux toujours traiter, car on ne sait jamais quelle sera la part héréditaire transmise à l'enfant (accidents syphilitiques vrais, accidents parasyphilitiques).]

Le *traitement de la syphilis héréditaire* ne comporte pas un ensemble d'indications précises. Dans tous les cas, les malades doivent être l'objet de soins minutieux, quand bien même le résultat n'apparaîtrait qu'en perspective. De temps en temps, il faut leur prescrire quelques médicaments, entre autres de l'iodure de potassium et des toniques. Les formes précoces seront traitées par des frictions mercurielles diversement modifiées et par des bains de sublimé.

Traitement de la syphitis héréditaire.

(Note additionnelle).

[L'étude du traitement des formes précoces de la syphilis héréditaire mérite de nous arrêter un instant. Il doit être *général* et *local*.

A. Traitement général. — Il est *spécifique* et *non spécifique*. Le traitement spécifique consiste dans l'administration du mercure associé ou non à l'iodure de potassium.

Le *mercure* doit être donné aussitôt que possible et à *haute dose*, car il est très bien toléré par les enfants même nouveau-nés. Il y a trois méthodes pratiques de l'administrer : les frictions, l'ingestion, la balnéation.

a. *Frictions.* — Se font avec de l'*onguent napolitain* :

Hg	parties égales.
Axonge benzoïnée	

Deux à trois grammes pour une friction quotidienne de cinq minutes. Avant chaque friction, la région sera lavée à l'eau de savon. Après, elle sera recouverte d'une couche d'ouate. Il est indiqué de changer de place chaque jour afin d'éviter l'irritation cutanée.

b. *Ingestion.* — La solution (il ne peut être ici question de pilules) de choix est la liqueur de Van Swieten :

$HgCl^2$	1 gramme.
Alcool à 80°	100 grammes.
Eau distillée	Q. S. pour 1000 —

qu'on donne dans du lait, du sirop, ou de l'eau sucrée à la dose *moyenne* de :

X gouttes trois fois par jour le premier mois.
XX — — le deuxième mois, etc., etc.

Cesser la médication en cas de troubles digestifs (diarrhée, vomissements).

c. *Balnéation.* — Bains quotidiens de cinq à dix minutes dans une baignoire en bois ou émaillée dans laquelle on met par 10 litres un des paquets suivants :

Sublimé corrosif	āā 1 gramme.
Chlorhydrate d'ammoniaque	

Pour un paquet.

Ce dernier moyen est *infidèle* et ne doit même être employé qu'avec une grande réserve, si les ulcérations ou excoriations de la peau sont nombreuses (absorption).

d. *Injections.* — Tout récemment, Schwab et Lévy-Bing ont publié les résultats thérapeutiques remarquables qu'ils ont obtenus chez les nouveau-nés par l'emploi des injections mercurielles solubles. Ils se sont servis d'une solution aqueuse de biiodure qu'ils ont injectée dans le tissu cellulaire sous-cutané du dos. La dose moyenne quotidienne a été de 1 à 2 milligrammes environ pour les enfants pesant entre 2000 et 3000 grammes. Ces auteurs concluent : que la méthode hypodermique doit être désormais admise dans le traitement de la syphilis chez le nouveau-né, même dès la naissance.

— Le traitement mercuriel doit être, comme dans la syphilis acquise, continué *pendant longtemps* (un an à deux ans) avec des intermittences de dix jours par mois dès que les accidents ont cédé.

— L'*iodure de potassium* est souvent associé au mercure. Il est surtout utile dans les manifestations nerveuses. Il agit aussi quelquefois bien dans les accidents parasyphilitiques. L'enfant le supporte mieux que l'adulte. La dose moyenne est de 0gr,20 par jour et par année.

Le traitement général non spécifique est surtout un traitement *hygiénique* (alimentation réglée, vie en plein air, surveillance du tube gastro-intestinal, etc., etc...).

B. Le traitement local est analogue à celui des syphilides de l'adulte. On y peut joindre des bains antiseptiques (sublimé, naphtol) pour éviter les infections secondaires si fréquentes dans la syphilis infantile.

— Ajoutons enfin que lorsque l'enfant est au sein, quelques auteurs ont préconisé le traitement de la mère seule. Cette façon d'agir est notoirement insuffisante et même dangereuse puisqu'elle laisse à la maladie le temps d'évoluer et qu'elle ouvre ainsi la porte aux accidents les plus redoutables (syphilis viscérale).

— Les manifestations tardives de la syphilis héréditaire, étant de même nature que les accidents tertiaires de la syphilis acquise, sont justiciables du traitement mixte ou ioduré.]

Mais, quels que soient les résultats atteints par ce traitement, on doit fonder plus d'espoir encore sur les petits soins donnés aux malades, sur le séjour en plein air et les cures thermales dans des stations d'eaux minérales iodurées.

V

TRAITEMENT DE LA SYPHILIS

Le traitement de la syphilis peut se subdiviser en trois parties :

1° Traitement du chancre et de ses complications ;

2° Traitement local des accidents secondaires et tertiaires;

3° Traitement général.

1° Traitement du chancre.

Il est du devoir du praticien de traiter tout point seulement soupçonné d'être la porte d'entrée de la syphilis, absolument comme si le doute n'était pas permis. Il doit avoir pour premier principe de détruire le plus tôt possible le germe de la maladie au lieu de l'inoculation. L'on sait, par la pathologie, que dans les premiers jours le diagnostic, même après confrontation, ne peut être qu'un diagnostic basé sur des présomptions. Le médecin n'en est pas moins autorisé à agir énergiquement, bien qu'il soit impossible de dire combien de temps le virus syphilitique reste localisé au point inoculé. Il paraît toutefois certain que cette localisation n'est que de très courte durée, à en juger du moins d'après les insuccès que nous a donnés, dans bien des cas, l'*excision*, vingt-quatre et trente-six heures après, du point primitivement lésé. On peut déduire de ces faits que les excisions pratiquées, même à cette période précoce, sont complètement inutiles et que l'infection n'est déjà plus limitée. Il n'en est pas moins rationnel que des points suspects, surtout quand ils siègent en des régions facilement opérables, telles que le limbe préputial, les grandes lèvres, etc., doivent être excisés dès la première heure. Dans les cas où nous avons eu affaire à un début d'induration, l'excision a toujours échoué et ne nous a donné d'autre résultat que de simplifier le traitement de cet accident initial.

N. A. — [A propos de l'excision du chancre au début, méthode aujourd'hui presque totalement abandonnée, nous ne ferons que citer, en forme de conclusions, ces mots du professeur Fournier : « Deux raisons seulement retiennent encore, à son égard, un verdict qui ne serait autre qu'une condamnation absolue, à savoir : 1° Le respect dû à certains observateurs qui affirment devoir à l'excision de réels succès ; 2° la crainte toute humanitaire de priver nos malades de l'immense service que serait appelée à leur rendre la méthode dite abortive, si tant est qu'elle puisse être abortive. » (Fournier, *Traité de la syphilis*, fasc. I, p. 218).]

La cautérisation au thermocautère n'agit pas mieux que l'excision ; elle lui est même inférieure en ce qu'elle nécessite un temps plus long. Elle ne paraît indiquée que dans le cas où le chancre devient phagédénique.

Contre le chancre induré, nous employons d'ordinaire l'*antisepsie locale* faite avec le sublimé, l'acide phénique, l'acide salicylique, etc. Il ne nous paraît pas utile d'instituer le traitement général, sauf dans les cas où il s'agit d'un chancre du visage, des lèvres par exemple, avec tendance phagédénique et adénopathie volumineuse. On doit alors s'efforcer d'enrayer le mal en prescrivant aussitôt le traitement spécifique.

Traitement des chancres non compliqués et compliqués de lésions inflammatoires et gangreneuses.

(Note additionnelle.)

[La question du traitemement du chancre et de ses complications en général mérite quelques détails complémentaires. Ce que nous allons en dire est tiré de l'enseignement et de la pratique de M. le professeur Fournier :

A. **Traitement du chancre non compliqué.** — Se bien pénétrer de ce fait, que la tendance du chancre syphilitique est de guérir spontanément. Donc :

1° S'abstenir en premier lieu de topiques inutiles, importuns ou même dangereux (alun, sulfate de cuivre, perchlorure de fer, acide phénique, sublimé). L'iodoforme est inutile et affichant par son odeur. Le nitrate d'argent, d'usage si répandu, n'aboutit le plus souvent qu'à enflammer un chancre normal et ne doit être employé, à intervalles espacés, que dans les cas de chancres couenneux (diphtéroïde), atones, bourgeonnants.

2° Aider le chancre à guérir par une bonne hygiène et quelques menus soins :

a. Recommander au malade la continence (pour son bien et celui d'autrui).

b. Proscrire du régime tous les excitants (alcools).

c. Eviter les exercices fatigants, bicyclette, danse, etc.).

d. Soins minutieux de propreté, à savoir :

Lotions fréquemment répétées (surtout si chancre souillé par urine ou matières fécales) avec de l'eau bouillie ou boriquée tiède.

Bains locaux (deux ou trois par jour).

Bains généraux (deux ou trois par semaine).

e. Pansement du chancre avec charpie ou ouate pure enduites d'un corps gras, tel que (pommade au calomel, à l'oxyde de zinc, bismuth au 1/10e).

Ce pansement sera changé deux ou trois fois par jour.

Si chancre sous-préputial, le pansement sera maintenu par le prépuce rabattu sur le gland.

Quand le chancre est à sa période de réparation, il vaut mieux substituer les poudres sèches aux corps gras. Ce traitement est celui du chancre de la verge.

Lors de chancres *cutanés*, le pansement le plus commode consiste en application de disque ou de bandelettes, d'emplâtre de Vigo, d'emplâtre rouge de Vidal, voire même de taffetas anglais.

B. **Traitement du chancre compliqué.** — Les complications principales du chancre induré sont l'*inflammation*, la *gangrène*, le *phagédénisme*.

Elles ont entre elles d'étroites relations d'origine et de dépendance, et par conséquent des indications thérapeutiques communes, savoir :

1° Rechercher la cause de la complication et la supprimer si possible ;

2° Repos absolu (relatif si chancre très peu enflammé) ;

3° Bains locaux émollients (de quinze à vingt minutes, trois à quatre fois par jour) ;

4° Bains généraux (simples ou émollients) répétés, c'est-à-dire quotidiens, et prolongés, c'est-à-dire de une, deux, trois heures à 35° environ.

Voilà pour les indications communes. Quelles sont les indications spéciales.

a. Chancre enflammé. — Enveloppements humides permanents de la verge (eau blanche, de guimauve).

α. Fomentations en permanence avec mêmes liquides, si le chancre est vulvaire.

β. Pansements méthodiques et minutieux du chancre avec le topique le moins irritant possible (ouate et cold-cream par exemple).

b. Chancre gangreneux. — Après lavage (vin aromatique dilué, solution chloratée, etc.), panser avec *poudre d'iodoforme* et ouate hydrophile (c'est le meilleur topique).

c. Chancre phagédénique :

α. Phagédénisme faiblement éréthique (gangreneux) : iodoforme en poudre.

β. Phagédénisme inflammatoire. — *Pommade* iodoformée faible au 1/10e.

Se rappeler que le phagédénisme est souvent « capricieux », intolérant et oblige parfois, pendant un certain temps au moins, à employer les agents les plus anodins (eau bouillie, cold-cream, etc.).

Enfin, tandis que le chancre ordinaire est peu ou pas influencé par le traitement *spécifique*, le chancre phagédénique, au contraire, est heureusement modifié par lui. Dans ces cas, c'est le traitement *mixte* (KI et Hg) qu'il faut prescrire et à doses suffisantes.

Ajoutons un mot encore pour terminer :

Il faut *éviter* dans le traitement du chancre phagédénique :

1o D'employer toute médication irritante (nitrate d'argent) ou d'aventure ;

2o D'enlever au bistouri ou aux ciseaux les plaques sphacélées (hémorragies, infection septique) ;

3o Les cautérisations (caustiques chimiques ou thermocautère) qui constituent un remède pire que le mal.]

Chez l'homme, le chancre siège fréquemment au prépuce ou dans le sillon balano-posthal et se complique souvent aussi de phimosis. Lorsque le prépuce est trop long et transformé en un tissu dur et infiltré, on peut, pour abréger le traitement, recourir à une intervention opératoire. Il n'est alors ni nécessaire, ni même utile d'en faire l'ablation complète ; il suffit d'ouvrir la poche préputiale à sa face dorsale et d'en pratiquer l'excision partielle.

Dans les cas où le chancre devient gangreneux et détruit sur une grande étendue la face interne du prépuce, ou le sillon coronaire, il faut intervenir promptement. Il n'est guère besoin de faire remarquer qu'après l'opération de ces sortes de phimosis la guérison s'effectue sans aucune difficulté ; il y a même cicatrisation des restes du bord du chancre.

Lorsque le prépuce infiltré s'est rétracté derrière le gland en déterminant un paraphimosis, il est également nécessaire d'avoir recours à la chirurgie avant que l'étranglement produit par l'anneau préputial n'ait déterminé une destruction plus étendue des téguments du prépuce et de la verge.

Traitement du chancre compliqué de phimosis et de paraphimosis.

(Note additionnelle.)

[Si l'intervention du bistouri est quelquefois autorisée et même nécessaire lors de chancres indurés compliqués de phimosis, avec ou sans balano-posthite marquée, ou de paraphimosis, il est certain que dans la grande majorité des cas un traitement purement médical, bien compris, suffit pour parer aux accidents possibles, quitte à recourir, si besoin est, à l'incision. Voici d'ailleurs la conduite à tenir en ces divers cas :

1° Chancre sous-phimosique. — α. Contre le phimosis, traitement antiphlogistique (Voy. *Chancre enflammé*).

β. Contre le chancre, deux cas à considérer :

a. *Le phimosis est absolu.* — Introduire sous le prépuce, aussi loin que possible, une sonde en caoutchouc rouge, n° 14 ou 15, qui servira, trois fois par jour, à faire une injection de un verre à bordeaux à un verre ordinaire d'une solution faiblement antiseptique (solution boriquée ou mieux solution de nitrate d'argent à 1 p. 200).

b. *Le phimosis est incomplet*, c'est-à-dire que le malade peut encore découvrir le gland, mais « en forçant ». Dans ce cas, *s'il n'y a pas danger de provoquer un paraphimosis*, découvrir le chancre, le panser ainsi qu'il a été dit plus haut, puis rabattre le prépuce. Si, au contraire, il est à craindre de ne plus pouvoir ramener le prépuce sur le gland, se contenter de faire comme dans le cas de phimosis absolu.

2° Chancre sous-phimosique avec balano-posthite. — *a.* La balano-posthite est d'*intensité moyenne* : traitement antiphlogistique, irrigations sous-préputiales minutieuses : d'abord de balayage (eau bouillie, eau boriquée, etc.), puis modificatrices (solution de nitrate d'argent à 1 ou

2 p. 100) qui pourront, en cas de suppuration abondante, être portées de 2 à 3 à 4 ou 6 dans les vingt-quatre heures.

Diminuer, après amélioration, le nombre des injections et le titre de la solution argentique. Quand le phimosis a disparu, pansement ordinaire.

b. Balano-posthite *avec gangrène ou imminence* de gangrène :

Ici, il faut recourir immédiatement au *débridement du prépuce* suivi de grands lavages antiseptiques et de pansements à l'iodoforme associés aux bains :

3° Chancre compliqué de paraphimosis. — *a*. Tenter la réduction du paraphimosis avec méthode et patience après traitement antiphlogistique et au besoin mouchetures aseptiques du bourrelet œdémateux.

b. Si la réduction est impossible, mais s'il n'y a pas de signes d'étranglement, si le chancre ne souffre pas, faire le traitement antiphlogistique, surveiller et attendre.

c. Si le chancre paraît souffrir (tuméfaction, teinte livide. vineuse, menace de gangrène), lever l'étranglement au bistouri.]

Les vaisseaux lymphatiques dorsaux de la verge peuvent s'enflammer à la suite du chancre et se transformer en cordons durs et parfois noueux, qu'il suffit de recouvrir de bandes d'emplâtre gris pour les faire régresser ensuite sous l'influence du traitement spécifique.

Les adénopathies satellites du chancre induré aboutissent rarement à la suppuration, sauf dans les cas où il existe, en même temps que le chancre induré, des chancres simples, ou lorsqu'on a affaire à des sujets scrofuleux ou débilités. Dans l'un et l'autre cas, l'adénite doit être traitée chirurgicalement.

Traitement du bubon symptomatique.

(Note additionnelle.)

[Le bubon symptomatique du chancre induré et les lymphangites qui peuvent l'accompagner, étant d'ordre aphlegmasique, ne réclament aucun traitement et guérissent seuls 19 fois sur 20. Aussi le médecin peut-il ordinairement se borner à conseiller au malade d'éviter tout exercice fatigant.

Si la résolution de l'adénite traîne en longueur, on pourra prescrire des bains salés, des badigeonnages de teinture d'iode, quelquefois des pointes de feu ou de petits vésicatoires volants, associés à une compression locale (amadou, caoutchouc).

S'il s'agit de dégénérescence scrofuleuse (bubon syphilostrumeux, scrofulate de vérole), le traitement général antiscrofuleux s'impose.

Dans les cas où le bubon s'enflamme (chancre induré enflammé, chancres simples concomitants), prescrire le repos absolu ou relatif et la médication antiphlogistique associée au traitement de la lésion originelle (traitement du chancre enflammé, du chancre simple).

En cas de suppuration, traitement chirurgical : incision simple (adénite aiguë suppurée) ou incision avec curettage (abcès froid ganglionnaire).]

Le traitement du chancre des *parties génitales externes de la femme* ne présente d'autres difficultés que celles inhérentes à l'application et à la fixation du pansement. On a recours ici aux poudres médicamenteuses, à l'emplâtre gris et à un bandage en forme de T qui permet de fixer les pièces du pansement.

Le chancre du méat urinaire et celui de l'anus doivent être traités au début par l'application de bougies et de suppositoires iodoformés ; exemple :

Iodoforme pur........................	1 centigramme.
Beurre de cacao......................	Q. S.

Pour un suppositoire urétral ou anal.

plus tard, avec des mèches enduites d'emplâtre gris. Dans certains cas, on peut se servir de pansements avec une gaze aseptique enduite de pommades au précipité blanc à 5 p. 100 ou au précipité rouge de 1 à 3 p. 100. On change le pansement une, deux ou trois fois par jour, suivant l'abondance de la sécrétion. A chaque pansement, on lave la plaie avec un petit tampon d'ouate trempé dans une solution de sublimé ou une solution d'acide phénique.

Traitement du chancre du méat.

(Note additionnelle.)

[Tandis que le chancre *intra-urétral* est ordinairement très bénin et guérit seul (se contenter de prescrire des boissons délayantes pour rendre l'urine moins irritante), analogue en cela au chancre du col utérin, le *chancre du méat urétral* est, au contraire, « un mauvais chancre particulièrement dangereux et prédisposé à l'inflammation et au phagédénisme » (Fournier). En effet, par suite de sa situation, il est exposé à être irrité à chaque miction, et est difficile à panser. Les bains généraux et les bains locaux doivent ici être plus fréquents. Les pansements (pommade au calomel, à l'iodoforme) doivent être changés après chaque miction ; ils seront maintenus soit par un fourreau en toile, soit par un condom fixé d'autre part à un suspensoir.

A la moindre menace de complication, maintenir le malade au lit.

On doit aussi, pour peu que le chancre soit ulcéreux, veiller à l'*atrésie* possible du méat et la prévenir par l'introduction dans le méat de petits cylindres d'ouate comprimée enduite de corps gras. Après la cicatrisation, l'atrésie sera combattue par la dilatation graduelle à l'aide de bougies et même par le débridement et celui de l'anus.

Dans les cas de chancres du canal anal (et aussi du rectum), les précautions suivantes ont un intérêt majeur :

1° Prévenir la constipation ;

2° Faire prendre au malade un lavement *huileux* avant chaque selle ;

3° Avant chaque selle également, faire sur l'anus des onctions graisseuses (protection du chancre) ;

4° Après chaque selle, ablutions prolongées et pansement immédiat ;

5° Bains de siège matin et soir, sans préjudice des bains généraux.

Lors de chancre rectal, les lavements émollients boriqués ou non, quotidiens ou bi-quotidiens, et, au cas de douleur, les grandes irrigations chaudes d'eau chloratée à 1 p. 100 faites avec une sonde rectale à double courant (Campenon) rendront de grands services.]

2° Traitement local des accidents secondaires et tertiaires.

[Il nous paraît utile de faire remarquer, au début de ce chapitre, l'importance que prend, en tant que médication préventive, le traitement des divers états pathologiques muqueux et cutanés qui, chez le syphilitique, constituent des *loci minoris resistentiæ*, des points d'appel et de fixation pour les manifestations secondaires et même tertiaires.

Ainsi, du côté de la cavité bucco-pharyngée, le système

dentaire devra être l'objet de soins particuliers : la carie dentaire, la gingivite tartrique seront traitées comme il convient ; les chicots seront enlevés. On traitera de même, s'il y a lieu, la pharyngite chronique, la rhinite chronique, etc.

Du côté des organes génitaux, la balano-posthite chez l'homme, les écoulements vaginaux chez la femme seront énergiquement combattus.

Du côté du système cutané, la médication devra s'adresser aux *états séborrhéiques* qui, ainsi que Unna l'a fait remarquer, jouent un rôle certain dans le développement et la persistance de quelques syphilides secondaires.

Enfin, on veillera autant que possible à supprimer les causes diverses d'irritation des systèmes muqueux et cutanés. Le tabac et l'alcool, si néfastes pour la bouche, seront interdits aux malades. Dans les régions où les sueurs locales sont une cause d'humidité et d'irritation permanentes (aisselles, région interfessière, pieds, etc.), on assurera l'asepsie de la peau par des savonnages fréquents suivis d'applications de poudres inertes (oxyde de zinc, talc), etc., etc.]

Traitement des accidents de la bouche, du nez et de la gorge.

Lors de *lésions spécifiques de la bouche, du nez et de la gorge*, le malade doit se gargariser plusieurs fois par jour, notamment après les repas, et le soir avant de se mettre au lit.

A cet effet on prescrit :

℞ Chlorate de potasse............	10	grammes
Eau distillée..................	500	—

Pour gargarismes.

ou

℞ Chlorate de potasse	10	grammes.
Alun en cristaux..............	0gr,1	—
Eau distillée..................	400	—
Eau de menthe poivrée.........	100	—

Pour gargarismes.

ou

℞ Acide borique.................	10	grammes.
Eau distillée..................	500	—

Pour gargarismes.

ou

℞ Acide salicylique	3	grammes.
Alcool rectifié	30	—
Eau distillée	300	—
Teinture de ratanhia	XXX	gouttes.
Permanganate de potasse	5	grammes.
Eau distillée	100	—

1 cuillerée dans un verre d'eau, pour gargarismes.

ou

℞ Teinture de cascarille	ãã 25 grammes.
Teinture d'écorce de squine	
Teinture de ratanhia	
Eau de menthe poivrée	

XX gouttes dans un verre d'eau.

Lors de syphilides papuleuses et ulcéreuses de la muqueuse des lèvres et des joues, et de l'isthme du gosier, le médecin doit faire tous les jours des attouchements au nitrate d'argent (crayon ou solution à 5 p. 100). Lorsqu'on a affaire à des malades en qui on peut avoir confiance, on leur prescrira des gargarismes au sublimé. On leur formulera par exemple des pastilles de sublimé et de chlorure de sodium de 1 gramme, pour en faire dissoudre une dans un litre d'eau. On mélange une cuillerée à soupe de cette solution avec 10 cuillerées à soupe d'eau (pour gargarismes) ou

℞ Bichlorure de mercure ou sublimé corrosif	1 gramme.
Alcool pur	50 grammes.

S. Poison. A prendre : 1 cuillerée à café dans un verre d'eau.

Ces gargarismes doivent être pris longtemps deux ou trois fois par jour, à raison de un verre à chaque fois.

N. A. — [Les solutions de bichlorure d'hydrargyre ont le désavantage d'être extrêmement désagréables, même très diluées. On peut les remplacer soit par l'eau boriquée ordinaire (3 p. 100), soit par l'eau naphtolée (0,20 p. 1000) ou encore par l'eau phéniquée très faible à 1 p. 200 qui, associée à l'acide thymique, comme dans la formule suivante :

℞ Acide phénique pur	5 grammes.
Acide thymique	0 gr,25
Eau bouillie	Q.S. pour 1 litre.

(Galippe).

est légèrement anesthésique et agréable au goût.]

Les *ulcérations de la langue*, ainsi que les *crevasses*, doivent être touchées avec le nitrate d'argent. Les infiltrations dures de la surface de la langue seront badigeonnées avec de l'alcool au sublimé concentré, ou une ou deux fois par jour avec de la teinture d'iode.

Quant aux *ulcérations gommeuses des muqueuses*, il faut les toucher énergiquement avec le crayon de nitrate d'argent. Il faut, de plus, les laver fréquemment avec les solutions sus-indiquées ou les déterger à l'aide d'un irrigateur. Lorsqu'on se sert de cet instrument pour la cavité nasale, on doit agir avec précaution et sous une pression plutôt modérée afin d'empêcher la pénétration du liquide dans les sinus frontaux ou dans les trompes d'Eustache, où il provoquerait des douleurs.

N. A. — [Pour ces grands lavages de la bouche et du nez, il est préférable de se servir d'un bock ordinaire avec canule de verre ou de caoutchouc durci. On peut régler ainsi, à volonté, la pression du liquide par l'élévation plus au moins marquée du récipient et éviter la pénétration de ce liquide dans les sinus ou dans les trompes d'Eustache.

Quand il s'agit d'ulcérations gommeuses à tendance phagédénique (gommes ulcérées phagédéniques de la langue, par exemple), la désinfection des surfaces malades et de la cavité buccale peut être assez rapidement réalisée par des attouchements fréquents à la teinture d'iode (deux à quatre fois par jour) suivis de grandes irrigations (2 à 3 litres) d'eau oxygénée diluée dans les proportions suivantes, par exemple :

℞ Eau oxygénée pure (H^2O^2) à 12 volumes.	1 partie.
Eau bouillie........................	2 ou 3 parties.]

Quand il existe des séquestres osseux soit sous les ulcérations, soit sous les bourgeons charnus, il importe de les enlever dès qu'ils sont limités. On arrête l'hémorragie, souvent considérable, qui se produit à ce moment, par un tamponnement avec de l'ouate astringente ou de la gaze iodoformée.

Le traitement local des accidents spécifiques du larynx exige, de la part du médecin, une grande habileté dans le maniement du laryngoscope et des instruments spéciaux; ce traitement ne doit être fait que par un spécialiste expérimenté. On peut, dans les cas très bénins, joindre au traitement général des *inhalations de solutions iodurées* (iodure de potassium à 2 p. 100) ; dans les cas où l'on a affaire à des végétations ou à des infiltrations plus étendues, ou même à des ulcérations gommeuses profondes, ces inhalations se trouvent n'être que trop souvent tout à fait insuffisantes.

Les *syphilides papuleuses* et *papulo-érosives des parties génitales et de l'anus*, qui sont chez la femme la lésion la plus fréquente et qui, de plus, s'observent dans les deux sexes comme accident local précoce, se traitent au moyen de la liqueur de Labarraque.

Traitement des syphilides papulo-érosives et papulo-hypertrophiques.

(Note additionnelle.)

[La liqueur de Labarraque (hypochlorite de soude ou chlorure de soude liquide) s'emploie ordinairement coupée au 1/4 ou au 1/5. C'est un excellent détersif. Il peut être remplacé par le chlorure de chaux, suivant la formule de l'auteur.]

℞ Chlorure de chaux........................	20 grammes.
Eau distillée........................	80 —

M. D. S. Pour les badigeonnages.

℞ Calomel........................	āā parties égales.
Amidon........................	

M. pour saupoudrer.

On touche les papules avec la solution de chlorure et on les saupoudre de calomel. Il se produit alors du sublimé à l'état naissant, qui détermine une cautérisation intense, nullement douloureuse.

N. A. — [Certains auteurs attribuent, en effet, les bons résultats du pansement à la formation de sublimé (calomel en présence du chlore). Il est bon de faire remarquer que l'assèchement des parties malades avec une *poudre inerte* quelconque (oxyde de zinc, talc, bismuth) produit les mêmes effets. Les poudres minérales que nous venons de citer doivent être préférées aux poudres végétales (amidon, lycopode) qui fermentent au contact de la peau.

On ne devra pas négliger, en faisant le pansement, de pratiquer autant que possible l'*isolement des parties* (ouate, gaze aseptique), afin d'empêcher l'irritation des surfaces voisines et en regard, et le développement consécutif d'accidents spécifiques analogues.

Enfin la *balnéation* (bains de siège, bains généraux, simples ou amidonnés) est un auxiliaire précieux du traitement.]

Lorsque les grandes lèvres, le périnée et les fesses sont le siège de *syphilides papulo-hypertrophiques*, on doit les badigeonner tous les jours avec une solution alcoolique ou éthérée de sublimé plus forte (1 p. 20) et recouvrir les parties badigeonnées de minces couches d'ouate. Ce traitement détermine la régression rapide des infiltrations. On doit renoncer à faire usage des caustiques tels que le collodion au sublimé (1 p. 20) et la solution de Plenck, qui sont douloureux et très dangereux. Les badigeonnages recommandés plus haut doivent être même soigneusement limités aux seules proliférations, et dans les cas de cautérisation forte on doit appliquer, aussitôt après, des compresses trempées dans une solution de Burow. Les embrocations locales avec de l'onguent au précipité blanc un peu fort donnent parfois de très bons résultats.

℞ Précipité blanc	5	grammes.
Onguent émollient	40	—

A employer tel quel ou additionné de 10 centigrammes de sublimé.

N. A. — [Ces syphilides papuleuses ou papulo-hypertrophiques confluentes, encore appelées *nappes muqueuses*, forment quelquefois de véritables cuirasses allant du mont de Vénus à l'anus. Le traitement précédent (liqueur de Labarraque, poudre inerte, bains) leur est applicable. On peut, dans certains cas, hâter leur régression par des badigeonnages tous les jours ou tous les deux jours avec la solution de nitrate d'argent à 1 p. 5.]

Quand les papules sont plates et ne suintent plus que légèrement, on les recouvre de bon emplâtre gris bien adhérent.

Les *rhagades* qui s'observent *à l'anus*, ordinairement associées à des végétations, bravent souvent tout traitement médicamenteux, Le mieux, c'est de les traiter par voie opératoire. On endort le patient ; puis avec le thermocautère on enlève les végétations ; on panse ensuite, avec de la vaseline iodoformée, ou avec de l'onguent au précipité blanc. Nous conseillons moins la ligature élastique ; nous l'avons d'ailleurs fréquemment appliquée jadis, sans dommage quelconque pour le patient.

Dans les cas de *psoriasis palmaire et plantaire syphilitique*, de *fissures* et de *plaques muqueuses* interdigitales, on doit prescrire des bains de pieds et de mains émollients (au savon) et des pansements avec du bon emplâtre gris mou. Les rhagades ou les ulcérations plus profondes et enflammées doivent être traitées, au début, avec des bains et des compresses imbibées d'une solution de Burow.

Traitement des syphilides psoriasiformes palmaires et plantaires.

(Note additionnelle.)

[Les syphilides palmaires et plantaires dans leur forme moyenne ne réclament guère comme traitement local que quelques bains de mains émollients associés à des onctions graisseuses (pommade au calomel, etc.) afin d'éviter les craquelures douloureuses de la peau.

Quand on se trouve en présence de la forme intense (psoriasis palmaire et plantaire) dans laquelle les téguments sont épaissis et parcourus par des fissures très douloureuses et souvent enflammées, le traitement local doit être soigné. Voici ce que conseille en pareil cas M. le professeur Fournier :

1° Une ou deux fois par jour, douche de vapeur locale ou fumigation locale ;

2° Pansement permanent de toutes les fissures avec des bandelettes de taffetas de Vigo renouvelées matin et soir et maintenues par un gant ou une bande (calme les douleurs et l'inflammation) ;

3° Le soir, pansement de tous les placards éruptifs avec le même taffetas, ou onctions prolongées avec une pommade mercurielle maintenue en place par un gant ;

4° Le matin, savonnage ;

5° Dans la journée, au besoin, lotions avec glycérine pure ou eau glycérinée pour entretenir les téguments dans un état d'humectation grasse.

On pourra ajouter à ce traitement des bains généraux et des bains locaux d'eau de son tiède.

Pour les fissures et les plaques muqueuses interdigitales, il est nécessaire de pratiquer l'isolement des surfaces avec de la gaze aseptique ou de l'ouate hydrophile enduite de pommade mercurielle ou de poudre (calomel, talc, etc.).]

Il est bon parfois de faire prendre au patient, à la suite des bains de mains, des bains locaux avec une solution de sublimé (1 p. 1000). Il faut également lui recommander de se frotter, le soir, après le bain, les parties affectées avec de l'onguent de précipité blanc renforcé, mentionné plus haut (4 p. 40 avec 0,1 à 0,2 de sublimé) ; puis de mettre des gants de Suède et de les garder.

On traite l'*onyxis* et le *périonyxis syphilitique* au moyen de bains de pieds ou de mains chauds, de compresses, de bains de sublimé, enfin de capuchons d'emplâtre gris où l'on enferme les phalanges terminales affectées. Lorsque les ongles se sont déjà incarnés, on les fend à la faveur de l'anesthésie locale et on en enlève les bords. L'emplâtre ou le capuchon qui protège le bout du doigt doit demeurer en place jusqu'à ce que l'ongle se soit reformé.

Traitement de l'onyxis et des périonyxis.

(Note additionnelle).

[M. le professeur Fournier recommande la ligne de conduite suivante :

Contre l'*onyxis* proprement dit, aucun traitement local.

Contre le *périonyxis sec*, protection simple par du sparadrap et un doigtier.

Dans la *forme inflammatoire,* d'abord traitement antiphlogistique (bains, cataplasmes), puis pansement occlusif avec des bandelettes imbriquées de diachylon ou de taffetas de Vigo.

Dans le *périonyxis ulcéreux*, faire comme dans la forme précédente. En outre, repos absolu si la lésion siège au pied. Plus tard, si ulcération atone, faire des attouchements à la teinture d'iode ; s'il y a bourgeonnement excessif, cautériser au nitrate d'argent ; si l'ongle tarde à se détacher et forme obstacle à la cicatrisation, l'enlever.

Enfin, ne jamais attaquer d'emblée la lésion, soit par des caustiques chimiques, soit par le fer rouge.]

Les affections du cuir chevelu doivent également être traitées par des applications locales. Tout d'abord, le patient doit se faire couper les cheveux ras, puis se laver tous les jours la tête à l'eau de savon et la frictionner avec une pommade (par exemple : onguent de précipité blanc, 1 p. 10). Quand il existe des ulcérations pustuleuses ou gommeuses profondes du cuir chevelu, on applique de la vaseline iodoformée, des onguents mercuriels ou de l'emplâtre gris qu'on fixe au moyen d'un bandage. Quant aux lamelles osseuses nécrosées, ou elles s'exfolient d'elles-mêmes, ou on les retire avec la pince à pansement. Le traitement local doit être prescrit dans tous les cas d'affections du cuir chevelu, parce qu'il prévient le developpement de nécroses osseuses considérables, même dans des cas où les os sont à nu en divers endroits. Nous avons vu se cicatriser des ulcérations du cuir chevelu, dont les dimensions atteignaient presque celles d'une pièce de cinq francs. Lorsque le processus destructif a laissé derrière lui des pertes de substance osseuse, on y remédie à l'aide de plaques en celluloïd destinées à fournir à l'encéphale une protection suffisante.

On ne peut traiter suivant un plan uniforme les divers *accidents cutanés* de la période tardive de la syphilis, les *affections des os, des muscles et des articulations*. Quand des pansements simples et suffisamment répétés ne donnent pas de résultats satisfaisants et qu'il y a lieu d'intervenir chirurgicalement, on doit le faire aussi rapidement que possible.

Traitement des accidents ulcéreux de la peau.

(Note additionnelle.)

[Nous dirons cependant que lorsqu'il s'agit d'accidents ulcéreux de la peau, le traitement local qui paraît donner les meilleurs résulats est celui-ci :

1° Faire tomber les croûtes (cataplasme de fécule, etc.);

2° Appliquer sur l'ulcération un pansement occlusif (pansement de Chassaignac) formé par des bandelettes imbriquées de taffetas de Vigo, assujetties au besoin par une compresse ou une bande de tarlatane ou de toile.

Ce pansement sera changé plus ou moins souvent, suivant l'abondance de la suppuration, en moyenne tous les deux jours.

Si l'ulcération est atone, attouchements à la teinture d'iode.

Si la plaie bourgeonne trop, crayon de nitrate d'argent.

3° Bains généraux tous les deux jours.

Le pansement au taffetas de Vigo a, outre les avantages

du pansement occlusif (calmer les douleurs et l'irritation), celui de la mercurialisation locale.

Les syphilides non ulcéreuses cutanées (tuberculeuses, tuberculo-squameuses, etc.), se trouvent quelquefois heureusement modifiées par un pansement analogue au précédent.

Si le taffetas de Vigo irrite les téguments (rare), on peut le remplacer par l'emplâtre rouge de Vidal :

℞ Minium	2 gr. 50
Cinabre	1 gr. 50
Emplâtre simple	26 grammes.

Ou tout autre agent occlusif.]

3° Traitement général de la syphilis.

A nous en rapporter à notre expérience, nous ne croyons pas que l'hygiène et la diète, associées au traitement des accidents locaux, c'est-à-dire une *thérapeutique d'expectation*, suffise à elle seule, sans le secours du mercure et de l'iodure, à guérir la syphilis.

Aussi, dès qu'apparaissent, soit des troubles fonctionnels persistants du côté des organes de la circulation, soit des douleurs névralgiques ou encore des accidents cutanés ou muqueux, le médecin doit-il administrer le mercure et le continuer jusqu'à disparition complète des symptômes; le spécialiste expérimenté prolonge même le traitement pendant un temps variant du tiers à la moitié de la durée des accidents.

Toute récidive ultérieure, pour peu qu'elle donne lieu à des accidents marqués, sera de même combattue par un traitement général et local. Nous nous guidons dans ce cas sur l'évolution de la maladie ; nous maintenons le malade en observation et nous n'administrons le mercure et l'iodure que s'il survient des *manifestations spécifiques*. Le traitement par cures intermittentes, que l'on se trouve ou non en présence d'accidents syphilitiques (traitement chronique intermittent de Fournier) ne nous paraît d'aucune utilité. Nous avons constaté, en effet, que ce mode de traitement ne retarde et n'empêche en rien les récidives et que même l'accoutumance au médicament nuit à son efficacité lorsqu'on vient à l'administrer contre une nouvelle poussée d'accidents. Nous ne discuterons pas davantage cette question : il nous suffit d'avoir indiqué ce que nous en pensons.

Méthode préventive.

(Note additionnelle.)

[Mracek est, on le voit, nettement partisan de la méthode dite opportuniste, c'est-à-dire de celle qui, n'admettant pas l'action préventive du mercure, ne prescrit le traitement spécifique qu'à l'occasion des manifestations de la syphilis. Nous ferons toutefois remarquer qu'il semble, en pareil cas, tout à fait illogique de prolonger après guérison complète des accidents, contre lesquels il est administré, un traitement auquel on refuse toute action préventive, et par conséquent toute influence sur la maladie elle-même, en tant que diathèse infectieuse.

Nous dirons, avec M. le professeur Fournier (1), qu'il est difficile de concevoir :

1° Qu'une médication influençant à un si haut point les symptômes d'une maladie, comme le fait le mercure, n'agisse pas en même temps sur cette maladie elle-même ;

2° Que l'action si nettement préventive du mercure dans les accidents de l'hérédo-syphilis (avortements, etc.,) soit complètement annihilée lorsqu'il s'agit de la syphilis acquise.

Ceci dit, voici la méthode préconisée par M. le professeur Fournier, méthode préventive :

1° Administrer le mercure le *plus tôt possible*, dès le diagnostic avec *certitude* (qu'il s'agisse du chancre ou d'autres accidents) ;

2° L'administrer *longtemps*, non seulement pendant la durée des accidents, mais encore dans les « entr'actes » de la maladie.

3° L'administrer enfin d'une façon *discontinue*, par périodes suffisamment courtes pour le faire bien tolérer et pour éviter l'accoutumance, et M. le professeur Fournier insiste justement et longuement, dans ses leçons, sur l'importance de ces stades d'intermittences.

Au surplus, voici sa façon d'agir :

Après un premier traitement, prolongé trois à quatre semaines après la guérison des accidents contre lesquels il a été institué, *premier repos* de un mois à six semaines: — puis deuxième cure (quoi qu'il soit advenu) pendant

(1) A. Fournier, *Traitement de la syphilis*, Paris.

six semaines environ, — et *deuxième repos* de deux à trois *mois* — et ainsi de suite en ayant soin d'augmenter de plus en plus les périodes de repos, en sorte que le malade fait approximativement :

Pendant la 1re année	....	4 traitements mercuriels.
— 2e —	....	3 — —
— 3e —	....	2 — —

M. le professeur Fournier a d'ailleurs bien soin d'ajouter que cette méthode n'est pas infaillible et qu'elle reste en défaut dans un certain nombre de cas, notamment dans les syphilis que, faute de meilleure expression, il appelle *réfractaires*, c'est-à-dire caractérisées par des manifestations récidivantes quoi qu'on fasse, et dans les véroles à accidents parasyphilitiques (tabes, etc).]

Traitement de la céphalée syphilitique.

Contre la céphalée, l'insomnie et les divers symptômes qui parfois précèdent l'apparition des accidents éruptifs, nous administrons les médicaments suivants :

℞ Bromure de potassium................	ãã 4 grammes.
Bromure de sodium..................	
Bromure d'ammonium................	2 —

M et diviser en paquets n° 10, en prendre un ou deux le soir.

ou

℞ Bromure de potassium................	ãã 50 grammes.
Iodure de potassium..................	

M. Pour une dose, un ou deux le soir.

N. A. — [C'est le traitement mixte, c'est-à-dire l'iodure de potassium à la dose de 2 à 3 grammes *pro die*, associé au mercure, qui est la médication de choix dans la céphalée secondaire à exacerbation vespérale et nocturne. La céphalée neurasthénique qui peut apparaître à la période secondaire également (plus tard ordinairement) est au contraire justiciable des nervins (bromures, etc.).]

Avant l'apparition des accidents éruptifs, dans leur intervalle, et aussi pendant l'administration du traitement spécifique, on doit *préparer les malades* dont l'état l'exige *à l'action du mercure* par une minutieuse hygiène buccale et cutanée. On ne doit pas non plus négliger le traitement local du chancre, si cela est nécessaire. — Lorsque la cure spécifique sera terminée, il faudra prescrire une cure supplémentaire par les bains, les toniques, etc.

Soins de la bouche avant et pendant les traitements mercuriels.

On ne saurait assez insister sur l'importance et la nécessité absolue des soins à donner à la bouche, avant, pendant et même encore après le traitement mercuriel.

Diagnostic et traitement de la gingivite mercurielle.

(Note additionnelle).

[Les soins à donner à la bouche, dont nous avons déjà parlé à propos du traitement local des accidents secondaires, sont d'une importance capitale au point de vue de la prophylaxie de la stomatite mercurielle. — En instituant le traitement spécifique, le médecin devra non seulement prescrire aux malades une minutieuse hygiène buccale (brossage des dents, rinçage après les repas, etc., etc.), mais encore les renseigner sur les accidents buccaux qui peuvent dériver du mercure, pour qu'ils puissent à la moindre alerte cesser d'eux-mêmes le traitement et venir trouver le médecin. Celui-ci, de son côté, surveillera attentivement la bouche de ses clients et suspendra le mercure à la première menace, si légère soit-elle, d'irritation gingivale. Nous rappellerons à cet effet l'utilité majeure qu'il y a à reconnaître les *gingivites partielles* par lesquelles s'annonce, dans l'immense majorité des cas, la véritable stomatite. Ces gingivites localisées, ces « stomatites d'alarme » (Fournier) affectent *quatre types* principaux :

1° La *gingivite médiane inférieure* (collet des incisives médianes inférieures) ;

2° La *gingivite périphérique*, c'est-à-dire qui se manifeste autour d'un chicot, d'une dent cariée, etc. ;

3° La *stomatite génienne*, se produisant sur la muqueuse de la joue au point correspondant à la dernière molaire inférieure ;

4° Le *décollement rétro-molaire*, type le plus commun (8 à 9 fois sur 10) et qui consiste en l'inflammation du repli muqueux qui borde en arrière la dernière grosse molaire inférieure. Ce repli se décolle de la dent et forme une petite languette flottante, verticale, rouge, érosive, saignant facilement.

Ces stomatites d'alarme se rencontrent presque exclusivement lors de l'administration du mercure par ingestion. La *stomatite des frictions* a pour caractère, outre sa fréquence plus grande dans ce mode de traitement, d'avoir un début plus brusque, d'un jour à l'autre, d'être plus générale d'emblée et d'être aussi plus intense, et cela souvent malgré la surveillance du médecin qui se trouve surpris par la rapidité soudaine et la gravité des accidents.

Le traitement de la stomatite mercurielle varie évidemment avec la gravité des formes. Il faut d'abord, et de toute nécessité, suspendre l'administration du mercure *à la première alerte.*

Dans les formes légères, il suffit des soins d'hygiène buccale énumérés plus haut, associés à quelques gargarismes boriqués ou chloratés et au besoin à de légers attouchements quotidiens à la teinture d'iode, pour venir en quelques jours à bout de l'irritation gingivale.

La stomatite généralisée sera traitée par les bains de bouche fréquemment répétés (toutes les heures) avec de l'eau de guimauve boriquée (3 p. 100), ou avec de l'eau d'orge ; on pourra avec les mêmes liquides faire de grandes irrigations buccales. Cette médication suffira pendant la période aiguë de la maladie : il serait d'ailleurs difficile de faire supporter au malade tout autre gargarisme médicamenteux.

A la période subaiguë, on adjoindra aux irrigations précédentes des gargarismes chloratés ou boriqués et l'on fera de petites cautérisations légères au nitrate d'argent sur les points douloureux, en ayant soin de ne traiter chaque jour qu'une région de la muqueuse buccale.

Dans les deux périodes, les attouchements à la cocaïne (1/100e à 1/50e) pourront rendre des services.

Il est d'usage de prescrire le chlorate de potasse à l'intérieur dans un julep ou de l'eau sucrée et à la dose de 4 à 5 grammes par jour. Ce médicament, dont la valeur a été surfaite, a cependant une action modérée et lente.

Nous ne ferons que signaler la pratique de certains observateurs qui, attribuant à la stomatite mercurielle une cause exclusivement microbienne (Bergi, Galippe) la traitent par des lotions et des badigeonnages avec des solutions mercurielles antiseptiques (liqueur de van Swieten coupée aux 3/4 d'eau.

Ajoutons enfin qu'aux périodes aiguës de la stomatite on a quelquefois besoin d'ordonner quelques calmants généraux tels que l'opium, et que le lait est souvent le seul aliment bien supporté. — Voy. Fournier, *Leçons sur la stomatite mercurielle*. (*Union médicale*, 1890 et 1891).]

Les prescriptions du médecin doivent être suivies avec une rigoureuse exactitude. Le malade doit se nettoyer les dents trois ou quatre fois par jour au moyen d'une brosse à dents et d'une poudre dentifrice. Dans notre pratique hospitalière, nous prescrivons la poudre suivante :

℞ Poudre dentifrice noire	50 grammes.

ou

℞ Carbonate de chaux pulvérisé	50 grammes
Carbonate de magnésie	10 —
Racine d'iris pulvérisée	20 —
Huile de menthe poivrée	LX gouttes.

M. S. A. Dentifrice.

On touche ensuite les gencives avec une des teintures astringentes suivantes et l'on se rince la bouche avec de l'eau :

℞ Teinture d'iode	ãã 10 grammes.
Teinture de noix de galle	

Pour badigeonnages.

ou

℞ Teinture de ratanhia	ãã 20 grammes.
Teinture de noix de galle	
Huile de menthe poivrée	XL gouttes.

Teinture pour les gencives.

ou

℞ Huile de cade	ãã 10 grammes.
Esprit de vin	
Teinture d'opium	5 —

On prescrit, comme gargarisme, du permanganate de potasse de 0,5 à 2 p. 100, des solutions de chlorate de potasse de 1 à 2 p. 100 additionnées d'alun.

Ou

℞ Eau de chaux	ãã P. E.
Eau distillée	

ou

℞ Acide salicylique	5 grammes.
Eau de vie de blé	ãã 100 —
Eau distillée	
Huile de menthe	V gouttes.

1 cuillerée pour un verre d'eau.

Dans la stomatite mercurielle, nous prescrivons, outre les soins de la bouche énumérés plus haut, des badigeonnages de la gencive avec une solution de nitrate d'argent de 1 p. 30 à 1 p. 15, suivis d'un lavage de la bouche avec une solution de sel de cuisine ou de badigeonnages avec une solution aqueuse d'acide chromique de 15 à 25 p. 100. On cautérise les érosions ou les ulcérations avec le crayon de nitrate d'argent, ou bien on les touche, suivant la combinaison récemment proposée, avec une solution d'acide chromique à 25 p. 100 et le crayon de nitrate. Dans ce cas, la surface de l'ulcère se trouve recouverte d'une croûte rougeâtre formée par un dépôt de chromate d'argent.

Traitement mercuriel de la syphilis.

De tous les traitements mercuriels, celui qui l'emporte sur les autres, c'est la *cure de frictions avec de l'onguent de mercure gris*. On peut, en effet, l'appliquer à toutes les formes de la syphilis, ainsi qu'à tout âge, à l'enfance tout aussi bien qu'à la vieillesse.

Discussion, indication et application de la méthode par frictions mercurielles.

(Note additionnelle).

[Il nous paraît incontestable qu'il est trop absolu et contraire à l'esprit clinique de vouloir faire des frictions mercurielles, à l'exclusion de tout autre, le meilleur mode d'administration du mercure.

Le choix de la méthode à employer doit en effet résulter de l'ensemble et de la comparaison des indications et contre-indications inhérentes, les unes au malade (tolérance, condition sociale, etc.), les autres aux formes morbides en présence desquelles on se trouve. Cela dit, et étant reconnu que les avantages incontestables et sérieux d'ailleurs, consistent surtout en l'énergie et la rapidité de leur action, quels sont leurs inconvénients ?

D'abord, elles constituent un traitement *malpropre* que beaucoup de malades ne supportent qu'à contre-cœur ; elles sont ensuite une méthode *fastidieuse*, demandant une perte de temps de une heure par jour au moins ; enfin, elles sont difficiles à faire en cachette ; elles sont *affichantes* (préparatifs, soins consécutifs, linge taché, etc.). Quoi qu'on puisse dire, ces trois reproches à faire aux frictions sont énormes au point de vue pratique et suffisent amplement à empêcher d'ériger les frictions en mode de traitement courant. Si l'on ajoute encore que, sans compter l'inégalité de leur rendement utile, inconvénient qu'elles partagent d'ailleurs avec les autres méthodes et qui est dans une certaine mesure imputable à la façon dont elles sont faites, elles ne sont point exemptes des accidents du mercurialisme (diarrhée, fatigue générale et courbature, stomatite même plus fréquente et plus grave, hydrargyrie cutanée), on comprendra qu'il soit nécessaire de déterminer leurs indications. Celles-ci peuvent être rangées sous les cinq chefs suivants :

1° Cas graves (syphilis nerveuse, lésions viscérales, oculaires, etc.) ;

2° Manifestations rebelles ou habituellement réfractaires aux autres méthodes ;

3° Etats morbides antérieurs du tube digestif ;

4° Nécessité de réserver la voie gastrique à d'autres remèdes ;

5° Syphilis du jeune âge (Voy. *Syphilis héréditaire*).

Nous croyons utile d'exposer ici les principales règles à suivre dans l'emploi des frictions mercurielles. Elles compléteront celles que l'auteur n'a fait qu'ébaucher dans le texte.

Étant donné qu'on prescrit un traitement par les frictions, les problèmes à résoudre sont les suivants :

1° *Quelle pommade employer?*

En France, tout au moins, les pommades au calomel, les savons mercuriels, etc., n'ont pas fait fortune. Rien n'a encore détrôné l'onguent mercuriel double ou onguent napolitain du Codex, renfermant :

℞ Mercure métallique......................	āā parties égales.
Axonge benzoïnée.......................	

2° *Quelle dose de pommade employer ?*

Elle varie évidemment selon l'âge, le sexe et les indications à remplir, etc. La dose moyenne pour un adulte est de 4 grammes, mais cette dose est souvent dépassée, portée de 6 à 12 grammes, quand il s'agit d'accidents spécifiques graves. Dans les stations thermales d'eaux sulfureuses, les doses sont aussi beaucoup plus fortes. C'est un fait remarquable, en effet, de voir combien ces eaux exagèrent la tolérance de l'organisme pour le mercure. Toute dose doit être exactement déterminée par la *pesée*.

3° *Quand doit être faite la friction?*

S'il s'agit d'un enfant ou d'un malade alité, la friction peut être faite à un moment quelconque de la journée. Si, au contraire, le malade vaque à ses occupations, il lui sera plus commode de réserver la friction pour le soir avant le coucher.

4° *Où doit-elle être faite?*

Partout, pourvu qu'on ait soin d'*éviter* les parties velues, telles que le pubis, les aisselles, etc., où l'absorption serait trop rapide, et de *varier* le siège des frictions pour prévenir l'irritation tégumentaire.

Les régions à préférer sont les parties latérales du thorax et de l'abdomen, la face interne des cuisses et des bras, les jarrets, etc. La friction pourra égalcment être faite sur le *dos* quand le malade est alité et traité par une tierce personne.

5° *Comment procéder à la friction?*

On doit étendre par petites quantités la dose d'onguent à employer, sur la région choisie, et frotter jusqu'à « siccité », c'est-à-dire jusqu'à ce que la main qui frotte éprouve une sensation de rudesse. Cette sensation ne se produit guère qu'au bout de dix minutes pour une dose moyenne d'onguent (4 à 5 grammes). Lorsque la friction est confiée à une main étrangère, celle-ci fera bien de se protéger contre l'absorption du mercure, par un gant de peau ou de caoutchouc.

6° *Soins à prendre après la friction :*

Recouvrir la région frictionnée, soit d'une couche d'ouate, soit d'un linge de toile imbibé d'eau tiède, et placer pardessus un morceau de taffetas gommé. Le tout sera maintenu, suivant la région, par une bande, un bas ou un caleçon, et restera en place toute la nuit ou pendant huit à dix heures. Le lendemain matin, le pansement sera enlevé, la peau savonnée et lavée à l'eau tiède, essuyée, puis largement saupoudrée avec de l'amidon, du talc ou de l'oxyde de zinc. On prescrira en outre deux grands bains par semaine.

7° *Quelle doit être ou peut être la durée d'un traitement de ce genre?*

Elle est subordonnée à un certain nombre de facteurs, tels que la nature du résultat à obtenir, la tolérance du malade, l'effet produit, etc. M. le professeur Fournier conclut de son expérience qu'après quinze jours à cinq semaines au plus il y a avantage à suspendre les frictions, quitte à y revenir au bout de quelques jours, si l'indication persiste.

8° *Comment agissent les frictions ?*

Sans nul doute par absorption du mercure. Mais, tandis que, pour la majorité des auteurs, l'absorption se fait au niveau de la peau, pour un certain nombre d'autres elle aurait lieu à la surface du poumon après volatilisation du mercure au contact des téguments (Merget, thèse de Bordeaux, 1888).]

Déjà le nourrisson peut recevoir, par les soins de sa mère ou de sa bonne, une friction avec un onguent mercuriel dédoublé (1,0 d'onguent gris avec 1,0 d'onguent simple), faite après le bain du matin, sur les parties latérales du thorax et du ventre. Les adultes d'un poids d'environ 60 kilos peuvent être traités avec 4 ou 5 grammes par jour. Il vaut mieux assurément que le patient se fasse faire les frictions par une tierce personne qui s'y entende. Mais à défaut d'un aide, ou à l'hôpital, les patients doivent se faire ces frictions eux-mêmes. La façon de faire la plus pratique consiste à étendre de-ci de-là de petites quantités d'onguent et de s'en frictionner jusqu'à ce que toute la dose y ait passé, et qu'au point de la friction la peau demeure sèche.

Les régions où l'on pratique d'habitude les frictions sont: les jambes et surtout les deux mollets, la face interne des cuisses, la région épigastrique, les parties latérales du thorax, la face interne des bras et le dos.

L'opération achevée, le patient doit se laver dans un bain tiède.

On doit faire les frictions jusqu'à la disparition complète des accidents et même les continuer pendant un nombre de jours égal au tiers ou à la moitié de leur durée. Il peut arriver qu'une indisposition fortuite, une salivation mercurielle à début brusque, une stomatite, obligent à interrompre la cure de frictions pendant quelques jours ; mais on peut la reprendre dès que ces complications ont disparu. La cure par les frictions appliquée à une éruption générale de la syphilis peut être prescrite à nouveau autant de fois qu'il y a de nouvelles poussées. Outre les bains tièdes dont on fait suivre ces frictions, on administre encore des médicaments internes tels que les fortifiants, etc.

L'alimentation, ainsi que l'hospitalisation des patients soumis à cette cure, doit être aussi choisie et aussi satisfaisante que possible.

Ceux qui vivent dehors et sont exposés aux intempéries, ou qui se surmènent physiquement, ne profitent guère de ce traitement.

N. A. — [En France, à part les règles d'hygiène commune, on a perdu l'habitude, d'ailleurs plutôt nuisible, de confiner à la chambre les malades soumis aux frictions mercurielles. Ce restant des anciennes pratiques subsiste encore à l'étranger (Allemagne, Russie, etc.), comme on le voit par les idées de l'auteur à ce sujet.]

Nous avons observé des cas où celui-ci n'a donné, dans ces circonstances, que peu ou point de résultats, où les malades avaient perdu toute confiance et présentaient des symptômes d'anémie et d'affaiblissement général.

Il faut, dans tous les traitements mercuriels, que le médecin traitant porte son attention, non seulement sur les soins à donner à la bouche, mais encore sur le tube digestif, ainsi que sur les émonctoires.

Nous avons trouvé à plusieurs reprises de l'albumine dans l'urine et nous avons été, de ce fait, forcé d'administrer des doses plus faibles, d'interrompre les frictions, et même, dans quelques cas, de cesser tout traitement. Quant aux prescriptions à faire, une fois la cure terminée, elles peuvent viser une bonne diète, l'application de cures d'eaux douces, de bains fortifiants, le séjour dans un climat doux, etc. Les soins de la bouche ne doivent pas non plus être négligés à partir du jour où le traitement est terminé; il importe qu'ils soient continués, d'une façon restreinte il est vrai, pendant des semaines entières.

Nous prescrivons pour la cure de frictions chez les adultes :

℞ Onguent gris..................... 4 à 5 grammes

D. S. Pour une dose, à employer en frictions.

L'onguent se prépare, d'après la pharmacopée autrichienne Ed. VII, de la manière suivante :

℞ Mercure.................................. }
Lanoline.................................. } āā 200 grammes.

A triturer jusqu'à extinction complète, puis à ajouter peu à peu :

℞ Onguent simple........................... 200 grammes.

Dans les cas de syphilides cutanées étendues ou de processus ulcéreux multiples localisés à la surface du corps, ainsi que dans les cas d'exanthèmes de la peau et de papules érosives chez de petits enfants, on a souvent recours aux bains de sublimé.

On emploie, pour les adultes, de 10 à 15 grammes (en pastilles) de solution de sublimé. La baignoire doit recevoir de trois à quatre seaux d'eau ayant une température de 26 à 28° R. Le malade y séjourne de dix à quinze minutes pendant lesquelles on le frictionne légèrement. Au sortir du bain, il se met au lit. Quant aux petits enfants, on se contente de les laver une ou deux fois par jour avec des compresses trempées dans l'eau du bain. Après le lavage, on saupoudre les régions malades de poudre d'amidon pure ou additionnée de calomel.

N. A. — [La *balnéation mercurielle* ne doit être employée qu'avec une extrême réserve, car c'est un moyen thérapeutique fort infidèle. Son action est en effet subordonnée à l'état de la peau : nulle ou à peu près quand celle-ci est intacte, elle peut au contraire être très dangereuse dans les cas où les téguments sont le siège d'excoriations multiples ou d'ulcérations étendues.

A côté de la balnéation, on peut citer les *fumigations mercurielles* autrefois très en honneur et passibles de reproches identiques. On ne les emploie plus guère aujourd'hui que comme *topiques* dans certaines formes rebelles de syphilides secondaires (psoriasis palmaire et plantaire).]

Méthodes hypodermiques.

(Note additionnelle.)

[La méthode des injections mercurielles dans le traitement de la syphilis, qui a pris dans ces dernières années surtout une importance de premier ordre, se divise en deux méthodes secondaires :

A. Méthode des injections solubles ;

B. Méthode des injections insolubles.

L'un et l'autre procédé présente des règles de techniques communes, à savoir :

1° Eviter l'emploi de tout composé caustique ou irritant ;

2° N'employer que des composés parfaitement aseptiques et d'une constitution chimique bien définie ;

3° Se servir d'instruments aseptisés au préalable (aiguille flambée, seringue bouillie) ;

4° Faire avant chaque injection l'antisepsie de la région ;

5° Faire l'injection en deux temps, d'abord en ponctionnant avec l'aiguille et la seringue non armée que l'on sépare l'une de l'autre pour s'assurer qu'on n'a pas ouvert un vaisseau, ensuite en ajustant la seringue remplie du liquide à injecter sur l'aiguille et en poussant lentement le piston ;

6° Les sièges d'élection pour faire les injections sont :

a. L'ensellure lombaire, dans la masse sacro-lombaire ;

b. La fossette rétro-trochantérienne ou point de Smirnoff ;

c. Le point de Galliot, déterminé par l'intersection de deux lignes conventionnelles, l'une horizontale passant à deux travers de doigt au-dessus du grand trochanter, l'autre verticale séparant le tiers interne de la fesse de ses deux tiers externes.

d. Le point de Barthélemy, situé au milieu d'une ligne qui joint le sommet du pli inter-fessier à l'épine iliaque antéro-supérieure et qui répond à peu près exactement au bord externe du muscle grand fessier.

Cette dernière région est la plus ordinairement choisie ; mais quel que soit le point de la fesse où l'on fait l'injection, il faut toujours avoir présent à l'esprit le trajet des vaisseaux et du nerf sciatiques.

7° Chaque injection doit être faite profondément en *plein tissu musculaire* (se servir d'une longue aiguille de 4 à 5 centimètres en platine iridié) ;

8° Enfin, une bonne précaution consiste à *espacer les piqûres* faites sur une même région et à *changer de côté* à chaque fois, au moins quand il s'agit d'injections insolubles.

Ceci dit, quels sont les composés employés ?

A. **Injections solubles.** — Un grand nombre de composés ont été préconisés. Nous ne citerons que les principaux. Ce sont :

1° Le **sublimé** ; la formule la plus ancienne est celle de Lewin, promoteur de la méthode :

℞ Bichlorure d'hydrargyre	50 centigrammes.
Chlorure de sodium	1 gramme.
Eau distillée	100 grammes.

Chaque seringue contient cinq milligrammes de sublimé : on fait chaque jour une ou deux injections. La dose journalière de 1 centigramme est nécessaire pour obtenir un résultat thérapeutique ; si l'on veut avoir une action un peu plus intense et plus rapide, il faut injecter 2 centigrammes et faire des séries de 20 piqûres ; mais la diarrhée est presque inévitable, l'injection douloureuse et la stomatite fréquente.

2° La solution de **peptone mercurique ammonique**, ou solution de Delpech, dont le véhicule est formé d'eau et de glycérine et l'agent actif d'un mélange ou d'une combinaison de peptone, de sublimé et de chlorure d'ammonium. D'après le professeur Pouchet, ce que l'on désigne sous le nom de peptonate de mercure ne serait pas un composé défini.

Quoi qu'il en soit, cette solution contient environ *un centigramme* de bichlorure de mercure pour un gramme d'eau distillée.

La dose quotidienne à injecter est de 1 à 2 centigrammes ordinairement.

3° Le **biiodure de mercure** est employé sous deux formes : solution huileuse et solution aqueuse.

La **solution huileuse** du professeur Panas, contenant 4 milligrammes de biiodure par centimètre cube, était parfois insuffisamment active et exigeait l'introduction dans les tissus de 2 ou 3 centimètres cubes de liquide.

Pour remédier à ce double inconvénient, Lafay obtint une huile biiodurée centésimale (1 centigramme de biiodure par centimètre cube) par simple dissolution à 70° du biiodure dans l'huile de noix récente, préalablement lavée à l'alcool et stérilisée, et il porta même à 15 milligrammes par centimètre cube la proportion du biiodure, en dissolvant le sel de mercure dans un mélange à parties égales d'huile de noix et d'huile de ricin.

On injecte quotidiennement une seringue de cette solution huileuse. Les résultats thérapeutiques sont excellents ; mais l'excipient huileux est un gros inconvénient ; l'injection est souvent douloureuse et laisse quelquefois des nodosités ; elle doit être faite en deux temps, de crainte de petites embolies.

La **solution aqueuse** de biiodure est d'une préparation facile ; par suite de l'insuffisante solubilité dans l'eau du biiodure d'Hg, on additionne ce sel d'un poids égal d'iodure de sodium desséché et purifié, et l'on injecte dès lors un iodure double de mercure et de sodium.

On peut employer la formule suivante :

℞ Biiodure de mercure..............................	0 gr.20
Iodure de sodium pur..............................	0 gr.20
Eau distillée..............................	10 c. cubes.

Chaque seringue de Pravaz contient 2 centigrammes de sel.

Cette solution est parfaitement stable ; elle est limpide, peut se conserver indéfiniment sans s'altérer ; elle permet d'injecter, en un seul centimètre cube, autant de mercure qu'il est nécessaire, et avec elle on n'a pas à redouter d'embolies.

Le biiodure aqueux à 2 centigrammes par centimètre cube est peu douloureux et pour combattre des accidents graves, on peut injecter tous les jours 4 et 5 centigrammes de biiodure en solution aqueuse, sans avoir à craindre de phénomènes d'intoxication graves. Toutefois, avec de pareilles doses, les phénomènes de stomatite et de diarrhée sont à craindre.

En raison de sa parfaite tolérance, de son action rapidement et puissamment curative, de son maniement facile, le biiodure aqueux doit être préféré au biiodure huileux. Tous deux sont efficaces dans la plupart des syphilis secondaires et tertiaires, plus efficaces même que tous les autres sels solubles, comme Lévy-Bing et nous-même l'avons démontré. Aussi le biiodure aqueux nous paraît-il parfaitement indiqué quand on veut faire un traitement intensif sans avoir recours au calomel, soit pour combattre des accidents tenaces ou graves, soit pour obtenir une disparition rapide d'accidents même bénins, mais souvent gênants ou affichants.

4° Le **benzoate de mercure**. Stoukowenkoff, en 1888, l'introduit dans la thérapeutique syphilitique et emploie la formule suivante :

℞ Benzoate de mercure..............................	0 gr. 30
Chlorure de sodium pur..............................	0 gr. 10
Chlorhydrate de cocaïne..............................	0 gr. 15
Eau distillée..............................	40 gr.

Elle renferme environ 1 centigramme de sel mercuriel par centimètre cube. Cette solution doit toujours être employée très fraîche.

Se basant sur ce fait qu'en présence du chlorure de sodium et de l'eau, le benzoate de mercure donne naissance à du benzoate de soude et à du chlorure mercurique et que par conséquent le liquide à injecter de la formule précédente n'est qu'un mélange de benzoates et de chlorures de sodium et de mercure, Bretonneau a proposé de remplacer l'action dissolvante du sel marin par celle du benzoate d'ammoniaque *neutre* et a établi la formule suivante :

℞	Benzoate de mercure	0 gr. 30
	Benzoate d'ammoniaque neutre	1 gr. 50
	Benzoate de cocaïne	0 gr. 06
	Acide benzoïque	0 gr. 30
	Eau distillée	Q.S. pour 30 c. cubes.

dans laquelle une seringue de Pravaz contient exactement 1 centigramme de mercure à l'état de benzoate.

Cette préparation est assez difficile à exécuter, car elle exige l'addition d'une petite quantité d'ammoniaque en excès. C'est pour remédier à cet inconvénient que le professeur Gaucher a eu l'idée de dissoudre le benzoate de mercure dans le sérum artificiel chloruré isotonique, pensant que cette préparation serait beaucoup mieux supportée que les précédentes ; Lafay a préparé des solutions de benzoate de mercure dans un sérum artificiel contenant 7 gr. 50 de chlorure de sodium par litre. Cette injection, qui est stable, doit être formulée :

℞	Benzoate de mercure	1 gr.
	Chlorure de sodium pur	0 gr. 75
	Eau stérilisée	100 gr.

Chaque seringue de 1 centimètre cube contient 1 centigramme de benzoate.

La dissolution du benzoate de mercure s'opère ainsi très facilement, et à froid, à condition qu'il soit fraîchement préparé. Quelle que soit la formule employée, la dose quotidienne à injecter est de 2 centigrammes de sel.

5° **Le cacodylate iodo-hydrargyrique**, expérimenté par MM. Brocq, Civatte et Fraisse, est obtenu en neutralisant le cacodylate acide de mercure par de la soude, en présence de l'iodure de sodium. 1 centimètre cube de cette solution contient : 4 mg. 7 de biiodure d'Hg., 4 mg. 7 d'iodure de sodium et 3 centigrammes de cacodylate de soude. On injecte en somme un mélange de cacodylate de soude et de biiodure de mercure dissous dans l'iodure de sodium, avec peut être des traces de cacodylate de mercure non transformé.

6° **Le cyanure mercurique**, d'après la formule suivante, dont les chiffres seuls varient avec les auteurs :

℞ Cyanure de mercure.............	1 gramme.
Chlorhydrate de cocaïne..........	1 —
Eau distillée....................	100 grammes.

Une seringue de Pravaz contient 1 centigramme de cyanure. On injecte quotidiennement un ou deux centigrammes. Le cyanure est très douloureux, et cause très souvent des nodosités ; il provoque toujours de la diarrhée et des coliques ; il prédispose les malades à la stomatite, qui apparaît brusquement, prend une allure grave et guérit lentement. Il est très mal toléré et, même à la dose de 1 centigramme, produit des phénomènes d'intoxication et des érythèmes hydrargyriques généralisés, qui ont été signalés par Barthélemy et Lévy-Bing. Le cyanure est le plus toxique des sels mercuriels, et son emploi expose à de nombreux accidents.

7° **L'hermophényl** ou mercure phénol disulfonate de sodium. On peut employer la préparation :

℞ Hermophényl..................	0 gr. 20
Eau distillée..................	10 grammes.

Chaque centimètre cube contient 2 centigrammes d'hermophényl. Il est assez bien toléré, mais peu actif. Il s'élimine, du moins en grande partie, sous sa forme primitive, improprement appelée organo-métallique et pour le caractériser dans l'urine, il faut détruire la combinaison.

8° **Le lactate de mercure**, préconisé par le Professeur Gaucher, d'après la formule suivante :

℞ Lactate mercurique....................	0 gr. 20
Eau distillée..........................	10 grammes.

Un centimètre cube contient deux centigrammes de lactate, qui constituent la dose journalière.

9° **L'oxycyanure de mercure** peut avantageusement remplacer le cyanure mercurique. Il est plus riche en mercure et, à dose égale, beaucoup mieux toléré et moins toxique ; mais il est aussi très douloureux et expose presque toujours à la diarrhée et à la stomatite. Les résultats thérapeutiques sont les mêmes avec l'un et l'autre sel.

10° **Le salicylate mercurique neutre**, en solution aqueuse : on injecte tous les jours deux centigrammes de salicylate, qui sont bien tolérés et possèdent une action rapide.

Il est solubilisé par le chlorure de sodium, comme dans la formule suivante :

℞ Salicylate de mercure	0 gr. 20
Chlorure de sodium	0 gr. 075
Eau distillée	10 grammes.

11° **La succinimide mercurique** se prépare en partant de l'amide succinique obtenue en faisant réagir le gaz ammoniac, pur et sec, sur de l'anhydride succinique. La solution doit être limpide, sans la moindre opalescence. On injecte quotidiennement de 15 milligrammes à 2 centigrammes de succinimide ; si elle est en général bien tolérée, son action thérapeutique n'a rien de remarquable.

B. **Injections insolubles.** — Cette méthode diffère de la méthode des injections solubles non seulement par la qualité du composé mercuriel employé, composé insoluble, mais encore et surtout :

1° Par la *dose* de la substance injectée, qui est beaucoup plus considérable (méthode des injections massives) ;

2° Par la *rareté relative* des injections, qui sont faites tous les huit, dix ou quinze jours.

De nombreux composés mercuriels ont été proposés pour ces injections. La faveur du monde médical s'est limitée ou paraît s'être limitée à d'eux d'entre eux : l'*huile grise* et le *calomel*.

1° **Huile grise.** — L'huile grise est une préparation mercurielle dans laquelle le mercure métallique est à l'état de division parfaite et tenue en suspension dans un corps gras liquide. La formule primitive de Lang (de Vienne) a été diversement modifiée.

1. ℞ Mercure purifié	20 grammes.
Teinture éthérée de benjoin	5 —
Vaseline liquide	40 —

Soit 33,33 0/0 d'Hg. (Balzer).

2. ℞ Mercure	19 gr. 50
Onguent mercuriel	1 gramme.
Vaseline	2 gr. 50

Triturer un quart d'heure dans un mortier et ajouter :

℞ Vaseline .... 7 grammes
Huile de vaseline .... 20 —

Ce produit contient exactement 40 0/0 de mercure (Vigier).

3. ℞ Mercure purifié .... 40 grammes.
Lanoline anhydre stérilisée .... 12 —
Vaseline blanche stérilisée .... 13 —
Huile de vaseline médicinale stérilisée .. 35 grammes.

Soit 40 0/0 de mercure (Lafay).

Lafay recommande de purifier le mercure, et de stériliser mortier et excipient, car l'huile grise ne doit pas être stérilisée après sa préparation. Non seulement cette stérilisation serait inutile, le mercure étant par lui-même un suffisant antiseptique, mais elle détruirait complètement l'émulsion, le mercure se séparant immédiatement des corps gras fondus. Pour la même raison, il ne faut pas, quand on tiédit l'huile au moment de l'injecter, la chauffer outre mesure. En fait, l'huile grise est stérile, mais non stérilisée.

Le titrage doit être toujours rigoureusement à 40 0/0, c'est-à-dire 40 grammes de mercure pour 60 grammes d'excipient, soit 40 centigrammes de mercure pour 1 gr. d'huile grise.

En volume, 1 centimètre cube d'huile grise pèse 1 gr. 25 et renferme 50 centigrammes d'Hg.

L'huile grise sera conservée en petits flacons stérilisés ; avant de s'en servir, on a soin de bien l'agiter pendant quelques minutes jusqu'à ce qu'il n'y ait plus aucun dépôt, et que la préparation soit devenue homogène dans toutes ses parties.

Pour faire les injections d'huile grise, on peut se servir d'une seringue quelconque de un centimètre cube, chaque division ou vingtième de seringue contenant 2 cent. 1/2 de Hg. Le Dr Barthélemy a fait construire par Monsellier une seringue spéciale divisée en 14 divisions. Chaque division correspond exactement à 1 centigramme de mercure métallique, à condition d'employer l'huile grise à 40 0/0. On sait donc rapidement, à première lecture, la quantité de mercure injectée.

La dose moyenne active varie entre 5 et 12 centigrammes de métal ; mais on peut aller chez des hommes robustes, d'un poids de 80 kilogrammes, jusqu'à 14 et 16 centigrammes, c'est-à-dire qu'il faut injecter en moyenne, de 2 à 5 divisions d'une seringue quelconque de un centimètre cube. Chez la femme, on injecte, en moyenne, tous les 8 jours, 6 à 7 centigrammes de mercure métallique; chez l'homme. 8 à 10 centigrammes ; chez l'enfant au-dessous de 3 ans, 1 centigramme.

Les injections d'huile grise doivent être faites par séries de 4 à 6, avec un intervalle de repos de 2 mois.

2° **Calomel.** — Il existe différentes formules de préparation, soit en suspension huileuse, soit en suspension aqueuse ou sirupeuse.

La formule la plus recommandable est celle du Dr Balzer, qui est devenue classique :

℞	Calomel à la vapeur	0 gr. 50
	Huile de vaseline stérilisée	Q. S. p. 10 cent. cubes.

Une seringue de Pravaz contient 5 centigrammes de calomel.

Il est indispensable de n'employer que du calomel porphyrisé, lavé soigneusement à l'alcool bouillant et séché ensuite à l'étuve ; l'huile de vaseline doit être strictement purifiée.

Il est nécessaire de bien agiter la préparation avant de s'en servir, pour opérer un mélange aussi complet et aussi régulier que possible du calomel dans l'huile.

La dose moyenne est de 5 centigrammes à injecter tous les 8 jours ; mais la dose véritablement intensive est de 10 centigrammes. Le nombre d'injections nécessaires pour une cure mercurielle est de 4 à 6, suivant les indications ; l'intervalle entre deux cures sera de 2 mois en général.

3° **Salicylate de mercure.** — Le salicylate de mercure basique a été expérimenté pour la première fois, en France, par Balzer, qui a employé la formule suivante :

℞	Salicylate de mercure	1 gramme.
	Huile de vaseline	10 cent. cubes.

Un centimètre cube contient 10 centigrammes de salicylate ; on fait une injection tous les huit jours.

On peut encore, comme le préconise Hallopeau, faire par semaine 2 injections de 6 ou 7 centigrammes ; les séries, dans ce cas, sont de 12 injections.

Le salicylate, bien toléré, convient pour assurer une mercurialisation modérée ; mais il n'y a aucun avantage à le substituer soit au calomel, quand il faut agir très vite, soit à l'huile grise dans le traitement courant de la syphilis, puisqu'il est moins actif et exige, pour n'être pas plus douloureux, deux injections par semaine.

Citons encore *l'oxyde jaune de mercure* et le *thymol-acétate d'Hg* qui ne sont pas supérieurs à l'huile grise et provoquent souvent une irritation très vive des tissus, cause de phénomènes douloureux.

Avantages et inconvénients de la méthode des injections. — Comparée aux autres procédés de mercurialisation (ingestion, frictions), la méthode des injections présente des avantages et des inconvénients qu'il est bon de connaître. Les avantages principaux sont les suivants :

1° Exclusion de toute supercherie (si fréquente dans les hôpitaux avec les pilules) ;

2° Respect de la voie digestive ;

3° Dosage plus exact du composé mercuriel ;

4° Absorption sûre et plus rapide ;

5° Traitement propre, et en cela bien supérieur aux frictions.

En regard de ces avantages se dressent les inconvénients suivants :

1° Ceux de tout traitement mercuriel ;

2° *Douleur*, non seulement douleur due à la piqûre, mais encore et surtout douleur prochaine apparaissant à quelques heures, le lendemain, le surlendemain même, de l'injection, douleur variable comme intensité avec les composés employés, les individus, etc., etc.

3° *Nodules* inflammatoires aux points injectés, variables aussi avec les préparations, plus ou moins développés, plus ou moins douloureux, plus ou moins persistants ;

4° Possibilité de *sphacèle* (injection trop superficielle), d'*abcès*. Ces derniers sont devenus très rares avec les procédés d'antisepsie employés.

Indications et choix de la méthode. — Il y a indication absolue à utiliser la méthode des injections lorsque, pour un motif quelconque, les autres voies d'administration du mercure sont fermées (estomac, peau). Des conditions particulières aux formes de la maladie, à ses manifestations, au malade, etc., créent un autre groupe d'indications secondaires. Quoi qu'il en soit, étant donné que l'on a recours aux injections mercurielles, à quel procédé donner le choix, aux composés solubles ou aux composés insolubles ? Actuellement, la grande majorité des syphiligraphes s'est prononcée en faveur des injections insolubles. Les grands dangers qu'on leur a reprochés n'existent pour ainsi dire pas maintenant qu'on n'injecte plus les doses abusives des débuts de la méthode et que la pratique de l'asepsie a écarté toute chance d'infection secondaire. Il ne faut pas cependant rejeter d'une façon absolue et systématique les injections solubles : elles peuvent en effet rendre de réels services dans les cas où les injections insolubles ont échoué et lorsque celles-ci sont contre-indiquées. Mais elles ont un grave inconvénient : c'est d'astreindre les malades à subir quotidiennement, ou au moins trois fois par semaine, une opération dont la répétition est gênante, révélatrice et coûteuse. Enfin elles sont, d'une façon générale, plus douloureuses et moins actives que les autres.

Nous restons donc en présence de l'huile grise et du calomel (le salicylate de mercure, en effet, plus douloureux que l'huile grise, moins actif que le calomel, ne mérite pas d'être conservé) (Barthélemy), qui constituent les deux préparations de choix et qui ont chacune leurs indications.

1° **Huile grise.** — Les deux reproches principaux qu'on a fait à l'huile grise sont :

1° De s'employer par gouttes et par conséquent de pouvoir donner lieu à des erreurs de dose ;

2° D'être susceptible de provoquer des embolies.

Le premier reproche tombe avec l'emploi de la seringue du Dr Barthélemy.

Le second, exceptionnellement rare, peut être facilement évité en faisant l'injection en deux temps (ponction, puis injection).

Les avantages reconnus à l'huile grise par les médecins qui l'ont expérimentée sont :

1° Absence ordinaire de troubles stomacaux et intestinaux ;

2° Rareté de la stomatite ;

3° Absence ou peu de réaction locale (nodules) ;

4° Absence ou peu d'intensité de la douleur prochaine ;

5° Action curative manifeste.

Bref, de l'avis presque unanime, très bonne méthode dans les cas ordinaires d'intensité moyenne. Mais, dans les cas graves ou tenaces, elle est tout à fait inférieure, comme énergie et rapidité curative, au calomel.

2° **Calomel.** — Les avantages du calomel se résument en peu de mots : c'est l'agent antisyphilitique doué de la plus grande énergie et de l'efficacité la plus rapide que nous ayons à notre disposition.

Malheureusement, ses avantages de premier ordre sont tempérés par un certain nombre d'inconvénients, à savoir :

1° La *douleur*. Voici, d'après la statistique de M. le professeur Fournier, les variations de cette douleur débutant du soir au surlendemain :

3 p. 100 insupportable, immobilisant le malade au *lit*.
18 p. 100 très vive ou vive.
39 p. 100 moyenne, facilement tolérable.
37 p. 100 légère.
3 p. 100 nulle.

Disons que l'huile de vaseline au lieu d'huile d'olive comme excipient donne une injection mieux tolérée ; mais l'orthoforme, que M. le Dr Danlos a proposé d'ajouter à la solution de calomel, ne diminue pas la douleur des injections, et la réaction locale est la même dans les deux cas.

2° La *réaction inflammatoire locale* dans les proportions suivantes :

2,5 p. 100 violente réaction simulant un phlegmon.
14 p. 100 fort gonflement.
45 p. 100 gonflement moyen.
37 p. 100 — léger.
5 p. 100 — nul.

Cette réaction se résout vers le quatrième ou le cinquième jour ordinairement, ou laisse un nodule d'empâtement, persistant plus ou moins longtemps.

3° *Phénomènes généraux* consistant en léger état fébrile avec malaise et insomnie, ou insomnie seule pendant deux ou trois nuits, ou encore lassitude générale.

Exceptionnellement, fièvre notable et phénomènes d'embarras gastrique aigu. Ces phénomènes généraux sont loin d'être constants et manquent dans 50 p. 100 des cas environ.

4° *Diarrhée* très rare. *Stomatite* peu fréquente si l'on s'en tient aux doses ordinaires (0,05).

5° Possibilité d'*abcès aseptique* (sans fièvre, avec peu de douleurs, avec liquide couleur chocolat) ne dépendant pas d'une faute opératoire.

Il résulte de ces inconvénients, que le médecin devra toujours prévenir le malade de leur possibilité, avant de pratiquer une injection de calomel.

De la comparaison des avantages et des inconvénients de l'huile grise et du calomel, il résulte que, tandis que la première peut être employée comme *traitement de fond*, comme procédé de mercurialisation sûr et ordinairement très bien toléré, le second ne doit constituer qu'un *traitement d'exception*.

Indications des injections de calomel. — Le calomel doit être employé dans les cas suivants, de préférence à tout autre composé :

1° Chancre phagédénique ;

2° Phagédénisme tertiaire ;

3° Syphilis malignes précoces ;

4° Glossites tertiaires ; notamment les glossites scléreuses, dont il est pour ainsi dire le spécifique ;

5° Lésions graves menaçant la vie ou un organe important (syphilis cérébrale, médullaire, laryngée grave, oculaire, etc.) ;

6° Syphilome diffus de la face (léontiasis syphilitique) ;

7° Syphilides secondaires, rebelles et récidivantes de la bouche, de la langue (glossite dépapillante) ;

8° Psoriasis palmaire et plantaire tenace, onyxis ;

9° Diagnostic différentiel rapide :

Ex. : entre ulcération gommeuse et cancer de la langue ; entre syphilome de la face et lupus.

En somme, dans tous les cas où il faut *frapper vite et ferme*, il faut y ajouter évidemment ceux où toutes les autres médications ont échoué.

Technique. — La technique sera celle que nous avons exposée page 196 : l'asepsie minutieuse et la nécessité d'enfoncer profondément l'aiguille sont de rigueur.

La dose à injecter suffisante ordinairement est de 1 centimètre cube, soit 0gr,05 de calomel tous les *huit jours* jusqu'à guérison complète.

On n'oubliera pas, après la disparition des accidents, que si le calomel est un merveilleux agent curateur, il n'empêche pas les récidives, ni les autres manifestations ; en un mot qu'il *laisse revenir*, d'où la nécessité d'entretenir son action par une série de cures échelonnées qui pourront être confiées à l'huile grise.

Contre-indications du calomel (applicables d'ailleurs à l'huile grise) :

1° Gingivite ou mauvais état de la dentition, sauf urgence absolue ;

2° Diabète ;

3° Albuminurie dosable (sauf si d'origine syphilitique) ;

4° Cachexie ;

5° Maladies organiques du cœur avec hypertrophie hépatique et congestion rénale, etc. ;

6° Intolérance particulière du sujet.

Technique des injections d'huile grise et direction du traitement par ce procédé. — Elle ne diffère en rien de la technique de toutes les injections hypodermiques faites selon les règles de l'asepsie. Employée comme traitement de fond de la syphilis, l'huile grise sera injectée selon les règles formulées par M. le professeur Fournier pour les autres modes de traitement (cures intermittentes) :

Première année : 4 *séries* de 6 à 8 piqûres, séparées par des repos de cinq à sept semaines.

Deuxième année : *3 séries*.

Troisième et quatrième années : *2 séries* au besoin.

A ce traitement curatif, M. le Dr Barthélemy ajoute un traitement de garantie ne comportant plus qu'une série de 4 piqûres de temps en temps, tous les trois ans par exemple, dans les cas moyens.

Rappelons que chaque piqûre = 7 centigrammes de Hg pour la femme ; 9 à 10 pour l'homme.

Bibliographie pour plus amples détails. — *Traitement de la syphilis*, par A. Fournier. — *Annales de dermatologie et de syphiligraphie*, février-mars 1896, mars 1898. — *Congrès français de médecine*, Nancy, 1896 (T. Barthélemy), etc.]

Administration interne de mercure.

(Note additionnelle.)

[La méthode par ingestion est, en dépit des reproches qu'on peut lui faire, la *vraie méthode courante* d'administration du mercure. Elle reste en France, du moins, la méthode de traitement de l'immense majorité des cas de syphilis. C'est, en effet, un procédé pratique, facile à exécuter, non gênant, non encombrant, non affichant, tous avantages de premier ordre quand il s'agit d'un traitement à appliquer à une maladie comme la syphilis, exigeant un emploi prolongé d'un médicament. Ses principales contre-indications sont :

1° Etat morbide préalable des voies digestives (gastralgie, dyspepsie, entérite, etc.) ou intolérance idiosyncrasique de ce système par rapport au mercure ;

2° Nécessité de ménager l'estomac chez un malade cachectique, ne tolérant plus qu'à grand'peine quelques aliments choisis ;

3° Opportunité de laisser libres les voies digestives en faveur d'autres remèdes utiles ;

4° Danger pressant où une mercurialisation rapide s'impose ;

5° Cas où il est besoin, pour guérir certains accidents, d'un traitement mercuriel intense qu'on ne pourrait réaliser qu'en augmentant extraordinairement les doses ingérées, au détriment du tube digestif.

Composés employés. — Une quantité considérable de composés mercuriels ont été préconisés ici comme dans la méthode des injections.

Citons pour mémoire :

1° Le *mercure* métallique, base de pilules bleues et des pilules de Sédillot, inscrites au Codex et renfermant les unes et les autres 0,05 de Hg par pilule ;

2° Le *calomel*, tombé en discrédit à cause surtout de son action diarrhéique et de la stomatite qu'il provoque si facilement ;

3° Le *peptonate de mercure* (Martineau), composé non défini chimiquement ;

4° Le *tannate de mercure*, lui aussi non défini au point de vue chimique ;

5° Le *salicylate de mercure*, médicament assez actif et qu'on peut employer sous forme pilulaire à la dose de 0,05 à 0,10.

Mais les deux composés de choix, qui sont, malgré tout, restés en faveur, faveur méritée d'ailleurs, sont le *sublimé* et le *protoiodure d'hydrargyre.*

A. **Sublimé.** — Bichlorure d'hydragyre ; est la base de deux préparations célèbres, la liqueur de Van Swieten et les pilules de Dupuytren.

La liqueur de Van Swieten française (Codex) a la formule suivante :

℞ Eau distillée	900	grammes.
Alcool à 90°	100	—
Bichlorure d'hydrargyre	1	gramme.

Une cuillerée à soupe de cette solution renferme environ *un centigramme et demi* de sublimé.

Les pilules de Dupuytren du Codex ont la formule suivante :

℞ Bichlorure d'hydrargyre.........	1 centigramme.
Extrait d'opium.................	2 centigrammes.
Extrait de gaïac.................	4 —

Pour une pilule. Chaque pilule renferme 1 centigramme de sublimé.

La dose d'opium est excessive et inutile. On peut la réduire avec avantage à 0,01 par pilule. D'ailleurs, d'après le Dr Diday, élève de Dupuytren, la formule de ce maître différait notablement à ce point de vue de l'actuelle, et était ainsi composée :

℞ Bichlorure d'hydrargyre...........	30 centigrammes.
Extrait aqueux d'opium............	10 —
Extrait de gaïac...................	3 grammes.

Pour 30 pilules.

la quantité d'opium de chaque pilule était de 0gr.0033, c'est-à-dire six fois moins forte que dans la formule actuelle.

B. **Protoiodure de mercure**. — Introduit dans la thérapeutique de la syphilis, par Biett, en 1831 ; a dû sa haute réputation à Ricord, dont les pilules ont la formule suivante :

℞ Protoiodure d'hydrargyre................	3 grammes.
Extrait thébaïque..........................	1 gramme.
Thridace..................................	3 grammes.
Conserve de roses..........................	6 —

Pour 60 pilules. Chacune contient 5 centigrammes de protoiodure.

On peut supprimer la thridace et réduire la dose d'opium à 0,01.

Choix du composé. — Lequel choisir du sublimé et du protoiodure ? On peut, pour guider ce choix, établir entre eux un parallèle basé sur les trois chefs suivants :

Action ptyalique. — Action sur le tube digestif. — Effets curatifs.

1° *Action ptyalique*. — Le protoiodure est plus ptyalique que le sublimé, et, en dehors de toute idiosyncrasie individuelle, la femme est plus sujette à la stomatite que l'homme : la dose de tolérance buccale pour le protoiodure peut être évaluée :

Chez la femme à........................ 7 centigrammes
Chez l'homme à........................ 10 —

2° *Action sur les voies digestives.* — Le protoiodure est bien mieux toléré que le sublimé par l'estomac ; au contraire, il influe plus que le sublimé sur l'intestin (coliques, diarrhée). Quand le sublimé ne détermine pas de gastralgie au début de son administration, il n'est guère toléré cependant que pour un temps variant ordinairement de trois semaines à un mois.

3° *Effets curatifs.* — Marqué pour les deux préparations; mais faculté de produire des effets plus intenses avec le protoiodure en raison de la possibilité d'élever plus facilement la dose (tolérance gastrique).

En somme, pas de préférence systématique. Tenir compte dans le choix du remède de l'état de la bouche et de l'estomac.

L'intolérance buccale pour le protoiodure paraît plus rare que l'intolérance gastrique pour le sublimé.

D'après le professeur Fournier, il semblerait, sans qu'on puisse l'affirmer catégoriquement, que le protoiodure convient mieux aux étapes jeunes de la syphilis et le sublimé aux stades avancés ; ce dernier s'associerait, de plus, mieux que le premier, à l'iodure de potassium.

SOUS QUELLE FORME PRESCRIRE CES COMPOSÉS ? A QUEL MOMENT ? A QUELLES DOSES ?

Le **sublimé** en solution : liqueur de Van Swieten (saveur affreuse) ; ou en pilules ; ex. :

♃ Bichlorure de mercure................ } ãã 1 centigramme.
Extrait d'opium........................ }

Pour une pilule.

Le **protoiodure** insoluble, en pilules :

♃ Protoiodure d'hydrargyre.............. 5 centigrammes.
Extrait d'opium........................ 1 centigramme.

Pour une pilule.

Prescrire toujours des pilules de consistance *molle* (absorption).

Le professeur Fournier conseille de prescrire les pilules immédiatement avant les repas ou au milieu des repas s'il y a un peu d'intolérance gastrique. Quand le malade n'est qu'à la dose d'une pilule, il la fait prendre avant le repas principal. Quand il est à la dose de deux pilules, il les prescrit à intervalles aussi éloignés que possible, soit avant le petit déjeuner et avant le dîner. Quand on a affaire à des estomacs délicats, il y a avantage à fractionner la dose prescrite, quelque minime qu'elle soit.

La dose *moyenne* efficace est approximativement :

1° Pour le sublimé :

De 3 centigrammes *pro die* pour un homme adulte.
De 2 — — — une femme adulte.

2° Pour le protoiodure :

De 10 à 12 centigrammes *pro die* pour homme adulte.
De 7 à 8 — — — femme —

Mais la dose moyenne n'est pas toujours efficace ; elle peut varier avec de nombreux éléments dont les deux principaux sont le *symptôme* contre lequel elle est administrée, et le *malade*.

C'est un fait indiscutable qu'il n'y a pas parité entre la difficulté qu'il y a à combattre une roséole par exemple, et celle qui consiste à faire disparaître une syphilide palmaire, etc. De même, tel malade réagira bien à une dose de 2 centigrammes de sublimé par exemple, qui sera tout à fait insuffisante à tel autre.]

Administration du traitement ioduré.

(Note additionnelle.)

[L'administration de l'iodure de potassium dans la syphilis, en tant que remède préventif, ne semble pas indispensable, mais elle est rationnelle et d'usage courant. Comme le mercure, l'iodure est donné par cures intermittentes et espacées. Voici comment M. le professeur Fournier procède :

La 1re année de ce traitement, 3 à 4 cures iodurées d'un mois chacune.
La 2e — — — 3 cures semblables.
La 3e — — — 2 — —

On peut faire commencer ce traitement complémentaire ioduré à partir de la fin de la deuxième année de la syphilis.

Beaucoup de médecins poussent pendant quatre, cinq, six ans la médication iodurée, et même quelques-uns l'administrent d'une façon indéfinie au printemps et à l'automne de chaque année ; c'est dire que si l'utilité de l'iodure n'est pas contestable, la question du rôle préventif de l'iodure est loin d'être tranchée.

Au point de vue curatif, l'iodure de potassium est, on peut le dire, le spécifique des accidents tertiaires, comme le mercure est le spécifique des accidents secondaires. Il a sur les lésions gommeuses une merveilleuse action. Mais dans la période secondaire, il a aussi des indications qui sont :

1° La céphalée secondaire ;

2° Les névralgies secondaires, les douleurs névralgiques à localisation vague si fréquentes chez la femme, surtout dans les premiers mois de la syphilis ;

3° Les manifestations secondaires du système locomoteur (périostites, ostéalgies, arthralgies, myosalgies, etc.) ;

4° Les syphilis malignes précoces, qui ne sont, en somme, que des syphilis tertiaires succédant au chancre sans transition ;

5° Les cas où il y a contre-indication au traitement mercuriel (quoiqu'il ne puisse en aucune façon être substitué au mercure).

Modes d'administration de l'iodure de potassium.

Les *modes d'administration* de l'*iodure de potassium* sont au nombre de *trois* :

Les injections sous-cutanées, exceptionnelles ;

Les lavements, utilisables en cas d'intolérance gastrique ;

La *voie gastrique* ; c'est la méthode courante.

Comment l'iodure de potassium doit-il être administré ?

1° Toujours en *solutions étendues*.

On prescrit par exemple :

℞ Iodure de potassium........................	30	grammes
Eau distillée........................	500	—

ou

℞ Iodure de potassium........................	25	grammes.
Sirop (*ad libitum*)........................	500	—

une cuillerée à soupe contient 1 gramme d'iodure. Cette solution sera donnée dans la proportion d'une cuillerée à bouche dans un demi-verre d'eau pure ou édulcorée, de lait, de bière, etc., etc. Il faut autant que possible masquer le goût désagréable de l'iodure qui est souvent une des causes de l'intolérance gastrique de ce médicament. Chez les femmes nerveuses, dégoûtées, M. le professeur Fournier s'est trouvé bien de la formule suivante :

℞ Sirop simple	350	grammes.
Anisette de Bordeaux	150	—
Iodure de potassium	25	—

Le curaçao, le vin de quinquina, le vin d'Alicante, le café, etc., peuvent en cette circonstance rendre quelques services.

2° Toujours, autant que possible, *fractionner la dose quotidienne* en plusieurs doses partielles (2 ou 3) ;

3° Donner l'iodure immédiatement *avant* ou même *pendant* les repas ;

4° La *dose efficace* moyenne *pro die* est :

Pour un homme adulte moyen	3	grammes.
— une femme — —	2	—

Toute dose inférieure est ordinairement insuffisante.

Quant aux doses supérieures (5-12 grammes), elles ne sont commandées que par certaines éventualités, telles qu'un péril imminent (perforation du voile menaçante) ou des manifestations anciennes ou rebelles. On peut poser en principe que ce qu'une dose de 10 grammes d'iodure ne produit pas, toute dose supérieure ne le produit pas davantage (Fournier) ;

5° Quelle direction donner au traitement ioduré ?

La dose de début doit être

Pour l'homme	2 grammes par jour.
Pour la femme	1 gr. à 1 gr. 50.

Lorsque la tolérance est assurée, on procède par doses ascendantes en augmentant par exemple de 1 gramme tous les cinq jours jusqu'à la dose nécessaire que l'on maintient jusqu'au bout.

Enfin, il est un point important à noter : c'est que toujours la guérison d'un accident tertiaire par l'iodure de potassium doit être suivie d'un traitement mercuriel, car si l'iodure est un merveilleux curateur, il n'est qu'un préventif médiocre, tandis que le mercure est le remède de fond de la syphilis.

Dans la pratique, s'il n'y a pas d'inconvénients, on administre ordinairement et en même temps le mercure et l'iodure : c'est le **traitement mixte** qui, même dans un certain nombre de cas, est non seulement efficace, mais encore indispensable. Exemples : accidents secondo-tertiaires tels que l'iritis, les syphilides pustulo-crustacées, le sarcocèle, etc., et, plus tard, cette variété de manifestations désignée sous le nom de syphilide tuberculeuse sèche.

Il y a avantage encore à prescrire ce traitement mixte dans les cas graves menaçant la vie du malade ou un organe important, et où il faut « faire feu de toutes pièces ».

COMMENT PRESCRIRE CE TRAITEMENT MIXTE ?

Deux procédés se présentent : ou bien réunir dans une même préparation le mercure et l'iodure, ou bien les administrer isolément. Le premier procédé est réalisé par diverses préparations dont la plus usitée est le **sirop de Gilbert** :

℞ Sirop simple	500 grammes.
Biiodure d'hydrargyre	20 centigrammes.
Iodure de potassium	10 grammes.

La cuillerée à bouche contient 8 milligrammes de biiodure et 40 centigrammes d'iodure.

Ce sirop a contre lui une saveur abominable ; il est ensuite assez mal toléré par l'estomac et n'est doué que d'effets médiocres, car il renferme trop de biiodure par rapport à la quantité d'iodure de potassium et on ne peut en élever ainsi la dose sans danger.

Il est plus pratique de prescrire isolément le mercure et l'iodure, soit, par exemple, iodure en solution et pilules de Dupuytren, soit iodures et frictions ou injections mercurielles. On peut ainsi, à volonté, graduer les doses de chaque médicament.

Huiles iodées. — Quand l'iodure est mal toléré (accidents d'iodisme, ou simplement troubles digestifs) on peut cependant administrer l'iode à dose intensive, par voies buccale et surtout hypodermique, en recourant à l'emploi des huiles iodées.

Sous le nom générique d' « huiles iodées » on désigne communément des produits de constitution chimique assez différente, les uns ne renfermant que de l'iode, les autres contenant à la fois du chlore et de l'iode.

Les premiers sont les *Huiles iodées vraies* ; elles ont pour type le produit français appelé *Lidiopol*, qui contient 40 0/0 de son poids d'iode, et qui est actuellement la seule huile iodée exempte de dérivés chlorés.

Les seconds renferment à la fois du chlore et de l'iode,

généralement à l'état de chlorure d'iode : ce sont les huiles *chloro-iodées.* Elles sont représentées, en Allemagne, par l'*iodipine,* la première en date et en France, par l'*iodipalme.* Leur teneur en iode est variable, de 10 à 25 0/0 ; la proportion de chlore correspond au tiers du poids de l'iode (exactement 1/3.57) : ainsi l'huile à 25 0/0 d'iode renferme en plus 7 0/0 de chlore, d'après les analyses communiquées par Lafay à la Société de Dermatologie (6 juin 1901).

Il ne paraît pas indifférent d'employer indistinctement une huile iodée vraie ou une huile chloro-iodée : outre que l'huile chloro-iodée est beaucoup moins riche en iode, étant partiellement saturée par le chlore, cet élément jouerait dans la combinaison le rôle d'une impureté au même titre que du chlorure de potassium mélangé à l'iodure.

Au point de vue physiologique et thérapeutique, les travaux de Richet et Langlois, Widal et Javal, Chauffard, Vaquez, Chantemesse, Achard, etc., sur l'action du chlorure de sodium et les conséquences de l'hyper ou de l'hypo-chloruration semblent contre-indiquer également l'emploi d'un mélange de chlore et d'iode, quand on ne recherche que les effets de l'iode.

L'huile iodée vraie à 40 0/0 (Lipiodol) correspond juste à la moitié de son *poids* d'iodure ; en *volume* un centimètre cube pèse 1 gramme 35, contient 54 centigrammes d'iode pur et représente 428 gouttes de teinture d'iode.

On l'emploie :

1° *En injections*, de 1, 5 et 10 centimètres cubes, dans le muscle ou dans le tissu cellulaire sous-cutané. Ces injections ne sont pas douloureuses et n'occasionnent pas d'iodisme, même aux doses journalières de 10 c. cubes.

2° *En émulsion*, à la dose de 1, 3, 5 cuillerées à café par jour. Chaque cuillerée à café contient 50 centigrammes de Lipiodol, soit 20 centigrammes d'iode ou 158 gouttes de teinture d'iode.

3° *En capsules*, dosées comme l'émulsion : 50 centigrammes de Lipiodol par capsule.

Les huiles iodées ont donné des résultats thérapeutiques intéressants, principalement dans des cas de syphilis tertiaire dont nous avons publié plusieurs observations personnelles ; dans l'hérédo-syphilis, et en général dans tous les cas où l'on doit recourir à la médication iodée.]

Décoctions de bois médicamenteux.

N. A. — [Ces préparations, aujourd'hui complètement rejetées, en France du moins, du traitement de la syphilis, ont formé autrefois des tisanes et des *sirops* dits *dépuratifs*, dont la base était les quatre bois sudorifiques : salsepareille, squine, gaïac, sassafras. Leurs vertus antisyphilitiques devaient être bien douteuses, puisqu'on leur ajoutait ordinairement un composé mercuriel de façon à les rendre actives. C'est ainsi que le fameux *sirop de Cuisinier* renfermait de 0 gr. 15 à 0 gr. 30 de bichlorure pour 500 grammes de sirop. De même pour la célèbre tisane de Feltz. D'après les recherches du Dr Cathelineau, le *décocté fort de Zittmann* renfermerait par litre 0 gr.0047 de mercure métallique à l'état de combinaison.]

Les décoctions de salsepareille, de bois de gaïac, etc., doivent être considérées comme de simples dépuratifs, diurétiques et sudorifiques. Quand elles contiennent, comme la *décoction de Zittmann*, des solutions mercurielles ou iodurées, elles produisent incontestablement des résultats. La décoction de Zittmann jouit toujours d'un certain renom. La décoction forte se prend chaude le matin; la décoction faible se prend froide, le soir, avant le coucher.

La prescription de décoctions de bois doit s'accompagner de celle de règles diététiques à suivre. C'est ainsi que les patients doivent s'abstenir de tous les aliments susceptibles de produire de la flatulence : fromage, salade, fruits, bière, etc., et ne se nourrir que de viandes rôties, de légumes, de thé, de jambon, d'œufs à la coque et de pain blanc. S'ils ont plus de quatre selles par jour, c'est que le médicament est trop actif; il faut alors l'administrer à doses plus faibles. La décoction de Zittmann est un excellent adjuvant du traitement mercuriel.

Enfin, pour en finir avec la thérapeutique générale, nous ajouterons qu'il est nécessaire aux malades de séjourner dans des locaux chauffés et bien aérés, ou en plein air, du moins pendant la belle saison. La nourriture ne doit pas être maigre et insuffisante, et nous ne saurions approuver les cures d'émaciation, cures sèches, combinées avec des bains sudorifiques et d'autres traitements susceptibles d'ébranler fortement l'organisme. Elles déterminent parfois la disparition des accidents spécifiques ; mais cette guérison n'est qu'apparente, et nous avons vu se produire des récidives sérieuses souvent très peu de temps après la fin de la cure.

Le traitement terminé, on peut conseiller au malade les bains de mer, les cures thermales, les eaux sulfureuses ou l'hydrothérapie systématiquement appliquée, tous moyens capables de remédier aux divers troubles pathologiques secondaires et de tonifier le convalescent.

CHANCRE SIMPLE

(*Chancre mou*).

C'est aujourd'hui un fait bien établi qu'à côté du chancre syphilitique, et distinct de lui, il existe une autre espèce d'ulcération transmissible par les rapprochements sexuels. C'est l'*ulcère vénérien, contagieux, mou, non induré*, en un mot le *chancre mou*.

N. A. — [La doctrine de la dualité du chancre syphilitique et du chancre simple est d'origine essentiellement française. C'est à Bassereau, élève de Ricord (1852), que l'on doit de l'avoir placée sur des bases inébranlables.]

Il peut être inoculé en même temps que la syphilis, mais on le voit également se transmettre isolément. Il présente, dans ce cas, des caractères particuliers, aussi bien dans sa forme extérieure que dans ses conséquences.

Siégeant ordinairement au niveau de la région génitale (peau ou muqueuse), il peut affecter n'importe quel point de la surface du corps. L'élément contagieux, ainsi qu'il a été établi dans ces dernières années, est constitué par un bacille spécial (Ducrey-Krefting, Unna-Krefting) qui se trouve dans le pus et dans la paroi de l'ulcération. Ce bacille est susceptible de s'inoculer et de se réinoculer sur le même individu en produisant aux divers points d'inoculation des ulcérations identiques les unes aux autres et constituant chacune une lésion purement locale.

Après l'inoculation sur la peau ou sur une muqueuse l'ulcération se développe très rapidement, en l'espace de douze à vingt-quatre heures, et exceptionnellement en trente-six ou soixante-douze heures. Il se produit une vésico-pustule qui s'étend en profondeur et en surface. Lorsque la syphilis est transmise en même temps, on voit d'abord et très rapidement se développer le chancre mou, puis plus tard et au même endroit apparaît l'induration caractéristique du chancre syphilitique.

N. A. — [C'est là le chancre mixte de Rollet, chancre

réinoculable au porteur et suivi d'accidents secondaires syphilitiques.]

Si le chancre mou apparaît sur un sujet déjà affecté de syphilis, il conserve ses caractères propres. Cependant, suivant certains cliniciens, il serait, dans ce cas, le siège d'une réaction inflammatoire plus intense qu'il tiendrait d'une irritabilité particulière de l'organisme due à la syphilis.

Au début, le chancre simple se présente ordinairement comme une vésico-pustule acnéiforme qui, en vingt-quatre heures, se remplit de pus et crève dès le lendemain en laissant écouler du pus épais. L'ulcération qui en résulte paraît entaillée comme au ciseau et présente des bords bien découpés et entourés d'une petite aréole inflammatoire. Lorsque le pus se trouve en contact avec des lésions assez étendues (par exemple avec des déchirures), il se développe un ulcère à base suppurante et à bords nets et enflammés, infiltrés de pus. Il arrive souvent que la sécrétion purulente soulève les bords de l'ulcération et les décolle sur une plus ou moins grande étendue.

Caractères, évolution, siège, variétés, complications, diagnostic du chancre simple.

(Note additionnelle.)

[Après l'inoculation du chancre simple, on peut suivre pas à pas les étapes diverses de son évolution :

1er jour : simple rougeur au point inoculé.

2e jour : petite saillie papuleuse quelquefois surmontée d'une petite vésicule.

3e jour : petit soulèvement pustuleux hémisphérique, jaunâtre (pustule du chancre), qui, ouverte spontanément ou mécaniquement, laisse voir une ulcération qui subit, les jours suivants, une extension progressive, jusqu'à ce qu'elle ait atteint le diamètre d'une pièce de cinquante centimes.

Le chancre adulte ainsi constitué présente les *six caractères* suivants :

1° Ulcération plus ou moins arrondie de forme.
2° — à bords entaillés nettement et à pic.
3° — creuse (vraie entamure du derme).
4° — jaunâtre de couleur.
5° — à fond irrégulier, inégal, alvéolaire.
6° — à base molle, souple.

L'inoculation montre encore que le chancre simple est une lésion spécifique, réinoculable indéfiniment, et prenant sur n'importe quel terrain et dans toutes les conditions.

Le chancre simple est inoculable aux animaux (chat, chien, lapin, singe, coq, etc.), mais l'animal est en général un mauvais terrain pour lui ; il y reste petit, superficiel et se cicatrise vite spontanément. On peut cependant le reporter de l'animal sur l'homme, où il reprend ses caractères typiques (Diday).

Le chancre de contagion présente les caractères du chancre d'inoculation. Il se développe comme lui *sans incubation*, mais le malade ne s'en aperçoit guère avant qu'il ait pris un certain développement. Quand il n'est pas enflammé, il n'est pas douloureux spontanément, mais il est très *sensible au toucher*.

Évolution et durée. — Après avoir atteint le diamètre d'une pièce de cinquante centimes, le chancre s'immobilise en cet état une dizaine de jours (période d'état), puis il passe à la période de réparation constituée par deux caractères principaux :

1° Exhaussement du fond (bourgeons charnus).

2° Changement de coloration (fond rouge).

La durée moyenne du chancre est de six à huit semaines.

Sièges du chancre. — Quatre-vingt-dix-neuf fois sur cent, le chancre simple est génital ou périgénital. Alors ses sièges favoris sont :

Chez l'homme : le prépuce, le sillon, le gland, le fourreau, le méat ; le chancre du scrotum est plus rare.

Chez la femme : la fourchette, les grandes lèvres, les petites lèvres, le col utérin, etc.

Le chancre simple de l'anus est plus fréquent chez la femme que chez l'homme pour deux raisons : 1° la pédérastie ; 2° les écoulements vulvaires ; aussi, en médecine légale, la présence d'un chancre simple anal chez l'homme est-il un signe presque certain de sodomie.

Le chancre simple extragénital peut siéger partout où la contagion a pu s'exercer (contact), soit immédiate, soit médiate (instruments, vêtements). Signalons ici la rareté du chancre simple céphalique par rapport au chancre infectant, rareté qui s'explique en somme par ce fait que le chancre simple est un gros accident, apparent, dérivant toujours de lui-même et ne se transmet pas par mégarde.

Fréquence du chancre simple. — Très inégale, suivant

les milieux sociaux. Fréquent dans les basses classes de la société, il est au contraire très rare dans les classes élevées, ce qui est l'inverse pour le chancre infectant.

Par rapport à celui-ci, la proportion est la suivante en ville : homme : 15 chancres syphilitiques, 1 chancre simple ; femme : 37 chancres syphilitiques, 1 chancre simple.

Cette disproportion s'explique par la possibilité de transmission de la syphilis par un accident minuscule spécifique, inaperçu.

Variétés du chancre simple. — Nombreuses :

1° Variétés de forme. — Tient souvent au siège ; ainsi, le chancre du sillon est ovalaire ; le chancre du frein est en raquette à petite extrémité antérieure, etc., etc.

2° Variétés de profondeur : chancres térébrants, chancres exulcéreux.

3° Variétés de base ou de dureté, pouvant tenir à trois causes principales :

a. Le *siège.* — Trois régions où tout est dur : la rainure du gland, l'anneau inférieur du prépuce chez les gens affectés de phimosis (urine), le méat urinaire.

b. L'*inflammation.* — Tout chancre enflammé devient dur.

c. Les *indurations artificielles.* — Tout chancre touché par un caustique devient dur (nitrate d'argent, potasse, etc.). D'autres topiques durcissent le chancre, comme d'ailleurs toute lésion qu'ils touchent (herpès, végétations) ; ce sont, par exemple : le chlorure de zinc en solution, le nitrate d'argent en solution, l'alcool, le sublimé, le phénol, le tannin, le nitrate acide de Hg, la cendre chaude de pipe, etc., etc.

4° Variétés d'extension : chancres nains, chancres géants.

5° Variétés d'aspect : le chancre simple vieux peut devenir papuleux et son fond passe au rouge (diagnostic avec chancre ou papule syphilitique), etc., etc.

Complications du chancre simple. — 1° *Multiplication.* — C'est une complication fréquente au point qu'elle constitue presque un symptôme et même un symptôme différentiel. Cette multiplication se fait surtout et naturellement aux points où les surfaces s'adossent (vulve, anus, plis inguinaux, etc.) et donne naissance à des ulcérations de diverses grandeurs suivant leurs âges, qui constituent un aspect à peu près pathognomonique.

« Le chancre simple vit en famille, disait Ricord, tandis que le chancre syphilitique est un solitaire. »

2° *Inflammation.* — Elle peut être due à des causes externes, telles que malpropreté, pansement irritant, pansement avec un corps gras (Ricord), ou à des causes internes, au premier rang desquelles il faut citer l'abus de l'alcool.

Le chancre enflammé présente les caractères suivants :

1° Aréole rouge ;

2° Surface rouge ;

3° Etat éréthique, douloureux ;

4° Base dure ;

5° Tendance à s'étendre en profondeur et en largeur.

Le chancre enflammé du gland s'accompagne d'œdème, de phimosis, de balano-posthite due à la rétention du pus. Celui de la vulve, de rougeur. de sécheresse et d'un œdème énorme des parties (sclérème vulvaire).

3° *Gangrène.* — Accident rare ayant deux causes principales : l'inflammation et l'alcool. Le chancre gangreneux présente une surface noire par îlots insensibles à la piqûre et répandant une odeur caractéristique. Lorsque l'escarre est éliminée, il reste une perte de substance plus ou moins large et profonde, pouvant donner lieu à des cicatrices déformantes et gênantes pour les fonctions ultérieures de l'organe (verge).

4° *Phagédénisme.* — A d'étroits rapports avec l'inflammation et la gangrène. Il peut survenir sans cause apparente, et dans ces cas il est peut-être dû à des infections secondaires.

5° *Lymphangite et bubon.* — La lymphagite et l'adénite peuvent être ou simplement inflammatoires (suppurée ou non), ou chancrelleuses (transport du bacille de Ducrey).

Cette dernière est de beaucoup la plus grave. Elle aboutit à une suppuration rapide par ulcération qui peut, comme le chancre, se compliquer de phagédénisme, fait toujours très grave, capable de provoquer des hémorragies par ulcération des gros vaisseaux voisins (veine fémorale, sous-cutanée abdominale).

Chez les cryptorchides, l'orchite à la suite du bubon n'est pas un accident rare.

Diagnostic du chancre simple. — Le diagnostic du chancre simple repose sur les six caractères cliniques que nous avons énumérés page 216 et auxquels il faut ajouter :

1° L'*auto-inoculation ;*

2° La *présence du bacille de Ducrey dans le pus et la paroi de l'ulcère.*

L'auto-inoculation ne doit être faite qu'exceptionnellement et lorsqu'elle est d'un intérêt capital pour le malade ; elle peut en effet donner naissance à un chancre phagédénique.

Les principales lésions avec lesquelles le diagnostic doit être fait sont :

1° La RUPTURE DU FREIN, qui donne naissance à une plaie entamante, losangique. Les commémoratifs, l'aspect rosé, l'absence d'extension éclairent ordinairement le diagnostic.

2° L'HERPÈS (médecine légale) et surtout avec cette variété d'herpès appelée herpès confluent vulvaire. Quatre bons signes servent au diagnostic :

La coexistence ordinaire d'éléments herpétiques avérés (vésicule) ;

Les contours poly- et microcycliques des ulcérations herpétiques ;

L'auto-inoculation, nulle avec l'herpès ;

L'absence du bacille de Ducrey.

3° Le CHANCRE SYPHILITIQUE. — Les caractères différentiels sont tirés :

a. Du *nombre des lésions*, ordinairement unique pour le chancre syphilitique, ordinairement multiple pour le chancre simple ;

b. De la *physionomie de l'ulcération* :

Chancre syphilitique.	*Chancre simple.*
Érosive ou même papuleuse.	Nettement ulcéreuse.
Couleur rouge cuivrée.	Coloration jaune.
Fond lisse.	Fond alvéolaire, anfractueux.
Pas de bords.	Bords nets, renversés, taillés à pic
Pas de suppuration.	Sécrétion abondante.
Indolence ordinaire.	Ordinairement sensible.
Base *indurée.*	Base molle, souple.

c. De l'*état des ganglions*. — Le bubon syphilitique est multiple, indolent, dur. Le bubon du chancre simple a les caractères inverses et suppure souvent.

d. Auto-inoculation : nulle pour le chancre syphilitique, à moins que tout à fait au début ; mais alors il existe toujours le caractère suivant :

e. Incubation : nulle pour le chancre simple, constante pour le chancre syphilitique (trois à six semaines).

f. Confrontation. — Le chancre syphilitique dérive d'accidents syphilitiques divers (chancre, plaques muqueuses); le chancre simple ne dérive jamais que d'un autre chancre simple.

Enfin, ajoutons que souvent il y a impossibilité de faire le diagnostic différentiel entre un chancre syphilitique et un chancre simple ancien et traité : celui-ci est en effet plat ou exhaussé, rouge de surface et dur de base. Dans ce cas, toutefois, l'adénopathie peut servir à éclairer le diagnostic.

4° SYPHILIDES ULCÉREUSES CHANCRIFORMES. — Antécédents, concomitance d'accidents spécifiques, non auto-inoculabilité, etc.

5° AFFECTIONS DIVERSES TELLES QUE ECTHYMA, FOLLICULITE, ULCÉRATIONS TUBERCULEUSES, CAUTÉRISATION D'UNE VÉGÉTATION PAR NITRATE ACIDE DE MERCURE).

La gangrène rend toujours difficile le diagnostic, d'autant plus qu'elle détruit l'agent virulent (pas d'auto-inoculation possible).

Le *phagédénisme du chancre simple* ne sera pas confondu avec le *chancre infectant phagédénique* et surtout avec un *phagédénisme tertiaire.* Les commémoratifs, l'examen bactériologique et au besoin l'action du traitement mercuriel (calomel en injections) viendront éclairer le diagnostic.

Pronostic du chancre simple. — En dépit des complications possibles, le pronostic du chancre simple est en somme bénin. Il constitue, en effet, toujours une affection locale et ne s'accompagne jamais d'accidents constitutionnels.

Par suite de la stagnation de ce pus sur la peau avoisinante, stagnation rendue facile par l'épaisseur de la sécrétion, il se développe de nouveaux chancres qui, par leur confluence avec les anciens, donnent naissance à de larges ulcérations à bords anfractueux. Lorsque le pus pénètre dans une glande sébacée ou dans une glande muqueuse, il crée des ulcères profonds, analogues aux furoncles et dont les dimensions varient entre celles d'un grain de millet et celles d'un petit pois. La suppuration, qui se fait jour par l'orifice du follicule détruit dure assez longtemps, et ce n'est qu'après la disparition des bords de l'orifice qu'apparaît l'ulcère profond. Ce sont précisément ceux-ci, développés dès le début, en profondeur, qui simulent une induration tant que la macération et la suppuration ne se produisent pas. L'augmentation d'épaisseur du tissu inflammatoire s'accompagne toujours d'une rénitence plus marquée de ce tissu. Mais celle-ci ne présente jamais le caractère de l'induration syphilitique vraie. Disons d'ailleurs que cette induration n'est pas un critérium absolu, car on voit aussi dans certains cas des chancres syphilitiques à légère induration. On peut donc dire que ce qui caractérise le chancre simple, c'est son développement rapide, sa suppuration abondante, son induration peu marquée, enfin sa réinoculation facile sur les régions voisines.

La marche de l'affection est des plus simples quand l'on assure l'écoulement du pus et qu'on institue un traitement approprié. En l'espace de huit à quinze jours, le fond se déterge et se recouvre de bourgeons charnus. Les bords s'aplatissent et la réparation progresse pour aboutir à la formation d'une cicatrice molle dont le niveau est à peine inférieur à celui des téguments périphériques.

Le siège, le nombre et l'étendue des chancres simples, ainsi que les complications qui peuvent survenir, rendent quelquefois moins simples la marche et la terminaison du mal. Nous avons eu l'occasion d'observer au prépuce, à la verge, au scrotum, au pli de l'aine et à la peau avoisinante des ulcérations chancreuses, séparées les unes des autres par des ponts de tissus plus ou moins grands, et qui imprimaient à la maladie un certain cachet de gravité. Dans ces cas, on constate presque toujours la participation au processus morbide des ganglions lymphatiques correspondants.

Les sujets à tempérament mou, ou présentant d'autres affections, ont plus à souffrir de cet état de choses, surtout parce qu'ils manquent de l'énergie nécessaire pour traiter radicalement, dès le début, ces ulcérations cutanées fort douloureuses.

Nous avons déjà dit que c'est surtout aux parties génitales que siège le chancre simple. **Chez l'homme**, les parties affectées sont le prépuce, la muqueuse avoisinant le sillon coronaire et surtout le frein, que l'ulcération perfore souvent à sa base en n'en laissant subsister que des brides linéaires reliant le prépuce au gland. Le gland lui-même est ordinairement respecté, soit parce qu'on y rencontre moins de conduits excréteurs glandulaires, soit parce que sa surface est plus lisse. **Chez la femme**, ce sont les petites lèvres, et principalement la commissure inférieure de la vulve, l'entrée du vagin et les caroncules myrtiformes, le méat urétral, le périnée, l'anus, le conduit vaginal, qui sont le plus fréquemment le siège de l'affection. Enfin, dans les deux sexes, on voit également les chancres siéger aux plis cruraux, à la face interne des cuisses et à la symphyse du pubis. Le nez, la bouche, la langue, les mamelons, les ongles et les doigts, de même que tous les points du corps où le pus se trouve transporté, peuvent en être le siège.

Pour peu que l'on tienne compte des caractères énumérés plus haut, et tels que la forme circulaire, les bords nettement coupés, la suppuration abondante, le développement rapide et la présence, fréquente, de plusieurs ulcérations voisines les unes des autres, on peut facilement éviter de confondre les ulcères vénériens avec d'autres lésions siégeant soit à l'anus, soit aux parties génitales, telles que l'acné, le furoncle, etc,, surtout dans les cas où il n'y a pas eu de contact sexuel qui ait pu donner lieu à la production d'accidents syphilitiques. Le diagnostic qui prête le plus à la confusion est celui des syphilides ulcéreuses. Mais encore, dans ces cas, il suffit, pour ne pas tomber dans l'erreur, de se rappeler d'une part les caractères des accidents secondaires de la syphilis, à savoir : l'existence d'une pléiade ganglionnaire voisine, les lésions cutanées et muqueuses concomitantes, la durée plus longue des manifestations syphilitiques et, d'autre part, la suppuration ganglionnaire fréquente qui accompagne les chancres simples, de longue durée (planches LXI et LXII).

Les **complications** du chancre simple dépendent surtout de l'extension de l'inflammation aux tissus avoisinants.

Lorsque l'ulcération siège au limbe préputial, il n'est pas rare de voir se produire un phimosis inflammatoire, parfois même un paraphimosis (planches LXIII). Ces deux états peuvent même déterminer la gangrène du prépuce. Au niveau du frein, le chancre peut déterminer une perforation de ce repli et même celle de la paroi de l'urètre.

La *lymphangite du dos de la verge* peut aboutir à la formation d'abcès. Cette complication ne laisse pas que d'être assez ennuyeuse, d'abord parce que les téguments qui recouvrent ces abcès peuvent se gangrener et ensuite parce que la rétention du pus chancrelleux et les accidents qui peuvent en résulter opposent un sérieux obstacle à tout traitement énergique (planche LXIV).

Il se produit souvent, chez la femme, des *chancres fissuraires situés entre les caroncules myrtiformes et des ulcérations chancreuses profondes des conduits excréteurs des glandes de Bartholini*, ainsi que des pertes de substance péri-urétrale qui s'accompagnent fréquemment du décollement d'une partie de l'urètre, par suite de la destruction de sa paroi supérieure. On peut encore observer à la commissure postérieure de la vulve des ulcérations profondes et étendues dont le danger consiste non seulement dans leur longue durée, mais encore dans leur tendance à gagner la paroi ano-rectale.

Enfin, une des complications les plus importantes du chancre mou est le bubon, l'*adénite*.

Il est rare que l'adénite apparaisse dans les huit ou quinze premiers jours. C'est généralement après trois semaines ou un mois, et même plus tard encore, qu'elle se produit. On l'a vu dans quelques cas survenir après la guérison des chancres. Il s'agit alors, ordinairement, de chancres petits et passés inaperçus, d'où la difficulté de pouvoir toujours attribuer cette adénite à la préexistence d'un chancre. Je n'en tiens pas moins pour controuvée l'opinion émise que l'adénite peut se produire spontanément, sans qu'il y ait eu de chancre (bubon d'emblée).

En quelques points qu'ils se développent, les ulcères vénériens constituent toujours un danger et une menace pour le groupe de ganglions lymphatiques voisins. Comme leur lieu d'élection se trouve aux parties génitales ou dans la région génitale, il s'ensuit que ce sont principalement les ganglions lymphatiques de l'aine qui restent le plus exposés à l'inflammation. Ce sont, en outre, les ganglions du côté correspondant au chancre qui, d'habitude, subissent la première atteinte. Parfois, cependant, l'adénite suppurée a lieu du côté opposé, ce qui s'explique par la distribution des vaisseaux lymphatiques efférents et par leurs anastomoses.

La *marche* de l'adénite (notamment de celle de la région inguinale) est la suivante : il se produit, tout d'abord, une légère tuméfaction d'un ou de plusieurs ganglions ; ceux-ci continuent à s'accroître, deviennent douloureux, surtout pendant la marche, et finissent par former une tuméfaction rougeâtre. Lorsque plusieurs ganglions sont pris et qu'il y a en même temps de la périadénite, on trouve une masse immobile plus ou moins volumineuse, occupant toute la région inguinale. La résolution est, dans cette période, une terminaison rare. Le plus souvent, la tumeur devient plus ou moins saillante, puis fluctuante, et la peau s'enflamme et s'ulcère, à moins qu'une intervention chirurgicale n'intervienne auparavant. On peut même voir la plaie devenir gangreneuse et donner issue à un pus liquide, mélangé de débris de tissu sphacélé. Cet état s'accompagne de douleurs et ordinairement de fièvre et de troubles généraux marqués ; il peut se prolonger longtemps encore après l'évacuation de l'abcès, si le patient n'a pas recours au médecin, et ce n'est qu'à la longue que la cavité purulente se déterge, que le tissu sphacélé s'élimine et que la cicatrisation survient. Dans certains cas exceptionnels, le processus gangreneux s'étend en profondeur et met à nu les muscles de la région inguinale et même ceux de la partie inférieure de l'abdomen. Quelquefois le pus s'accumule en un point, s'infiltre dans le tissu cellulaire et donne lieu, avec la suppuration du ganglion voisin, à une adénite multiloculaire. A peine a-t-on ouvert un abcès que l'on en constate, souvent dès le lendemain, un autre circonvoisin. Du temps de la chirurgie conservatrice, nous avons vu des malades portant six ou huit incisions reliées entre elles par des canaux fistuleux et dont s'écoulait, à la pression, un pus séreux et liquide. Ces tumeurs, appelées aussi bubon strumeux, sont formées de ganglions enflammés volumineux ou de débris de ganglions entourés d'une capsule de tissu conjonctif bourgeonnant.

Le *diagnostic* de ces tumeurs inflammatoires ne risque guère de donner lieu à des erreurs, si l'on considère la rapidité de leur développement et la présence de chancres encore existants, ou de cicatrices de chancres, situés dans leur voisinage (à la région génitale, à la face interne des cuisses et à l'anus) Le diagnostic différentiel ne présente non plus guère de difficultés. Les abcès froids ganglionnaires se reconnaissent à la constitution générale du sujet et à la présence d'autres lésions scrofuleuses de la peau et des autres groupes ganglionnaires. Les abcès par congestion de la région pelvienne et les phlegmons diffus provenant de lésions osseuses ou périostiques se distinguent par l'abondance du pus, leur durée et les altérations des os et des cartilages. Quant aux hernies inguinales et aux hernies crurales, elles ne peuvent être confondues avec une adénite qu'à un examen superficiel. Enfin, il faut rappeler qu'un testicule demeuré à l'anneau inguinal externe peut s'enflammer, se tuméfier et simuler une adénite (Voy. planches LXII et LXIII).

Traitement des chancres mous (ulcères vénériens).

Traitement curatif.

(Note additionnelle.)

[Les principales méthodes de traitement radical ou destructif du chancre simple sont :

1° L'excision, bonne si l'on a affaire à un tout petit chancre, mais à rejeter si le chancre est large ou s'il est multiple. On peut y avoir recours encore, quand le chancre siège à l'extrémité d'un prépuce phimosique.

2° L'abrasion, proposée par Unna : elle comprend deux temps :

a. Congeler le chancre par un jet de chlorure de méthyle.

b. L'*exciser au rasoir* sur une profondeur de 3 à 4 millimètres. La guérison se ferait rapidement et sans cicatrice.

3° La cautérisation. — Elle a pour but de transformer le chancre en une plaie simple par destruction de l'agent virulent.

Il faut, pour arriver à ce résultat, employer des caustiques véritables, des escarrotiques et non le nitrate d'argent qui laisse au chancre toute sa virulence.

Parmi les caustiques proposés, on trouve l'acide sulfurique, la potassse, le chlorure de zinc, le fer rouge et les diverses pâtes (pâtes de Canquoin, pâtes arsenicales, etc.). Auquel doit-on donner la préférence ? Il faut ne pas oublier qu'il s'agit de détruire complètement la virulence du chancre. Aussi les pâtes caustiques offrent-elles plus de sécurité à cet égard. Ricord employait la **pâte carbo-sulfurique**, à laquelle M. le professeur Fournier donne aussi la préférence. Cette pâte est composée d'acide sulfurique auquel on mélange du charbon en poudre en quantité suffisante pour donner à la préparation la consistance du cirage. On applique cette pâte sur le chancre à l'aide d'une spatule et on recouvre d'une couche d'ouate. Il se produit d'abord une douleur vive, mais qui disparaît assez rapidement. Au point touché, il se forme une croûte noire qui reste en place dix à quinze jours, puis tombe en laissant à sa place une plaie simple ou déjà épidermisée.

La condition *sine qua non* de succès est de toucher absolument toutes les parties du chancre. Aussi ce procédé ne doit-il s'appliquer qu'à un chancre unique et petit.

Il est contre-indiqué dans les cas suivants :

α. Chancre adulte ;

β. Chancre ne pouvant être complètement touché ;

γ. Quand il y a des dangers de réinoculation après coup, c'est-à-dire quand il existe d'autres chancres voisins ;

δ. Quand il risque de causer quelques délabrements sérieux (méat, anus, etc.) ;

ε. Lorsqu'on a à craindre une cicatrice trop apparente.

4° Élévation de la température locale. — Aubert (de Lyon) a montré qu'un chancre simple, maintenu de douze à dix-huit heures à une température de 40°, perd rapidement sa virulence, d'où l'indication de maintenir le malade dans un bain ou un demi-bain pendant ce temps et à cette température. Cette méthode, malgré des résultats positifs, n'est pas d'une application pratique en dehors de l'hôpital; de plus, elle n'est point exempte de dangers, puisque la température du malade s'élève elle-même à 39°5. On peut, il est vrai, surveiller le malade et prévenir en une certaine mesure les accidents possibles, par l'application permanente de compresses d'eau froide sur la tête. Néanmoins, ce procédé est abandonné malgré l'invention, par le Dr Welander (de Stockholm), d'un appareil consistant en une sorte de serpentin parcouru par un courant d'eau chaude et destiné à maintenir la verge à une température de 50° pendant quarante-huit heures.

Traitement palliatif.

Etant donné un ou plusieurs chancres auxquels on ne peut appliquer les méthodes précédentes, quel traitement prescrira-t-on ? Le traitement à préférer doit répondre à trois indications :

1° *Séquestrer le chancre* (pour empêcher inflammation et inoculation).

2° *Modifier si possible la surface du chancre par des topiques.*

3° *Instituer une hygiène convenable générale et locale.*

La première indication sera remplie à l'aide d'un pansement ouaté.

La deuxième consistera en :

Suppression de l'alcool et de tout régime excitant.

Soins de propreté minutieux (ablutions fréquentes, bains tous les jours ou tous les deux jours, pansements deux à trois fois par jour).

Des *topiques nombreux* ont été proposés : ils n'ont d'ailleurs qu'un rôle secondaire quand l'hygiène et la propreté sont bien observées.

Les meilleurs topiques à recommander paraissent être :

Le **tartrate ferrico-potassique** en solution à 10/0 (Ricord).

Le **nitrate d'argent** en solution à 1/30e.

L'**iodoforme**, assurément le meilleur, mais affichant par son odeur (ne l'appliquer que la nuit).

Quand les chancres sont multiples, il est nécessaire de faire un pansement pour chaque chancre.

A la période de réparation, on pourra se contenter de panser le chancre avec de l'ouate hydrophile avec ou sans poudre inerte (bismuth, talc, etc.).

Dans le traitement des chancres simples, il y a *trois choses à éviter* :

1° Les cautérisations au nitrate d'argent ;

2° Les pansements avec les corps gras ;

3° Les pansements avec des pommades mercurielles, qui, d'après Ricord, prédisposeraient au phagédénisme.

INDICATIONS SPÉCIALES SUIVANT LE SIÈGE. — 1° *Si le chancre siège sur une région velue* (pubis), il faudra, avant le traitement, couper et non raser les poils (inoculation).

2° *Lorsque le chancre siège à l'anus :*

Pansement à l'iodoforme (vaseline iodoformée à 1/10e) ;

Prévenir la constipation ;

Donner un lavement huileux avant chaque selle ;

Enduire le canal de l'anus de vaseline avant la défécation.

3° *Chancre de l'urètre :*

a. Du méat : ouate et iodoforme.

b. Interne : ne rien faire, sauf des bains, des applications émollientes ou humides autour de la verge. On pourra prescire quelques tisanes ou une eau minérale diurétique pour diminuer l'acidité des urines.

4° *Chancre sous-préputial*: Sera traitécommele chancre syphilitique de même siège (Voy. *Traitement du chancre syphilitique*).

5° *Chancre du col utérin :* Ce chancre guérit facilement; mais, par suite des écoulements leucorrhéiques, il y a danger d'inoculation vulvaire; aussi devra-t-on, chaque jour, faire un pansement nouveau à l'iodoforme ou au nitrate d'argent qui sera maintenu en place par un ou deux tampons d'ouate empêchant la sortie des liquides.

INDICATIONS TIRÉES DE L'ETAT GÉNÉRAL. — Elles visent l'anémie et la débilitation (fer et quinquina), la scrofule (huile de foie de morue).

INDICATIONS TIRÉES DES COMPLICATIONS (inflammation, gangrène, phagédénisme). — Elles sont identiques à celles qui résultent des complications analogues du chancre syphilitique (Voy. *Traitement du chancre syphilitique*).]

Traitement de l'adénite.

Les adénites aiguës et suppurées demandent pour chaque cas particulier un traitement un peu spécial dont voici les grandes lignes :

Quoique toutes les adénites ne soient pas le résultat du transport dans les ganglions du pus chancrelleux, la plupart cependant sont des bubons symptomatiques. Quand il n'y a pas de suppuration, on prescrit le repos, l'application de compresses froides d'acétate de plomb et de glace. Parfois, on obtient de bons résultats par un badigeonnage énergique avec de la teinture d'iode ou de la teinture de noix de galle. Mais ce traitement ne doit pas être essayé d'une façon timide, parce qu'il ne ferait que produire des cloques épidermiques et augmenterait ainsi la douleur. S'il est appliqué au contraire d'une manière assez énergique pour produire une escarre au bout de vingt-quatre heures, il peut arrêter les progrès de l'inflammation. Quand l'adénite vient à suppurer, il faut intervenir chirurgicalement le plus vite possible. Le traitement le plus conservateur comporte la ponction, l'évacuation de l'abcès et l'injection, dans la cavité, d'une solution de nitrate d'argent à 1 0/0; puis, l'application d'un pansement compressif avec de la gaze iodoformée ou stérilisée maintenue par un spica. On change le pansement deux jours après, et, si la sécrétion est encore purulente, on fait une nouvelle injection. Au bout de deux jours, encore nouveau pansement avec les mêmes indications, et ainsi de suite.

Les grands abcès fluctuants recouverts d'une peau amincie et les abcès ouverts spontanément après gangrène de la peau sont soumis au traitement suivant : on savonne et on rase la région de l'abcès, on la lave à l'alcool et à l'éther, et on fait une irrigation avec une solution de sublimé tiède. On excise ensuite la peau malade et l'on enlève à la curette les débris ganglionnaires, la coque purulente et le tissu cellulaire périadénitique en voie de suppuration.

Le pansement, appliqué après l'opération, peut être laissé en place pendant plusieurs jours, de sorte que les opérés peuvent se remettre rapidement et de leur affection première et de leur opération.

La guérison des adénites simples demande de dix jours à trois semaines ; celle des adénites suppurées de cinq à huit semaines.

BLENNORRAGIE

La blennorragie, ou gonorrhée, ou chaudepisse, est une maladie qui affecte principalement la muqueuse des organes génitaux et qui se transmet, dans la majorité des cas, par le contact direct ; plus rarement à l'aide d'instruments, de spéculums, de linge, de pansements, des ustensiles de toilette souillés.

L'*agent pathogène de ce catarrhe vénérien* est le **gonocoque de Neisser**, dont la présence a été constatée dans les sécrétions, ainsi que dans les muqueuses, les glandes et les tissus sous-muqueux affectés.

Grâce à de nombreuses recherches, on est parvenu à démontrer que la muqueuse des organes génitaux contient dans ses sécrétions, normales et pathologiques, non seulement ce microorganisme, mais encore d'autres organismes dont certains ne sont encore que peu caractérisés. Il existe, en dehors de la blennoragie déterminée par le gonocoque de Neisser, des affections catarrhales des muqueuses génitales, où l'on observe la présence des microorganismes en question.

Nous ferons un court exposé des processus blennorragiques.

C'est un fait d'observation clinique établi depuis longtemps que le contact d'une muqueuse saine avec une muqueuse affectée de blennorragie détermine en quelques heures, au plus tard dans les trois jours, des altérations qui peuvent faire conclure, sinon avec certitude, du moins avec probabilité, à la transmission de la blennorragie.

Ces altérations consistent en symptômes inflammatoires, en une hypérémie de la muqueuse affectée, accompagnée d'une sécrétion tout d'abord muqueuse, puis purulente. Enfin, la tuméfaction et la sensation subjective de brûlure ne tardent pas à se faire sentir. La blennorragie se distingue de tous les autres catarrhes de la muqueuse génitale par son extension rapide et par la véhémence des symptômes inflammatoires dont elle s'accompagne dans les huit premiers jours consécutifs au début de l'affection.

La **blennorragie aiguë de l'homme** (urétrite blennorragique) se manifeste en premier lieu par des sensations de brûlure intense pendant la miction ; le membre est dans un état de demi-érection, l'uretère est plus ou moins turgide, et par l'orifice s'écoule du pus d'abord liquide, puis plus épais, crémeux, parfois même mélangé de sang.

Si le patient commet l'imprudence de négliger cet état, il peut se faire que les symptômes inflammatoires et certains phénomènes subjectifs s'atténuent ; mais ce ne sont là que des apparences, car la blennorragie gagne du terrain et finit par englober dans le processus inflammatoire la portion membraneuse et prostatique de l'urètre jusqu'au col de la vessie.

En même temps. les phénomènes subjectifs se développent parallèlement à l'extension du mal et en raison de son siège et de sa violence. Les patients ressentent de la tension au niveau du périnée et éprouvent un besoin d'uriner, d'autant plus constant et pressant que le col de la vessie est plus sérieusement affecté : dans ce cas, ils sont obligés d'évacuer l'urine à des intervalles rapprochés d'une demi-heure ou d'une heure. Le processus inflammatoire lui-même et les douleurs exacerbantes qu'il provoque la nuit tourmentent les patients au point de les plonger dans un marasme profond.

Dans toutes ces phases de l'affection, il n'est pas difficile de démontrer la présence intracellulaire, dans la sécrétion urétrale, de gonocoques caractéristiques. Lorsque la sécrétion est intense, l'urine renferme du pus et des débris épithéliaux qui la troublent et forment un dépôt au fond du vase. Pour établir plus facilement le diagnostic d'une urétrite postérieure, on recommande aux patients de recueillir l'urine du matin en deux parties dans deux vases différents. En cas d'affection de l'urètre postérieur, l'urine contenue dans les deux récipients est trouble.

Après avoir persisté longtemps, la blennorragie change de caractères ; la sécrétion et la desquamation épithéliale de la muqueuse diminuent. Soit que le processus se limite à certaines zones du canal urétral, soit que la sécrétion diminue dans la totalité de l'organe, toujours est-il que l'écoulement, diminué d'intensité, est maintenant blanchâtre et crémeux. On sait que, dans cette phase tardive de l'affection, la sécrétion est plus abondante après le repos de la nuit ; le matin, en effet, l'orifice urétral est obstrué par les sécrétions agglutinées et la pression exercée sur l'urètre en fait sourdre une petite quantité de pus (goutte militaire). Dans l'urine, on trouve les **flocons blennorragiques** bien connus et qui se composent de mucus, de leucocytes et d'épithéliums urétraux. A la même époque, les troubles subjectifs diminuent considérablement d'intensité. A la suite d'excès de boisson ou d'excès vénériens, cette phase de la blennorragie peut facilement reprendre un caractère d'acuité et faire croire à une nouvelle infection.

L'inflammation blennorragique se propage par l'intermédiaire de la muqueuse jusqu'au *tissu sous-muqueux;* très souvent même elle se propage par leurs conduits excréteurs jusqu'aux *glandes urétrales elles-mêmes.*

Dans ce cas, on trouve sur le parcours de l'urètre des *nodosités* irrégulièrement disposées, qui persistent souvent très longtemps, et peuvent déterminer des *abcès péri-urétraux.* L'extension de l'inflammation sous-muqueuse aux *corps caverneux* donne lieu à de petites tumeurs de la grosseur d'une noix, et qui, pour peu que l'inflammation persiste, peuvent facilement s'abcéder. Les symptômes qui accompagnent la péri-urétrite aiguë sont : des douleurs vives, de la fièvre, la tuméfaction et l'inflexion du pénis, enfin de la fluctuation en certains points (planche LXVI).

Les *glandes de Cowper*, malgré la longueur de leurs conduits excréteurs, sont également menacées par l'inflammation blennorragique (**cowperite**). Cette complication débute par une tuméfaction qui s'étale en arrière et sur le côté du bulbe urétral ; elle provoque en même temps des douleurs modérées au niveau du périnée. Elle ne tarde pas à régresser pour peu que le patient se soigne. Mais généralement, au contraire, il se produit une aggravation, parce que le patient ne renonce pas aussitôt aux fautes qui en ont déterminé l'apparition, telles que les injections forcées, le passage de bougies, la danse, l'équitation, les courses en voiture. Le périnée ne tarde pas à devenir le siège d'une vaste tumeur douloureuse fluctuante, la fièvre s'allume, des frissons et une diarrhée spontanée surviennent alors. L'ouverture de l'abcès ne doit pas être retardée, d'autant plus que les gaz et le pus qui s'amassent dans la cavité de l'abcès sont d'ordinaire considérables et envahissent souvent tout le périnée jusqu'à l'anus. La guérison succède bientôt à l'ouverture précoce de l'abcès. Toutefois, ces abcès ne se forment guère qu'au bout de deux ou trois mois et sont presque toujours suivis de déformations de l'urètre.

La blennorragie de l'urètre affecte encore plus fréquemment la *prostate*. La **prostatite blennorragique** aiguë est une complication grave. Les patients qui en souffrent ont une fièvre vive ; ils se plaignent de troubles de la miction et de la défécation et de douleurs cuisantes continues dans l'anus. Au toucher rectal, on trouve un lobe de la prostate, ou même les deux, tuméfiés, de consistance dure et très sensibles à la pression. Quand le processus ne régresse pas et que la prostatite aboutit à la suppuration, on peut parfois découvrir dans le parenchyme tuméfié le point fluctuant où le pus s'est collecté. Mais il arrive le plus souvent que celui-ci est évacué spontanément par l'urètre. Dans ce cas, on peut constater l'aplanissement des parties vidées de la prostate.

Cependant l'inflammation de cet organe n'aboutit pas toujours à la suppuration ; elle donne parfois lieu à une tuméfaction persistante, compagne habituelle et souvent insoupçonnée des processus blennorragiques chroniques.

L'affection des *vésicules séminales* passe très souvent inaperçue chez les malades. Elle se produit isolément dans certains cas; mais elle se rencontre le plus souvent en compagnie de prostatites et d'épididymites.

L'épididymite blennorragique est la plus fréquente des complications de cette affection. Elle se déclare dès la troisième semaine de l'existence de la blennorragie ; elle est le plus souvent limitée à un côté, mais elle affecte aussi les deux côtés, soit simultanément, soit l'un après l'autre ; elle représente une intumescence douloureuse de l'épididyme. Quand on palpe le *cordon spermatique*, on sent, jusque dans le canal inguinal, les vaisseaux et le canal déférent transformés en un cordon de la grosseur du doigt (**funiculite**).

Cette complication peut s'accompagner d'une forte fièvre et d'une si vive douleur que les patients les plus insensibles sont astreints au repos le plus complet. L'intervention immédiate, le traitement antiphlogistique, le repos, etc., font disparaître la fièvre et les douleurs en l'espace de cinq à huit jours, et ne laissent subsister qu'une tuméfaction modérée qui se traduit par une induration plus ou moins marquée de l'épididyme et qui disparaît au bout de quatre ou cinq semaines. Dans quelques cas d'épididymite, l'inflammation s'étend par sympathie aux téguments du scrotum. On ne constate guère leur adhérence à l'épididyme tuméfiée qu'au niveau du pôle inférieur de la moitié scrotale affectée. Il est des cas où l'épididymite s'accompagne d'une exsudation considérable dans la tunique vaginale (**hydrocèle aigu**). La pression exercée à ce niveau augmente considérablement les douleurs. Quand les collections de liquide sont abondantes, on peut les reconnaître, comme dans l'hydrocèle chronique, au moyen de l'éclairage; on les trouve au niveau du pôle supérieur de la moitié scrotale affectée.

Il est des cas, rares, il est vrai, où l'inflammation s'étend aux enveloppes des testicules, mais où le parenchyme de la glande elle-même ne s'affecte sympathiquement qu'en pleine période inflammatoire.

Parmi les cas que nous avons eu l'occasion d'observer, nous n'avons trouvé que de rares exemples où il se soit produit une rétraction du tissu conjonctif et une atrophie de la substance glandulaire.

La **blennorragie chez les femmes** s'étend plus facilement et plus fréquemment que chez l'homme sur toute l'étendue des organes génito-urinaires. L'ignorance ou la confusion avec d'autres états pathologiques en sont les principales raisons. Ou bien les patientes n'attribuent à leur affection aucune espèce de gravité, ou elles n'osent, par pudeur, aller consulter le médecin. Le siège primitif de la blennorragie chez la femme occupe la muqueuse de la vulve, du vagin et de l'urètre. Ces organes présentent alors de l'inflammation et sécrètent un pus épais. La patiente éprouve des sensations de brûlure et ressent des douleurs pendant la miction. L'inflammation gagne bientôt les lèvres de la vulve ; il se développe sur la peau de l'intertrigo et de l'eczéma qui augmentent encore le prurit et les sensations de brûlure. Si, à cette période, il ne se produit pas d'intervention pour enrayer l'extension du mal, celle-ci ne tarde pas à provoquer une endométrite suivie d'une salpingite, d'une périmétrite, d'une oophorite ou même d'une péritonite aiguë. C'est de cet état que procèdent fréquemment des blennorragies chroniques dont le siège principal est dans la cavité utérine, et qui, pour une raison ou une autre, partent de là pour suivre une marche ascendante ou descendante suivant les cas.

La **cystite blennorragique**, de même que la **pyélite**,

sont très rares, malgré la fréquence et la persistance de l'urétrite, même dans des cas de blennorragie de vieille date. Elles sont en tout cas beaucoup plus rares chez la femme que chez l'homme, où elles causent les accidents les plus tenaces et souvent les plus gros de conséquences.

Les complications dont il vient d'être question peuvent être considérées comme résultant de la marche extensive de la blennorragie. Dans ces dernières années, cependant, ont été publiées un certain nombre d'observations cliniques et de recherches bactériologiques qui établissent l'existence d'une métastase gonococcique, par conséquent une transmission de ce microorganisme, par la voie sanguine, en certains points de l'organisme.

La plus fréquente des affections de cette nature, c'est l'affection articulaire connue sous le nom de **rhumatisme blennorragique**. Le mal est souvent limité à une seule articulation ; parfois il s'étend à plusieurs à la fois. Il est caractérisé par un épanchement séreux dans la cavité articulaire, ainsi que par le gonflement qui en résulte. On note en général une légère élévation de la température et des douleurs considérables. Cette affection oblige le patient à tenir l'articulation affectée solidement fixée, et souvent à demeurer couché pendant des semaines entières.

Il existe des cas où, soit indépendamment, soit en compagnie du rhumatisme blennorragique, survient une **inflammation des gaines tendineuses** caractérisée par de la tuméfaction, de la rougeur et une sensibilité douloureuse des gaines affectées, ainsi que par l'incapacité fonctionnelle des extrémités affectées.

Ces deux processus sont, à vrai dire, très douloureux, et mettent les extrémités hors d'usage pour un temps plus ou moins long, mais ils finissent d'ordinaire par disparaître sans laisser d'altérations persistantes.

Il est extrêmement rare de voir se développer, à la suite de la blennorragie, des affections organiques internes, telles que **endocardite**, **pleurésie**, etc. Il en résulte qu'il est très difficile d'en établir le diagnostic, d'autant plus que ces affections d'origine gonococcique ressemblent à de semblables affections, dues à d'autres causes. Le plus souvent on ne parvient, après élimination de toutes les autres possibilités, qu'à établir un diagnostic présomptif en cas de blennorragie.

Le pus blennorragique affecte assez fréquemment la

muqueuse du rectum, soit indirectement, en coulant sur le périnée jusque dans l'anus, comme cela se voit surtout chez les femmes ; soit directement, par suite d'aberrations sexuelles. La blennorragie rectale est encore plus douloureuse et plus importune que la blennorragie des organes génitaux. La défécation y est difficile, et une douleur cuisante tourmente constamment le patient, au point de troubler singulièrement son équilibre moral. De l'anus s'écoule un pus mélangé de sang et de débris provenant de la muqueuse en voie de macération. Cet état nécessite une intervention médicale énergique ; il dure parfois de nombreuses semaines et se termine assez souvent en laissant un rétrécissement cicatriciel du rectum.

Condylomes acuminés.

Parmi les affections consécutives à la blennorragie, il faut citer les **verrues blennorragiques**, les **papillomes vénériens**. Bien qu'il ne soit pas parfaitement établi que le contage blennorragique seul puisse les produire il n'en est pas moins vrai que leur apparition dans la blennoragie aiguë, et plus encore dans la blennorragie de vieille date, permet de supposer que cette affection, par l'irritation continuelle de la peau ou des muqueuses qu'elle entraîne, n'est pas étrangère à la genèse de ces proliférations papillomateuses.

Les cellules épidermiques de revêtement se kératinisent très rarement; elles tombent plutôt, par suite de la macération continuelle qu'elles subissent, laissant presque à nu la couche de Malpighi. Dans cet état, les condylomes sont humides et paraissent, à la palpation, recouverts d'une substance onctueuse. Il est rare que la prolifération s'en tienne là ; les groupes des papilles tuméfiées s'élèvent par leur base sur la peau et forment ainsi des tumeurs grosses comme des petits pois ou des noisettes. Quand ces papillomes sont très nombreux et lorsqu'ils fusionnent, ils prennent un aspect comparable à celui des choux-fleurs, avec une surface inégale, déchiquetée, sillonnée de fentes profondes. La macération de l'épiderme, le suintement souvent purulent, incommodent singulièrement les patients, tant par leur odeur que par l'abondance des sécrétions. Un frottement tant soit peu rude, exercé sur des papillomes ainsi disposés en groupes, provoque facilement de petites hémorragies. Les papillomes vénériens s'observent, chez l'homme, le plus fréquemment sur la face interne du prépuce, sur le sillon du gland, ou sur le gland lui-même, parfois à l'orifice de l'urètre, jusque dans la fosse naviculaire. Quand les végétations dans la poche préputiale atteignent un volume considérable, elles peuvent, par la pression qu'elles exercent, déterminer une vive inflammation, voire un sphacèle du prépuce. L'importance et l'étendue des proliférations rendent parfois difficiles le diagnostic différentiel à établir entre elles et le carcinome. Dans ce but, il importe de tenir compte de la durée du processus, de la présence éventuelle d'autres papillomes isolés au voisinage des grosses masses, et de l'état des glandes inguinales.

Les condylomes acuminés s'observent plus fréquemment chez la femme que chez l'homme. Le vagin, l'orifice de l'urètre, et même le col utérin sont recouverts de proliférations nombreuses qui, par leurs récidives rapides, sont un fléau, tant pour la patiente que pour le médecin consulté. Ces papillomes vénériens envahissent même le département cutané des organes génitaux féminins, et s'étendent jusqu'au périnée et à la région anale ; nous avons eu souvent l'occasion d'observer de ces papillomes formant des tumeurs grosses comme un poing et qui occupaient presque toute cette région.

TRAITEMENT DE LA BLENNORRAGIE

(Chapitre additionnel.)

[Une tendance très générale, aussi bien en France qu'en Angleterre et surtout en Allemagne, a consisté à vouloir attaquer la maladie de front, c'est-à-dire à chercher le véritable traitement abortif de la blennorragie. Sur ce point, les avis sont encore actuellement très partagés, et dans son excellent livre sur la *Blennorragie chez l'homme* (1), (ouvrage qui nous servira de guide dans ce chapitre), M. le Dr Guiard, entre autres, discute avec une grande compétence les avantages et les inconvénients des méthodes diverses appliquées dans ce but. Cet auteur préconise, pour la plupart des cas, du moins, l'emploi

(1) F. S. Guiard, *Traitement abortif et prophylaxie de la blennorragie.*

d'un traitement méthodique dont les règles ont été exposées avant lui par Cullerier, Melchior Robert, Rollet, Diday, Martin et Belhomme, Simonet, Horteloup, Mauriac (1), Humbert, et surtout par le professeur Fournier (2), qui a publié sur ce sujet une étude magistrale restant un guide pour les protagonistes d'une méthode qui a trouvé en notre maître son défenseur le plus logique, le plus clair et le plus éloquent.

Quels que soient les avantages incontestés d'un traitement méthodique d'expectation, en présence des moyens dont on disposait autrefois pour combattre la blennorragie dès son apparition, il faut reconnaître néanmoins que sa valeur comparative a considérablement diminué depuis qu'une nouvelle méthode d'abortion, toute différente de ses aînées, a pris naissance il y a quelques années. Il s'agit des lavages au siphon avec des solutions de permanganate de potasse, lavages qui s'effectuent par la pression atmosphérique.

C'est principalement au Dr Jules Janet que l'on doit les tentatives les plus persévérantes dans cette voie.

Pour notre part, et quoique notre expérience personnelle à ce sujet soit infiniment plus restreinte, nous n'hésitons pas, en nous inspirant de nos propres résultats et en tenant surtout le plus grand compte des raisons alléguées par Janet à l'encontre de l'ancienne « théorie du laisser couler », et qui nous paraissent pleinement justifiées, nous n'hésitons pas, dis-je, à préférer cette méthode à toute autre dans les cas plus nombreux qu'on ne pense où elle est applicable. Cette méthode remplit pour ainsi dire à elle seule actuellement le cadre des traitements abortifs, qui tous doivent être rejetés, à son exception. Mais cela ne veut pas dire que son emploi doive être limité à la phase initiale de la maladie. Elle est encore appliquée, avec des chances de succès variables il est vrai, aux phases aiguës, subaiguës et chroniques de la blennorragie ; mais, quelles que soient en certaines occurrences les lenteurs des résultats et les difficultés d'application de cette méthode, elle n'en reste pas moins, en raison des risques et des dangers

(1) Mauriac, *Syphilis primitive et syphilis secondaire*, Paris, 1890.

(2) Fournier, *Dictionnaire de médecine et de chirurgie pratiques*, 1866, article Blennorragie, t. V.

qu'elle supprime, une méthode préférée entre nos mains.

Nous en tracerons plus loin les grandes lignes empruntées aux remarquables publications de Jules Janet sur ce sujet (1).

I. — Traitement méthodique de la blennorragie aiguë.

Mais nous ferons précéder cette étude par l'exposé d'un *traitement méthodique* qui, maintenant encore, est loin d'avoir perdu de sa valeur pour beaucoup d'auteurs. Pour ceux-ci, entre autres pour le professeur Fournier et le Dr Guiard, dont nous ne pouvons mieux faire que résumer ici quelques pages de son excellent livre, la base de ce traitement repose sur l'excellence du traitement antiphlogistique pendant les premières semaines de la blennorragie ; en d'autres termes, il y a, pour eux, grand avantage à faciliter tout d'abord l'écoulement par un ensemble de moyens qui constituent le traitement antiphlogistique.

Rien n'est plus vrai, et si, pour des raisons d'ordres divers, la méthode des grands lavages au permanganate de potasse doit être abandonnée, il est de toute nécessité de se conformer à la règle dont M. le professeur Fournier a si bien montré la nécessité de ne pas se départir.

Il est certain que les moyens suppressifs d'emblée produisent une amélioration immédiate, mais conduisent à la chronicité. Nous verrons plus loin que par exemple l'emploi des balsamiques ne peut donner de bons résultats que quand il est fait judicieusement, c'est-à-dire suivant des règles qui s'inspirent toutes de cette nécessité d'un traitement antiphlogistique unique et prolongé pendant la période inflammatoire de la blennorragie.

Il faut recourir à divers moyens thérapeutiques appropriés aux caractères de chacune des périodes de la maladie, c'est-à-dire à la médication antiphlogistique pendant la période aiguë, ensuite aux balsamiques, et enfin, s'il est nécessaire, aux injections modificatrices.

Mais, avant tout, ce traitement comporte une hygiène spéciale qui s'impose pendant tout le cours de la blennorragie et à laquelle il importe de rester fidèle quelque temps encore après la guérison.

(1) Jules Janet, *Revue de thérapeutique médico-chirurgicale*, nos des 1er et 15 décembre 1897.

I. **Hygiène.** — *Boissons.* — On s'abstiendra de vin pur, de liqueurs fortes, surtout de bière, la plus nuisible de toutes les boissons.

Usage modéré du cidre, du café, du thé. Pendant les repas, le vin sera très largement étendu d'eau, principalement d'une eau légèrement alcalinisée.

Aliments. — Eviter les mets épicés et fermentés, les poissons, huîtres, écrevisses, gibier, truffes, asperges, céleri.

Repos local. — Continence absolue jusqu'à la guérison complète ; éviter toute cause d'excitation vénérienne ; ne pas coucher sur un lit trop doux ou trop chaud pour éviter les érections et les pollutions nocturnes.

Repos général. — Eviter la fatigue générale, les exercices fatigants ou violents (marche, escrime, équitation, bicyclette). Le repos au lit, quoique très utile, n'est pas indispensable.

Suspensoir. — L'emploi du suspensoir est de toute nécessité et diminue certainement les chances d'orchite.

Lotions fréquentes. — Bien nettoyer le gland et le prépuce souillés de pus. Les injections de propreté sont inutiles, souvent même douloureuses.

Précautions pour les yeux. — Se laver soigneusement les mains après avoir touché à la verge. Eviter de se porter les mains aux yeux, l'ophtalmie blennorragique pouvant être la conséquence redoutable d'un pareil oubli.

II. **Médication antiphlogistique.** — Elle est applicable à toutes les phases de la période aiguë. Elle consiste en :

Bains. — Prendre tous les jours, autant que possible, un grand bain chaud de trois quarts d'heure à une heure et demie. Les bains de siège et les bains locaux sont inefficaces et plutôt nuisibles.

Tisanes bicarbonatées. — Boire à des intervalles réguliers une tisane émolliente quelconque. M. Guiard conseille de faire fondre environ 1 gramme de bicarbonate de soude dans chaque verre pris à deux ou trois heures d'intervalle.

M. Balzer prescrit à ses malades une limonade au citron dans laquelle on fait fondre une à deux cuillerées à café par litre de la poudre suivante :

Bicarbonate de soude.............	40 grammes.
Salicylate de soude..............	10 —

Tisanes modificatrices. — Au bout de quelques jours, on peut faire employer avantageusment aux malades, suivant les conseils du professeur Fournier, des tisanes légèrement modificatrices, telles que les tisanes de bourgeon de sapin.

Quantité des boissons. — Boire environ un litre et demi par jour en dehors des repas. Pour MM. Guiard, Cullerier et Fournier, l'administration de boissons abondantes est encore le meilleur moyen de diminuer la douleur des mictions en rendant l'urine plus aqueuse.

Si celles-ci sont cependant trop douloureuses, on pourra suivre ce conseil du professeur Fournier, qui consiste à faire uriner le malade, la verge dans un verre d'eau très froide.

Utilité des saignées locales dans les cas suraigus. — Si la miction est extrêmement douloureuse et les érections très pénibles, on peut utiliser les saignées locales.

On applique de quinze à vingt-cinq sangsues, non pas sur la verge, mais au périnée.

Moyens de combattre les érections. — Les premières précautions à prendre contre ces érections consistent d'abord dans le régime sévère, les bains, les boissons émollientes. On couchera sur le côté plutôt que sur le dos, dans un lit dur et modérément couvert ; si ces précautions ne suffisent pas, pratiquer des lotions froides et envelopper la verge de linges mouillés. S'il en est besoin, malgré ces précautions, recourir à une médication spéciale, surtout à l'opium seul ou associé à l'antipyrine. M. Guiard conseille un très petit lavement de 40 à 50 grammes d'eau chaude à laquelle on ajoute 1 à 2 grammes d'antipyrine et 15 à 20 gouttes de laudanum de Sydenham.

La piqûre de morphine ne présente que l'inconvénient de nécessiter l'intervention du médecin. Eviter surtout les manœuvres brutales, comme celle qui consiste à rompre la corde d'un coup de poing, et qui sont pleines de danger.

III. Médication suppressive. — *Cette médication ne peut être employée qu'après que le traitement antiphlogistique a porté ses fruits, et cette question d'opportunité est d'une importance capitale pour le succès.* Or, ce n'est pas seulement d'après le temps écoulé que l'on doit se guider, car l'évolution de la maladie est loin d'être la même dans tous les cas. Il faut surtout tenir compte de la disparition des phénomènes inflammatoires, et l'on juge de cette disparition : 1° par l'absence de douleurs à la miction ; 2° par l'absence d'érections ; 3° surtout par l'état du canal et les caractères de l'écoulement. Il ne faut plus que les lèvres du méat soient rouges ou gonflées ; enfin l'écoulement doit être moins abondant, moins épais, et filant, c'est-à-dire qu'une goutte entre deux doigts qu'on écarte doit s'étirer d'un centimètre environ. La goutte doit être jaune ou jaunâtre, et non verte. Pour M. Guiard, ce résultat est obtenu en quinze à vingt jours. M. Fournier assigne à la période inflammatoire présente une durée moyenne de un mois.

A. — **Balsamiques.** — C'est alors qu'il convient d'employer certains médicaments improprement appelés balsamiques (1). Ce sont ces substances qui ont la propriété d'arrêter les sécrétions pathologiques de l'urètre.

Ces médicaments sont : le **cubèbe**, le **santal**, le **copahu**. Ces trois médicaments, presque exclusivement employés à notre époque, sont connus depuis longtemps :

Le copahu comme antiblennorragique depuis 1804.

Le cubèbe fut importé d'abord en Angleterre, puis en France vers 1816.

Le santal, importé en Hollande par Rumphius, fut tiré de l'oubli par Henderson (1865).

MATIÈRE MÉDICALE. — Le **copahu** est une oléorésine qui s'écoule d'incisions profondes pratiquées pendant l'été aux arbres du genre *Copaifera*, que produit l'Amérique méridionale. C'est un liquide ambré, transparent, huileux ; son odeur est désagréable et tenace, son goût nauséeux.

Il renferme : 1° une huile essentielle isomère de la térébenthine ; 2° une résine, l'acide copahivique.

Le **cubèbe** est la baie desséchée d'un arbre sarmenteux de Malabar, Sumatra et Java.

Il se compose d'une huile volatile verdâtre et d'une résine (acide cubébique) qui serait sa partie active. On l'emploie fraîchement pulvérisé.

Le **santal** est retiré par distillation à la vapeur des copeaux d'arbres de l'Asie méridionale, de l'Océanie et de l'Afrique australe. Le santal jaune ou citrin est le seul utilisé p ur la thérapeutique.

(1) Voy. Manquat, *Traité de thérapeutique*.

Doses. — Les doses moyennes actives sont :

Pour le *copahu*, de 6 grammes par jour.
— le cubèbe, de 6 à 20 grammes —
— le santal, de 6 grammes —

Cette dose quotidienne doit être divisée en trois prises à dix à quinze minutes avant les repas.

Les doses excessives aboutissent rapidement à l'intolérance. Aux doses moyennes (6 à 8 grammes), le *copahu* peut occasionner des nausées, de l'anorexie, une diarrhée légère.

Si la dose est portée à 10 ou 15 grammes, il n'est plus toléré et provoque de la diarrhée, de l'anorexie, de l'écœurement ; quelquefois même il provoque des douleurs de reins, des vomissements, de la dyspepsie et de la gastralgie ; rarement il détermine une albuminurie légère et de l'excitation des organes génitaux. Très exceptionnellement il occasionne de l'hématurie.

Le *cubèbe* et le *santal* sont beaucoup plus facilement tolérés. A doses élevées, cependant, ils provoquent du dégoût, de l'inappétence, des nausées et des vomissements et de la diarrhée. On note aussi fréquemment des douleurs de reins (*néphralgie santalique*).

Ces trois médicaments sont, dans des proportions variables, susceptibles de déterminer l'apparition d'exanthèmes balsamiques. Très commun à la suite d'absorption de copahu, cet accident est assez rare après l'ingestion de cubèbe, et encore plus rare après celle du santal. Ces accidents, quoique niés, existent cependant réellement.

Action antiblennorragique. — L'action de ces médicaments est constante, immédiate et notable (sauf exceptions rares).

A quoi est due cette action ? Ils agissent uniquement par l'intermédiaire de l'urine, comme le prouvent son odeur et son analyse chimique, et par simple contact avec la muqueuse malade.

En effet, les balsamiques n'agissent pas sur la vaginite, ni sur la conjonctivite, ni sur le faux canal des hypospades.

Modes d'administration. — On donnait autrefois ces médicaments en nature ; on employait couramment la fameuse potion de Chopart, qui contient 4 grammes de copahu par cuillerée à bouche, ou le cubèbe délayé dans de l'eau.

On peut les administrer aussi sous forme de bols ; le copahu se solidifie facilement à l'aide de un seizième de magnésie. Le mode d'administration le plus efficace et le plus couramment employé à l'heure actuelle consiste à prescrire en trois doses pour vingt-quatre heures un électuaire (opiat) ainsi composé :

Cubèbe..................................	10 grammes.
Copahu..................................	3 —
Sirop de goudron........................	Q. S.

L'administration de ces médicaments en capsules constitue une faute, car il est fait dans ce cas une fraude énorme, tant comme qualité que comme quantité. Les falsifications du copahu, du cubèbe et du santal sont encore assez fréquentes.

Indications, contre-indications. — 1° Les balsamiques échouent en tant qu'abortifs.

2° Ils échouent contre la blennorrhée (goutte militaire).

3° Ils échouent contre les phénomènes inflammatoires marqués.

4° Ils font merveille quand les symptômes inflammatoires sont calmés.

1° Quand les balsamiques sont administrés au début de la blennorragie, l'écoulement peut être tari, mais le méat reste rouge et humide. La chaudepisse est modifiée, mais elle reste aussi violente, en ce sens qu'elle est sans période aiguë, comme décapitée, mais en revanche elle reste réfractaire à toute espèce de traitement pendant un certain temps.

2° Le traitement par les balsamiques échoue pour la blennorrhée (goutte militaire). On ne constate aucune amélioration après en avoir fait le plus large usage.

C'est là un fait dont on trouve la preuve tant dans les expériences personnelles que dans les expériences d'autrui pratiquées sur des malades atteints de cette affection. On le sait également par la tentative qu'en font spontanément les malades sur eux-mêmes.

3° Les balsamiques échouent contre les blennorragies conservant un processus inflammatoire. — Tout d'abord le résultat est excellent, la blennorragie est coupée de moitié, cela va de mieux en mieux, mais cela aboutit à ceci : au bout de quinze à vingt jours, le malade ne conserve plus que quelques gouttes dans les vingt-quatre heures, puis il ne reste plus, dans la journée, qu'une certaine humidité du méat, et le matin une goutte jaune. A ce moment, il cesse l'emploi du médicament ; alors c'est une débâcle complète, le malade est repris d'un écoulement indolent et moyennement abondant. Il n'y a eu que suppression momentanée.

Le *coupage prématuré* est donc une première faute faite par le malade et le médecin. Il reste une seconde faute à commettre, qui consiste dans le *coupage obstiné.* Le malade, furieux de son insuccès, change de balsamiques : il a recours aux injections, aux lavages, etc. Que devient l'écoulement ? Celui-ci disparaît avec chaque nouveau traitement, pour un temps, puis il reparaît ; de coupage en coupage, il ne reste bientôt plus qu'une goutte militaire. C'est l'histoire de quatre-vingts blennorragies sur cent.

En quoi consiste cette *blennorrhée ?*

C'est une chaudepisse modifiée. Ses caractères sont les suivants :

1° C'est une chaudepisse à froid.

2° L'écoulement est jaunâtre, et non vert-pomme.

3° Il est de médiocre abondance.

4° C'est surtout une blennorragie torpide ; elle ne bouge pas comme intensité.

5° C'est une blennorragie très rebelle et nullement influencée par les balsamiques.

En résumé, c'est une chaudepisse modifiée, et modifiée par le coupage prématuré et obstiné.

Donc, l'emploi des balsamiques est détestable dans ces trois dernières propositions. Ils sont au contraire d'une action merveilleuse quand ils sont administrés à un moment propice, c'est-à-dire après le stade inflammatoire de la blennorragie, dans les conditions fixées plus haut.

Lors donc que l'on a décidé de couper une blennorragie:

Quel médicament choisit-on ? Ici, on tiendra le plus grand compte des antécédents du malade et de sa susceptibilité à tel ou tel médicament. En général, il est préférable d'employer l'opiat suivant la formule donnée page 249.

A quelles doses débuter ? On emploiera tout d'abord de fortes doses : 13 grammes par exemple en 13 boulettes. Il convient de fractionner la dose totale en trois prises, pour éviter l'intolérance stomacale.

Combien de temps faut-il administrer cet opiat ?

On emploiera ces médicaments pendant une durée de dix à douze jours. Si la médication est suspendue prématurément, l'écoulement reparaît. Il convient même de continuer leur action au delà de la suppression de l'écoulement, sans cesser brusquement l'administration, mais en diminuant la dose d'une boulette, par exemple, chaque jour.

Pendant la durée du traitement on boira en petite quantité.

Enfin, et c'est là une recommandation importante, *ne pas faire de traitement obstiné* par les balsamiques, s'il ne donne pas de résultats définitifs. Dans les dix jours qui suivent son administration, il faut que l'écoulement soit complètement tari.

En effet, les balsamiques peuvent, ou bien dans certains cas, couper la blennorragie en trois ou quatre jours, ou bien ils ne donnent graduellement la guérison que vers le dixième jour.

Si l'écoulement, fût-il de deux à trois gouttes, persiste au bout de ces dix jours, la partie est perdue, ces quelques gouttes ne disparaîtront pas. *Que faire dans ce cas ?* Il faut battre en retraite, employer de nouveau les antiphlogistiques et attendre pendant huit ou quinze jours la disparition des phénomènes inflammatoires. **Eterniser les balsamiques, c'est éterniser la chaudepisse.**

Donc les balsamiques sont d'excellents médicaments pour un temps, mais leur emploi indéfini est inutile et préjudiciable (1).

B. — **Médication locale.** — Si puissant que soit l'emploi des balsamiques, il ne parvient pas toujours à procurer la guérison complète ; il faut alors y ajouter la médication locale ou discrète. Autant les injections sont inoffensives lorsque la maladie est arrivée à son déclin, autant elles sont capables de raviver l'inflammation lorsqu'elles sont pratiquées en pleine période aiguë.

Jamais, d'après M. Guiard, l'urètre ne contient moins de 8 à 10 grammes de liquide. On n'est certain de parvenir dans l'urètre postérieur qu'en faisant pénétrer dans le canal une quantité de liquide supérieure à 12, 15 et quelquefois

(1) Ce chapitre sur l'emploi des balsamiques est tiré d'une leçon clinique du professeur Fournier, faite récemment sur ce sujet à l'hôpital Saint-Louis.

17 grammes. Dans la majorité des cas, il y a une nécessité absolue à agir sur les deux urètres qui sont envahis par la blennorragie dès les premiers jours.

Malheureusement, il faut souvent pour cela faire des propulsions assez considérables, et c'est la force de propulsion et non la seule quantité du liquide qui expose à des dangers.

On peut obvier à ces inconvénients en procédant aux injections avec les plus grandes précautions, ce qui n'est malheureusement pas le cas pour le plus grand nombre des malades.

Et c'est là une des raisons qui plaident en faveur de l'adoption du procédé des grands lavages de permanganate au siphon, qui trouvent également une très heureuse application dans le traitement des blennorragies à leur période de déclin, comme nous le verrons plus loin.

Comme choix de seringue, celle de Guiard, construite par H. Germain, répond aux diverses conditions de capacité (20 grammes), de vide absolu, de forme, etc.

L'instrument étant bien aseptisé, on injectera soit des astringents, soit des isolants, soit des antiseptiques.

Les **astringents** sont le sulfate de zinc (0,50 à 1 p. 100), le sulfate de fer, le sulfate de cuivre, le tanin, l'alun (1 p. 100), l'acétate de plomb (2 p. 100), etc. Deux injections sont restées populaires ; ce sont :

L'injection de Ricord ou du Midi :

Sulfate de zinc	1	gramme.
Acétate de plomb	2	—
Laudanum de Sydenham	} ãã 4	—
Teinture de cachou		
Eau distillée	200	—

puis l'injection aux trois sulfates :

Sulfate de zinc	0gr,50
— de cuivre	0gr,50
— de fer	0gr,50
Eau distillée	150 à 200 gr.

Isolants. — Le sous-nitrate de bismuth (3 à 5 p. 100), l'oxyde de zinc, etc.

L'action de ces astringents et de ces isolants, surtout dans les conditions défectueuses et dangereuses où s'effectuent les injections, ne donne que de très médiocres résultats.

Antiseptiques. — Le nitrate d'argent (0,05 p. 100), le

permanganate de potasse (0,05 p. 100), le sublimé (1 p. 20 000), la résorcine (1 p. 100), les sels de quinine, sulfates et lactates (0,50 à 1 p. 100).

Les deux premiers sont les agents les plus précieux de la thérapeutique locale antiblennorragique.

Le permanganate convient mieux pour les urétrites gonococciques, les deux autres pour les cas où l'urètre ne contient que les microbes variés des infections secondaires.

Dans ces cas, on doit pratiquer cinq à six injections par jour, en gardant le liquide de une à cinq minutes en contact avec la muqueuse.

Instillations du professeur Guyon. — Les instillations de nitrate d'argent à 1/50e et aussi de sulfate de cuivre à 1/20e, employées tous les deux jours en même temps que les balsamiques au déclin de la blennorragie aiguë, ont souvent permis d'obtenir des guérisons rapides et complètes.

II. — Traitement par les lavages au permanganate de potasse de la blennorragie aiguë au début (traitement abortif), à la période d'état, à son déclin ; de la blennorragie suraiguë, subaiguë et chronique (phase gonococcique).

1° Blennorragie chez l'homme.

Nous avons dit que le Dr Jules Janet s'était fait le défenseur ardent et le protagoniste enthousiaste d'une méthode qu'il a véritablement faite sienne par son ardeur à la défendre et par le soin qu'il a pris d'en tracer minutieusement les règles.

« Si j'ai pu rendre quelques services dans cette importante question, dit trop modestement Janet, c'est moins, à mon sens, par le choix du permanganate de potasse, qui était connu depuis longtemps, et par l'indication de la manière de l'utiliser, que par la lutte que j'ai soutenue contre la théorie néfaste du laisser « couler » qui était presque universellement admise à l'époque où j'ai commencé mes travaux. » C'est en effet, d'après Janet, et son opinion mérite quelque créance, à l'emploi de cette méthode que sont dues la presque totalité des urétrites chroniques, des rétrécissements, des stérilités par prostatites et orchites, des ankyloses et des atrophies par rhumatisme blennorragique, et même quelques morts par endocardites infectieuses.

Pourquoi laissait-on et laisse-t-on encore aujourd'hui quelquefois couler les chaudepisses ? C'est pour affaiblir le microbe par sa culture même et pour profiter de cet affaiblissement afin de le détruire facilement, soit par des injections pratiquées illogiquement dans l'urètre antérieur, alors que l'urètre postérieur est pris, soit par l'emploi des balsamiques qui tuent les gonocoques arrivés à la veille de leur mort naturelle. La besogne du médecin en est évidemment facilitée, mais il ne faut pas oublier, dit Janet, « que les gonocoques livrés à eux mêmes désorganisent d'une façon irréparable la muqueuse urétrale jusque dans ses couches les plus profondes, qu'ils infectent l'organisme de leurs toxines, ouvrant la porte à toute complication et préparant pour plus tard le terrain de l'urétrite chronique et des rétrécissements ». Comparons aux résultats bien connus de cette méthode les résultats du traitement antiseptique d'emblée. « Depuis les huit années que j'ai employé ce traitement, ajoute-t-il, je n'ai pas observé un seul rétrécissement sur les malades soignés par moi de leur première chaudepisse. Je n'ai provoqué que trois orchites, dont deux, au début de mes travaux, par un essai malheureux de combinaison du santal et des lavages au permanganate dans deux cas d'urétrites suraiguës, et une plus récente, très légère, en combinant la dilatation d'un rétrécissement avec les lavages. Enfin, je n'ai observé ni rhumatisme, ni ténosite, ni conjonctivite, etc. »

Ces résultats, en effet, doivent, semble-t-il, primer toute autre considération.

On apporte souvent une hâte à guérir, trop compréhensible pour le malade, mais illogique pour le médecin, qui ne peut sans inconvénients limiter à son gré une évolution morbide.

Le traitement par les lavages au permanganate n'est pas, en effet, un moyen rapide dans tous les cas ; parfois les lavages doivent être prolongés fort longtemps (40 à 70 lavages), mais qu'importe, si, à la fin du traitement, l'urètre se trouve en aussi bon état qu'au début du traitement, et si, pendant toute sa durée, le malade a été tenu à l'abri des redoutables complications de la blennorragie.

D'ailleurs, ces cas ne se rencontrent guère que deux fois sur dix ; encore sont-ils dus à des foyers gonococciques extra-utéraux.

On a préconisé, ces derniers temps, de nouveaux médicaments dont l'efficacité serait comparable, et même supérieure, au permanganate de potasse.

Ces médicaments sont : le gallobromol, l'ichtyol, l'argentamine, l'argonine, l'airol et le protargol (albuminate d'argent).

Ils peuvent être employés au même titre que le permanganate comme procédé abortif ; leur essai est très légitime dans les cas où le permanganate est impuissant ; néanmoins ils ont sur ce dernier produit le désavantage de coûter beaucoup plus cher et de s'altérer facilement.

L'installation nécessitée par ce traitement consiste en :

1° Un bock d'un litre avec tube de caoutchouc de 2m,50, avec pince et canule de verre à bec conique très obtus, dites canules de Janet;

2° Un procédé de suspension, soit seulement des clous échelonnés à diverses hauteurs pour obtenir des pressions différentes ;

3° Une seringue urétrale pour la cocaïne ;

4° Un bassin pour recevoir l'eau de lavage ;

5° Une solution mère de permanganate de potasse à 1/100e ;

6° Une solution de chlorhydrate de cocaïne à 1/400e ;

7° De l'eau bouillie tiède pour faire les solutions de permanganate ;

8° Une éprouvette graduée en 100 centimètres cubes pour doser les solutions ;

9° Un lit, une chaise ou un bidet pour coucher ou asseoir le malade.

La position debout, souvent adoptée par les malades qui se lavent eux-mêmes, ne doit être employée que sur des malades peu impressionnables et déjà accoutumés, en raison des syncopes qui surviennent parfois pendant les premières séances.

1° *Traitement de l'urétrite gonococcique à son début, ou traitement abortif.*

Ce traitement doit s'appliquer non seulement aux premières heures, mais même dans les premiers jours de la maladie, quelle que soit l'importance de l'écoulement et des phénomènes inflammatoires, pourvu que l'on ne soit pas en présence d'un état phlegmoneux de l'urètre, avec ectropion du méat et dureté ligneuse de l'urètre, en un mot en présence des phénomènes symptomatiques de la chaudepisse suraiguë.

Ce traitement doit en général être limité à l'urètre antérieur, tant que l'examen du second verre d'urine, qui doit toujours être pratiqué, ne décèle pas le moindre trouble (en éliminant les sels insolubles par quelques gouttes d'acide acétique).

Pour le lavage de l'urètre antérieur :

Suspendre le bock à 50 centimètres au-dessus du niveau de la verge du malade, amorcer le tube, puis remplir l'urètre en forçant un peu la canule à l'entrée. Dès que l'urètre est distendu, retirer légèrement la canule pour laisser s'échapper le liquide ; recommencer ainsi incessamment jusqu'à l'épuisement du liquide.

Ces lavages seront faits deux fois par jour, matin et soir, avec un litre de solution de permanganate de potasse à 50 centigrammes pour 1000.

Si les lavages sont un peu lents et prolongés, si la réaction congestionne l'urètre et détermine des douleurs, on baissera les doses à 25 et 35 centigrammes pour 1000, au moins pendant les premiers lavages. On remontera, aussitôt que ces phénomènes irritants auront cessé, à la dose de 50 centigrammes pour 1000.

Au bout de trois à quatre jours, pratiquer un seul lavage par jour. On élève les derniers lavages à 75 centilitres pour 1000, et même, au neuvième ou dixième jour, à 1 gr. pour 1000 si l'urètre les supporte bien. Si, au neuvième jour, la goutte est petite, muqueuse, presque transparente, on écarte insensiblement les lavages, qui se feront toutes les trente-six, puis toutes les quarante-huit heures. Si alors il n'existe plus de sécrétion, ou s'il ne persiste qu'une sécrétion muqueuse sans gonocoques, on interrompt les lavages en recommandant au malade de se soumettre à une nouvelle série de lavages au moindre retour offensif, même s'il éprouve les démangeaisons urétrales qui précèdent les récidives. En cas de récidive, reprendre les lavages à 0,50 ou à 1 gramme pour 1000 et rechercher avec soin l'urétrite postérieur.

Si, dès le début ou dans le cours du traitement, le deuxième verre d'urine est trouble, il faut instituer des lavages complets de l'urètre dans toute son étendue.

Pour cela, pratiquer une injection de cocaïne de 1/400e dans l'urètre, la faire garder une minute, puis laver l'urètre antérieur avec la moitié du litre de la solution ; puis on élève le fond du bocal à *un mètre* au-dessus du niveau de la verge et on force légèrement la canule dans le méat de la verge. On recommande au malade de pousser comme s'il voulait uriner, et on laisse pénétrer doucement le liquide dans la vessie.

Au moindre spasme, on laisse le liquide s'échapper pour faire cesser la pression intra-urétrale et l'on recommence ensuite. Procéder pour cela avec tact et douceur ; souvent plusieurs essais sont nécessaires avant de réussir à faire pénétrer le liquide ; il est préférable, en cas d'insuccès, de ne pas insister et de remettre cette tentative à une séance ultérieure. Si le lavage est lent, employer la solution à 25 p. 1000 ; si au contraire il s'opère très facilement et rapidement, on porte la dose à 50 centigrammes et même 1 gramme par litre.

En résumé, pour le choix des doses, Janet insiste beaucoup sur la durée du lavage. A doses égales, un lavage fait deux fois plus lentement qu'un autre est deux fois plus énergique que lui. Il faut savoir s'arrêter quand le lavage est trop lent.

Quand les lavages se font facilement et que la maladie menace d'excéder la durée d'une première série, on peut familiariser les malades avec l'emploi d'une méthode qu'ils peuvent utiliser sur eux-mêmes sans aucun secours.

2° *Traitement de la blennorragie aiguë et suraiguë.*

Ces cas ne peuvent exister chez les malades qui sont soumis au traitement abortif. Il arrive souvent cependant qu'un malade réclame les soins du médecin alors que sa blennorragie est en pleine période aiguë.

Dans ce cas également, Janet préconise l'emploi des grands lavages. Leur usage peut être très prolongé, mais les bénéfices que retire le malade de la suppression de l'écoulement sont tels qu'il ne faut pas hésiter à les instituer.

Si l'urètre antérieur seul est infecté, le succès est presque certain. Les lavages pratiqués deux fois par jour à 25 centigrammes pour 1000 suppriment en quelques jours les phénomènes inflammatoires. Si l'urètre postérieur est infecté, ou bien le lavage s'effectuera facilement et avec grands et rapides bénéfices si la solution est faible et le canal convenablement cocaïnisé. Ou bien ces lavages de l'urètre postérieur sont impossibles. On laissera alors couler jusqu'à la fin de la période inflammatoire où l'on reprendra avec succès les lavages complets. On évitera dans ce cas d'employer le santal, afin de combattre les phénomènes inflammatoires.

En tout cas, ces traitements commencés en pleine période aiguë sont toujours très longs et peuvent durer plusieurs semaines, quelquefois plusieurs mois.

La douleur et l'écoulement sont rapidement presque totalement supprimés ; mais aussitôt que les lavages sont cessés, la récidive se produit. Il faut alors reprendre les lavages, qui peuvent être très prolongés ; c'est alors qu'il est bon de familiariser le malade avec cette méthode.

3° *Traitement de la blennorragie subaiguë ou ancienne à gonocoques.*

C'est dans ces cas, comme au début de la chaudepisse, que l'on a les plus beaux résultats. A la condition toutefois de ne viser que la disparition des gonocoques. Si la blennorragie subaiguë est récente et si l'urètre n'est pas altéré par une infection purulente, on obtient la guérison complète de tout écoulement avec la mort du gonocoque. Si la blennorragie est chronique, ancienne, l'écoulement peut persister après la disparition du gonocoque, et l'on se trouve en présence d'un écoulement sans gonocoque, que l'on doit traiter différemment, mais dont la guérison est souvent rebelle.

Dans ces cas, on pratique les lavages complets, qui sont toujours sans inconvénients. Ce traitement consiste à faire une série de neuf à douze lavages de permanganate, quelquefois plus. On débute par des solutions à 25 centigrammes pour 1000, puis on passe rapidement à 50, puis 75 centigrammes pour 1000 ; on termine par 1 gramme pour 1000. L'injection de cocaïne facilite beaucoup ces lavages de tout l'urètre.

On surveillera les récidives et on se tiendra prêt au moindre symptôme inquiétant.

Il est préférable toutefois de prolonger sa première série plutôt que de s'exposer à en faire une seconde.

Les meilleurs symptômes qui guident dans le choix du moment où il convient de cesser les lavages sont :

La disparition du gonocoque, puis la cessation de la

purulence et de l'aspect jaunâtre de la goutte matinale, et enfin la suppression des démangeaisons urétrales. Il faut peu se préoccuper des filaments urétraux qui peuvent persister après la disparition du gonocoque, surtout dans les urétrites anciennes.

Preuves de la guérison et traitement consécutif.

Il est utile d'avoir les preuves de la guérison des malades pour distinguer une rechute d'une réinfection gonococcique due à la reprise de rapports suspects.

Les preuves de la guérison sont de deux ordres : une épreuve d'irritation par la bière et une épreuve d'évacuation fournie par la première pollution que présente le malade après la cessation des lavages.

On attendra huit jours avant de faire la preuve de la bière, car les récidives spontanées peuvent se produire au bout de sept jours.

Après avoir pris plusieurs verres de bière après son dîner, le malade se fera examiner le lendemain et le surlendemain.

Si aucune pollution ne survient spontanément dans les quinze jours qui suivent la guérison, on la provoquera par un coït en condom.

Si ces deux épreuves ne donnent lieu à aucune récidive, on peut considérer la guérison comme définitivement acquise.

Il convient ensuite de prévenir les malades que, pendant deux mois environ, ils sont très réceptifs.

Comme moyens préservatifs, il faut leur recommander surtout les lavages immédiats de la verge et de l'orifice urétral avec une solution de sublimé à 50 centigrammes pour 1000, obtenue à l'aide du papier au sublimé.

Les malades récemment traités sont non seulement facilement exposés aux réinfections gonococciques, mais encore aux simples infections secondaires qui peuvent même se déclarer chez eux spontanément. Ces infections secondaires se traduisent par des démangeaisons et une goutte purulente, en général blanche, qui pourrait simuler le retour de l'infection gonococcique. Le microscope tranche la question, et un lavage de l'urètre antérieur au sublimé à 1 p. 10.000 suffit à la guérison. Indépendamment de toute infection, l'urètre peut conserver après la mort du gonocoque un écoulement purulent, surtout en cas de vieille blennorragie chronique ; cet écoulement assez souvent disparaît spontanément, S'il tarde à disparaître plus de deux mois, on pratiquera deux fois par semaine un lavage antérieur ou complet de nitrate d'argent à 50 centigrammes pour 1000. La guérison est rapide.

Traitement des blennorragies compliquées de foyers extra-urétraux.

Si, dans les préparations microscopiques pratiquées dans le cours d'un traitement au permanganate, on peut constater soit une diminution du nombre des gonocoques, soit un état stationnaire, et soit même, si les lavages sont trop espacés, une légère augmentation de leur nombre ; dans tous les cas, néanmoins, ces gonocoques subissent l'action des lavages et leur amoindrissement de vitalité se traduit par une certaine difficulté de coloration ; ils sont aussi plus gros que d'habitude et très irréguliers dans leur forme. Ces constatations, quelle que soit la lenteur de la guérison totale, doivent faire persévérer dans la même voie sans apporter de modifications au traitement. Si, au contraire, on retrouve dans la préparation des groupes gonococciques nullement altérés, on peut en conclure qu'il existe un foyer inacessible aux lavages. Si l'on s'est contenté d'un lavage de l'urètre antérieur, il faut immédiatement laver l'urètre postérieur. Si cette pratique ne donne pas de résultats, on songera à l'existence d'un foyer extra-urétral et on le recherchera.

Ces foyers urétraux, Janet les divise en trois ordres :

1° Les FOYERS PROSTATIQUES ;

2° Les FOYERS GLANDULAIRES DE L'URÈTRE ANTÉRIEUR ;

3° Les CRYPTES et TRAJETS PARA-URÉTRAUX CONGÉNITAUX DE LA FOSSE NAVICULAIRE ET DU MÉAT.

Voici, d'après cet auteur, le moyen de les rechercher et de les traiter efficacement :

Pour rechercher les foyers gonococciques prostatiques, on fait uriner le malade dans deux verres, en lui recommandant de conserver encore de l'urine dans la vessie. Puis on exprime l'urine que peut retenir l'urètre antérieur et l'on masse méthodiquement la prostate ; on voit alors apparaître au méat une ou plusieurs gouttes d'un liquide aqueux non filant, blanc ou blanc jaunâtre. On pratique l'examen de cette goutte, et, si l'on y trouve des leucocytes en abondance et des gonocoques, il est vrai assez rares d'ordinaire, ou même de nombreux leucocytes sans gonocoques, il faut incriminer l'infection prostatique et traiter la maladie en conséquence. Souvent ce massage de la prostate ne permet d'y percevoir aucune anomalie, bien qu'on en exprime un liquide purulent. Si, par ce procédé, on n'obtient l'apparition d'aucune goutte au méat, on fait uriner le malade dans un troisième verre. Si ce dernier paraît, par comparaison, plus trouble que le second, on centrifuge les urines ainsi recueillies, et le dépôt est soumis au même examen microscopique. La présence de nombreux leucocytes doit faire immédiatement incriminer l'infection prostatique [procédé du Dr Finger (de Vienne)].

La *recherche des foyers glandulaires de l'urètre antérieur* se pratique de même par le massage de l'urètre antérieur après miction. Ces foyers glandulaires sont palpables sous la forme de petits nodules indurés le long du trajet urétral. Parfois ils forment de véritables abcès para-urétraux. Ces petits abcès se vident dans l'urètre ou s'ouvrent extérieurement, après un trajet plus ou moins long, par un petit orifice situé soit sur les côtés du frein, soit sur les lèvres du méat, soit le long de la face inférieure de la verge.

Les *cryptes ou trajets para-urétraux* ou génitaux se trouvent toujours au voisinage du méat. Ils sont surtout fréquents chez les hypospades.

Le *traitement des foyers prostatiques* consiste simplement à faire un massage de la prostate avant chacun des lavages.

Le *traitement des foyers glandulaires* urétraux se vidant dans l'urètre consiste à pratiquer un massage de l'urètre antérieur avant chaque lavage.

S'ils forment un abcès péri-urétral ne se vidant pas dans l'urètre, on ouvrira largement ces abcès et on abrasera le plus possible de leur paroi.

Si ces abcès communiquent avec l'urètre, il faut, après leur ouverture et l'abrasion de leur paroi, retrouver leur orifice urétral et y introduire une soie que l'on fait ressortir par le méat. On laisse à demeure cette soie, dont le but est de maintenir la fistule béante, afin de permettre le passage du permanganate le long de la soie. La fistule se ferme d'elle-même après la disparition des gonocoques.

Quant aux *cryptes et trajets para-urétraux*, soit congénitaux, soit dus à l'ouverture à distance des abcès péri-urétraux, on les incisera du côté de l'urètre, en se servant par exemple du sécateur de Janet, construit à cet usage par M. Gentile.

Si, dans les cas de blennorragie aiguë, alors qu'aucun de ces foyers extra-urétraux n'existe, les lavages au permanganate ne donnent pas, après un certain temps, le résultat définitif qu'on en attend, Janet conseille de suspendre les lavages au permanganate, qui semble perdre son action par accoutumance, pendant une durée de quatre à cinq jours ; pendant ce temps, on emploie, les lavages au protargol ou à l'itrol (citrate d'argent) à 0,25 p. 1000. Ces lavages laissent les choses en l'état ; mais, aussitôt qu'on reprend ensuite les lavages au permanganate, la guérison s'obtient rapidement.

Traitement de la blennorragie dans ses diverses complications.

Traitement de la blennorragie chez les rétrécis. — Si le rétrécissement est suffisamment large (15 Charrière et au-dessus), pour ne pas risquer d'obstruer l'urètre sous l'influence congestive des lavages, il faut pratiquer les séances des lavages, comme s'il n'existait pas, et remettre après la disparition des gonocoques la dilatation nécessitée par le rétrécissement.

Si au contraire le rétrécissement est très étroit, on est autorisé, sous la menace de la rétention, à pratiquer simultanément les dilatations et les lavages. Pour cela, faire d'abord uriner le malade, puis pratiquer un lavage complet à l'eau boriquée en remplissant la vessie du malade; pratiquer ensuite la dilatation, faire uriner l'eau boriquée contenue dans la vessie, puis terminer par un lavage complet au permanganate à 25 centigrammes pour 1000.

Arrivé au n° 18, on cesse la dilatation, que l'on reprendra après la série des lavages au permanganate. Toutes ces précautions sont nécessaires pour éviter l'orchite menaçante quand on sonde sans une grande antiseptie un malade porteur de gonocoques. Mêmes précautions pour une simple exploration qui doit être précédée et suivie d'un lavage.

Traitement de la blennorragie compliquée de cystite. La cystite blennorragique peut être due à plusieurs causes:

Elle peut résulter d'une simple irritation de la vessie par les produits solubles venant de l'urètre postérieur.

Elle peut provenir de l'extension à la vessie du processus inflammatoire de l'urètre postérieur. Enfin elle peut être due à la pullulation d'un microbe secondaire, car on peut admettre, en pratique du moins, que le gonocoque ne peut cultiver dans la vessie.

L'immense majorité des cystites blennorragiques sont des *cystites irritatives* (pus dans urines avec quelques gonocoques provenant d'urètre postérieur). En pareil cas, même traitement que pour les blennorragies ordinaires, en employant des solutions faibles de permanganate et en n'introduisant que de petites doses dans la vessie.

Si au contraire la cystite est infectieuse (innombrables microbes, colibacille ou cocci divers), on peut associer les traitements au permanganate et au nitrate d'argent, ou au sublimé, en mélangeant dans la même solution faite extemporanément les doses voulues de ces divers agents.

Ainsi, le permanganate agit sur les gonocoques urétraux, et le nitrate d'argent ou le sublimé sur les microbes vésicaux.

Les doses préférées par Jules Janet sont les suivantes :

Vingt-cinq centigrammes de permanganate additionné de 25 centigrammes de nitrate d'argent ou de 5 centigrammes de sublimé pour 1000. Si cette infection persiste après la disparition des gonocoques, on peut alors l'attaquer comme d'habitude par les lavages à la sonde avec le nitrate d'argent de 1/1000e à 1/1500e, ou par des instillations vésicales de 1 à 5/100e.

On pourait également recourir aux grands lavages d'itrol à 25 centigrammes pour 1000, qui agissent à la fois sur l'infection gonococcique urétrale et sur l'infection secondaire vésicale.

Traitement de la blennorragie compliquée d'orchite. — Il faut supprimer tout traitement urétral pendant la période aiguë de l'orchite. Une fois cette période aiguë passée, on commence les grands lavages de permanganate qui amènent alors une guérison très rapide de l'épidydimite.

La conduite doit être la même en cas de prostatite.

Traitement de la blennorragie compliquée de rhumatisme blennorragique ou d'autres complications a distance. — En présence de pareilles complications, le traitement urétral doit être pratiqué d'urgence, quel que soit le degré d'acuité de l'urétrite ou de ses complications. Si les complications générales sont dues aux toxines gonococciques, comme cela est dans la majorité des cas, on obtiendra par les lavages une guérison presque immédiate de tous les accidents généraux. L'action du traitement sera nulle s'il s'agit d'un cas de généralisation gonococcique. Il faudra néanmoins continuer les lavages pour faire disparaître le foyer primitif de l'infection, et l'on s'attaquera au foyer gonococcique extra-urétral s'il est accessible, comme par exemple au niveau de la conjonctive ou même au niveau d'une articulation.

2° Traitement de la blennorragie chez la femme.

Voici comment Janet indique les règles du traitement des cas les plus simples, du reste heureusement les plus fréquents, de cette affection.

Quelles sont d'abord les localisations du gonocoque?

Ces foyers sont les suivants : l'urètre, les glandes para-urétrales, les glandes de Bartholin, le vagin, le col utérin, le corps de l'utérus, les trompes.

C'est surtout immédiatement après les règles que la recherche des gonocoques est fructueuse.

Si les cas d'infection gonococcique utérine et salpingienne sont plus communs dans la clientèle hospitalière, en revanche les localisations urétrales, glandulaires ou vaginales sont de beaucoup les plus fréquentes dans la clientèle particulière. Ces foyers sont heureusement faciles à désinfecter, contrairement aux précédents, qui exigent de véritables interventions chirurgicales ; aussi nous en tiendrons-nous ici au traitement des blennorragies urétro-vulvaires.

En général, tous les foyers habituels de la gonococcie ne sont pas atteints simultanément. Les cas sont plus ou moins complexes. Nous prendrons pour exemple le cas complexe d'une malade atteinte de blennorragie urétrale glandulaire et vaginale.

Quels sont les objets nécessaires?

1° Un bock sur lequel on pourra monter soit une canule vaginale en verre, soit une petite canule à bec conique allongé pouvant se monter sur le pavillon de la sonde de Nélaton.

2° Une solution de permanganate à 50 centigrammes pour 1000.

3 Un bocal avec quelques tampons trempés dans le sublimé à 50 centigrammes pour 1000.

4° Une sonde de Nélaton courte, à pavillon, d'une longueur de 15 centimètres environ.

5° Une seringue de 10 à 20 grammes munie de canules de platine très fines, droites et courbes, sur le modèle des seringues construites à cet usage par M. Gentile pour le Dr Janet.

Manuel opératoire. — La malade étant assise sur le lit d'examen gynécologique, laver soigneusement la vulve avec la solution de sublimé, puis donner une injection vaginale de permanganate (un demi-litre).

Ensuite, exprimer avec les doigts le contenu des glandes urétrales ou de Bartholin infectées et injecter dans les glandes, avec la seringue armée de canules droites pour les glandes para-urétrales, fortement courbées pour les glandes de Bartholin, la même solution de permanganate.

Enfin, on introduit dans l'urètre la sonde de Nélaton, on vide la vessie, puis on la lave au siphon en adaptant la petite canule de verre conique au pavillon de la sonde. Le liquide du lavage est évacué par la sonde, puis on remplit de nouveau la vessie de la solution de permanganate et, sans la vider, on retire la sonde en continuant l'injection pour laver l'urètre à la sortie de la sonde. Cela fait, la malade se lève et urine seule dans un vase la solution qu'on lui avait laissée dans la vessie.

Ce traitement doit être répété tous les jours, *même pendant la période menstruelle.*

Le résultat de ce traitement chez la femme est au moins aussi rapide que chez l'homme.

Pour recueillir la goutte urétrale qui servira à la recherche du gonocoque avant et pendant le traitement, Janet conseille à ses malades de placer la nuit un tampon de coton hydrophile entre les lèvres au-dessous du clitoris. Le matin, on retrouve sur ce tampon une tache jaune ou verdâtre dont on analyse facilement les éléments en humectant ce coton avec une solution de sulfate de soude à 2 p. 100 et en l'exprimant ensuite entre les doigts sur une lame de verre.

En dehors de petites opérations, telles que : ablation de polypes urétraux, cautérisation galvanique de trajets, ouverture d'abcès glandulaires, nécessités dans certains cas, ainsi réduit à ces simples termes, ce traitement rendra les plus grands services dans l'énorme majorité des cas.

3° Traitement de la blennorragie des enfants.

Il ne peut guère être question ici que de la blennorragie si fréquente des petites filles, la technique des lavages chez les petits garçons n'ayant pas encore été établie sur des règles fixes.

Les localisations habituelles du gonocoque chez les petites filles sont la vulve et le vagin. L'urètre et le rectum sont beaucoup plus rarement infectés ; l'utérus et les annexes le sont très exceptionnellement ; quant aux glandes urétro-vulvaires, qui constituent la plus grande difficulté du traitement chez la femme adulte, elles sont si peu développées que ce foyer d'infection n'est pas à traiter chez elles.

Le diagnostic de l'infection vulvo-vaginale est facile. Pour reconnaître celle de l'urètre, on lave la vulve et le vagin à l'eau boriquée, puis on introduit dans l'orifice vaginal un explorateur olivaire à tige fixe, et avec cet instrument on pratique une légère pression sur l'urètre d'arrière en avant. On fait sourdre ainsi une goutte urétrale si l'urètre est infecté. Cette exploration ne doit être faite que deux heures après la dernière miction.

Le traitement de ces localisations est le même que celui des foyers homologues chez la femme. On se sert seulement d'instruments plus petits : pour les lavages du vagin, on se sert, par exemple, d'une sonde de Nélaton fine et courte (5 centimètres de longueur ; calibre 9 Charrière) ; cette sonde est délicatement introduite par l'orifice de l'hymen, et on adapte à son pavillon le bec d'une seringue contenant la solution de permanganate de potasse à 50 p. 100. On lave ainsi abondamment le vagin. On pratique avant ces manœuvres un copieux lavage de la vulve avec des tampons imprégnés de la même solution. Ces lavages doivent au début être répétés deux fois par jour, puis, plus tard, une seule fois. Quand la guérison est obtenue, il faut veiller scrupuleusement aux rechutes.

S'il existe chez les petits malades des diverticules muqueux para-urétraux, il faut les laver en se servant du procédé employé pour le lavage des foyers glandulaires chez la femme.

Si l'urètre est infecté, on le traitera comme l'urètre des femmes adultes, en se servant d'une petite sonde analogue à la sonde vaginale décrite ci-dessus ; on fera les lavages à la seringue et on emploiera des solutions à 25 centigrammes pour 1000. On ne pratiquera cette opération qu'une fois par jour et on la cessera sitôt que l'urètre paraîtra désinfecté, ce qui est plus rapide pour cet organe que pour la vulve et le vagin.

Plusieurs fois par jour, on continuera pendant toute la durée de ce traitement, et même bien au delà, des lavages de la vulve avec le permanganate à 30 centigrammes pour 1000.

Quant à la blennorragie ano-rectale, on la traitera par des lavages de la région au coton imbibé de même solution et par des lavements, avec une sonde courte de Nélaton, de 50 grammes environ de la solution à 50 centigrammes pour 1000, que l'enfant évacuera immédiatement. Ce traitement est fait une fois par jour.

Traitement de la blennorragie chronique. (Phase post-gonococcique) (1).

Les urétrites chroniques, étant donnée la diversité des maladies que l'on groupe d'ordinaire sous ce nom, peuvent être divisées en :

1° *Urétrites précédant toute invasion gonococcique, infectieuses ou non infectieuses, ayant tendance à se prolonger pendant un temps très long ;*

2° *Urétrites succédant à l'invasion gonococcique, soit avec persistance de l'infection gonococcique, soit après disparition de celle-ci, et, dans ce dernier cas, infectieuses ou non infectieuses ;*

3° *Urétrites chroniques dues à des maladies plus élevées de l'appareil urinaire : vessie, uretères ou reins.*

1° Urétrites pendant toute invasion gonococcique (*urétrite chronique d'emblée*). — *Urétrites non infectieuses.* — Se rencontrent chez des sujets prédisposés par leur tempérament arthritique ou strumeux.

Elles trouvent leurs causes occasionnelles dans des traumatismes divers (excès de coït ou de masturbation, abus

(1) Ici encore, nous ne saurions mieux faire que de nous inspirer des excellents travaux publiés à différentes reprises sur ce sujet par le Dr Jules Janet.

de bicyclette, ou bien encore excès alimentaires, abus de la bière, etc.).

Urétrites infectieuses. — Celles-ci sont dues à l'introduction dans l'urètre, par les procédés les plus divers (coït, sondage septique, infection du sac préputial) de microbes divers qui n'ont rien de commun avec le gonocoque.

2° Urétrites chroniques succédant a l'invasion gonococcique. — De beaucoup les plus communes. Elles sont dues à la culture prolongée du gonocoque dans l'urètre, à l'intensité des phénomènes phlegmoneux pendant la période aiguë, et souvent aussi aux traitements mal dirigés.

Elles sont entretenues par des infections diverses associées ou non au gonocoque, et enfin par le contact irritant de l'urine avec un urètre à épithélium altéré.

3° Urétrites chroniques dues a des maladies de la vessie, des uretères, des reins. — Ces urétrites chroniques, plus rares que les précédentes, sont engendrées par le contact des sécrétions purulentes et infectieuses qui viennent des parties plus élevées de l'appareil urinaire.

Au point de vue anatomo-pathologique, les urétrites doivent être classées en superficielles ou profondes, suivant que les modifications anatomiques portent sur l'épithélium et les orifices glandulaires, ou bien sur les couches plus profondes de la muqueuse.

Procédés thérapeutiques applicables au traitement des différentes variétés d'urétrite chronique.

Les procédés thérapeutiques de l'urétrite chronique en général (nous verrons ensuite quelle application il convient d'en faire aux différentes variétés décrites ci-dessus) sont :

Les injections, les lavages, les instillations, les pommades urétrales, les suppositoires urétraux, la dilatation et le traitement endoscopique.

Les injections urétrales présentent, entre les mains des malades, moins d'inconvénients pour la blennorragie chronique que pour la blennorragie aiguë. Le Dr Janet ne les admet cependant que pour le traitement des urétrites chroniques non infectieuses secondaires ou d'emblée (herpès, action irritante de l'urine, sujets arthritiques et eczémateux, etc.), et à la condition qu'elles soient limitées aux cas d'urétrite antérieure. M. le Dr Guiard, au contraire, les accepte volontiers pour le traitement de l'urétrite totale.

Les formules employées pour ces injections sont nombreuses, mais ce n'est pas là, selon nous, un procédé de choix, et nous insisterons davantage sur :

LES LAVAGES. — Même technique que pour les lavages de permanganate, avec cette différence qu'ils peuvent impunément être complets dans tous les cas, même dans ceux où l'urètre antérieur semble devoir être seul incriminé.

Ces lavages se font avec : le sublimé (1/20 000e ou 1/10000e), le nitrate d'argent (1/4000e à 1/500e), l'itrol (1/8000e à 1/4000e), le protargol (1/1000e à 1/500e), le sulfate de zinc (1/1000e à 1/300e), l'ichtyol (1/1000e à 1/300e), enfin l'eau boriquée au 4/100e.

Les INSTILLATIONS URÉTRALES sont utilisées pour l'urètre antérieur, postérieur, ou la vessie. On les fait avec le nitrate d'argent (0,50 à 5 grammes pour 100), le sulfate de cuivre (de 2 à 10 p. 100), le protargol (de 0,25 à 3/105).

Les POMMADES et SUPPOSITOIRES URÉTRAUX, procédés nouveaux encore peu répandus. Les pommades sont employées en injection (Tommasoli) ou appliquées à la surface de sondes appropriées (Unna et Casper). Tommasoli se sert, pour injecter les pommades dans l'urètre, d'une sonde métallique courbe pourvue d'un mandrin agissant comme piston pour évacuer, à l'endroit désiré, les pommades, dont les formules sont les suivantes :

Créoline, ou nitrate d'argent ou sulfate de cuivre............	1 à 5 grammes.
Lanoline....................	95 —
Huile d'olive................	5 —

(Tommasoli.)

Iodure de potassium...........	5 grammes.
Iode métalloïdique.............	1 gramme.
Lanoline......................	95 grammes.
Huile d'olive..................	5 —

(Finger.)

On peut également appliquer la pommade à la surface des sondes et l'introduire par ce moyen dans l'urètre. Janet se sert volontiers de la pommade suivante :

Lanoline............................	20 grammes.
Huile de vaseline....................	10 —
Borate de soude......................	60 centigrammes.

pour remplacer les huiles qui servent d'ordinaire à graisser les sondes, surtout chez des malades à urètre sensible et qui doivent se sonder fréquemment.

Mais, avec ce procédé, la plus grande partie de la pommade est refoulée par le méat et ne pénètre pas dans l'urètre.

Pour obvier à cet inconvénient, M. Gentile a construit, sur les indications du Dr Janet, une sonde cannelée droite pour l'urètre antérieur, une sonde cannelée légèrement courbée du bout pour les régions bulbaires, enfin une sonde cannelée en forme de béniqué pour tout l'urètre.

On peut, dans ce cas, garnir de pommade, avec une spatule, les cannelures de ces sondes, Janet et Casper, qui le premier a suggéré l'idée de cette méthode, se servent dans ce cas de la pommade suivante :

Lanoline	17 gr. 50
Huile d'olive	7 — 50
Nitrate d'argent	20 à 50 centigrammes.

Les SUPPOSITOIRES URÉTRAUX consistent en petites masses de beurre de cacao médicamenteux que l'on introduit dans l'urètre à l'aide d'instruments spéciaux.

Ultzmann se servait pour cela du porte-remède de Dittel (sonde métallique recourbée creuse avec mandrin) ; il utilisait les suppositoires suivants :

Alun	1 gramme.
Ou tannin	30 à 50 centigrammes.
— sulfate de zinc	15 à 30 —
— nitrate d'argent	10 —

Incorporé à beurre de cacao pour 5 suppositoires.

Finger recommande les suppositoires gélatineux de $0^m,05$ de long sur $0^m,005$ de large.

Pour 10 suppositoires de gélatine blanche, on incorpore :

Soit iodoforme	50 centigrammes.
— tannin	20 —
— sulfate de zinc	20 —
— sulfate de cuivre	10 —
— nitrate d'argent	5 —

Quant à Janet, il fait faire, à l'aide des moules construits par M. Gentile, deux sortes de suppositoires cylindriques pleins. Les uns de $0^m,03$ de long sur $0^m,004$ de large, les autres de $0^m,03$ de long sur $0^m,007$ de large, arrondis à une extrémité et creusés à l'autre d'une petite cavité cylindrique.

Ces suppositoires contiennent :

Iodoforme	1 gramme.
Beurre de cacao	3 grammes.

Pour 6 suppositoires.

Oxyde de zinc	30 centigrammes.
Borate de soude	10 —
Beurre de cacao	3 grammes.

Pour 6 suppositoires.

Alun	30 centigrammes.
Beurre de cacao	3 grammes.

Pour 6 suppositoires.

Janet introduit dans l'urètre postérieur le suppositoire de petit calibre, à l'aide d'un instrument en gomme construit sur ses indications par M. Rondeau et qui est assez semblable au porte-remède métallique de Dittel, quoique moins traumatisant. Le suppositoire de gros calibre est ensuite introduit dans l'urètre à l'aide de l'explorateur-conduit de Mallez, dont l'extrémité fine s'engage dans la cavité du suppositoire.

Les bougies fondantes du commerce sont faites, les unes en beurre de cacao soutenu par une armature centrale de fil, les autres en glycérine solidifiée. Les premières sont d'une stérilité douteuse, les secondes contiennent un excipient que l'urètre tolère très mal.

La DILATATION. — Les instruments dilatateurs sont nombreux (bougies de gomme, de métal, dilatateur à branche, etc.). Les bougies métalliques les plus usitées en France sont les béniqués. Les meilleures bougies conductrices sont celles dont la moitié terminale est très souple et la hampe plus rigide ; leur monture doit se continuer très exactement avec le cône du béniqué ; leur longueur ne doit pas excéder 29 centimètres.

Avoir deux séries de béniqués, l'une commençant au nº 25 (12 1/2 de la filière Charrière) [béniqués à extrémité arrondie], l'autre commençant au nº 18 (9 de la filière Charrière), conique à pas de vis pour l'usage des bougies conductrices.

Quel que soit l'instrument dilatateur choisi, il faut toujours se conformer aux règles suivantes :

1º Faire uriner le malade ;

2º Laver le gland et le méat avec un tampon de coton imbibé de sublimé à 0,50 p. 1000 ;

3° Faire un grand lavage de l'urètre et remplir la vessie d'eau boriquée ;

4° Pratiquer la dilatation ;

5° Faire uriner au malade l'eau boriquée contenue dans la vessie.

Janet graisse ses instruments dilatateurs avec la pommade soluble du Dr Kraus (de Carlsbad) :

Gomme adragante	2 gr. 50
Glycérine	10 grammes.
Eau distillée	90 —

Le tout bien stérilisé en tubes.

On peut combiner le traitement par la dilatation avec le traitement par les pommades en enduisant les sondes de l'excipient suivant :

Lanoline	17 gr. 50
Glycérine	7 gr. 50

Y incorporer le nitrate d'argent (1 à 2 p. 100), le protargol (2 à 10 p. 100), l'airol (10 p. 100).

Utilisation des procédés précédents.

On fera tout son possible pour tarir les écoulements urétraux ; on évitera surtout tout traitement qui, par son action caustique ou traumatisante, puisse remplacer par des cicatrices dangereuses les parties suintantes des urètres des malades. On s'attachera à soigner rationnellement l'urètre des infections et des lésions qu'il présente et on n'attendra la suppression de l'écoulement que de l'application raisonnée d'un traitement dont l'urètre aura sûrement bénéficié même dans les cas où l'écoulement persisterait.

Rien n'est plus faux et plus préjudiciable aux malades, dit Janet, que de leur laisser croire qu'on puisse guérir leur urétrite chronique en un nombre déterminé d'interventions. Les résultats ainsi obtenus sont souvent de très courte durée, et le retour des accidents conduit le malade à un découragement injustifié et préjudiciable à sa santé, car en réalité les écoulements ne se tarissent bien souvent que fort longtemps après la fin des traitements les mieux conduits, et, dans les cas où ils ne tarissent pas ou incomplètement, il y a le plus grand intérêt pour le malade à comprendre que, grâce à l'application persévérante d'un traitement rationnel, son canal, quoique suintant toujours, se trouvera dans un état relativement bon, au lieu d'empirer progressivement et de provoquer les redoutables complications contre lesquelles toute thérapeutique devient impuissante.

Traitement des infections des urétrites chroniques.

Le premier soin du médecin doit être de rechercher les gonocoques dans leurs foyers habituels. Plus souvent que dans les cas de blennorragie aiguë, les foyers prostatiques, glandulaires, urétraux et para-urétraux, devront être recherchés.

Si la présence des gonocoques est constatée, les supprimer avant toute autre tentative de traitement, avant même toute exploration.

Les règles du traitement à instituer sont, dans ce cas, les mêmes que celles dont nous avons donné l'exposé pour le traitement de la blennorragie aiguë. Les lavages au permanganate doivent être complets et pratiqués avec une solution de 0,50 à 1 gramme pour 1000.

La suppression des gonocoques dans la blennorragie chronique est presque toujours facile.

Quand l'urètre est débarrassé de ses gonocoques, il faut alors s'attaquer aux infections secondaires ; si les gonocoques font défaut, c'est à ces infections secondaires qu'on s'adressera tout d'abord.

Les urétrites chroniques à infections secondaires doivent être divisées en désinfectables, quoique réinfectables, et en indésinfectables.

En effet, ce traitement se heurte parfois aux plus sérieux obstacles, tant en raison des difficultés qu'il y a à atteindre ces microbes secondaires dans tous leurs refuges possibles (couches profondes de la muqueuse, glandes, prostate, et même vessie et régions supérieures de l'appareil urinaire) qu'à cause des réinfections venues de l'intérieur ou de l'extérieur, qui peuvent assaillir avec la plus grande facilité un urètre dépourvu de défense phagocytaire.

Quoi qu'il en soit, on essaiera à tout prix la désinfection.

Dans ce but, on se servira soit des grands lavages de sublimé (1/20 000e à 1/10 000e), d'acide salicylique (1/4000e à 1/2 000e), de nitrate d'argent (1/4 000e à 1/500e), soit des instillations de nitrate d'argent (1/200e à 1/50e pour l'urètre, jusqu'à 1/20e pour la vessie), des instillations de protargol (1/100e à 10/100es).

On peut aussi se servir des sondes à pommades avec les pommades au nitrate (1/400e à 1/50e), à l'acide salicylique (1/200e à 1/100e), au protargol (1/100e à 10/100es).

Les massages de l'urètre et de la prostate, la grande dilatation des béniqués sont parfois des moyens très efficaces auxquels on peut avoir recours.

Si le canal est désinfectable et désinfecté par un de ces moyens, on assujettira les malades à une hygiène qui prévienne la réinfection dans la mesure du possible.

Ces soins consistent en savonnages et lavages de la vessie et du méat réitérés plusieurs fois par jour, surtout en cas de coïts. Les malades se serviront pour les lavages d'eau boriquée au 4/100e ou de sublimé au 1/4000e ou au 1/1000e. Ils veilleront scrupuleusement à ce que la femme avec laquelle ils ont des rapprochements ait les mêmes soins de propreté minutieuse.

Il est beaucoup plus difficile de prévenir les réinfections d'origine interne. Le salol administré à l'intérieur est d'un usage impossible à prolonger, mais son action est parfois véritablement efficace.

Si, au contraire, on constate, après de nombreux essais, que l'urètre est indésinfectable, le mieux est d'apprendre au malade à se faire régulièrement chaque jour des grands lavages au siphon avec de l'eau boriquée ; le progrès des lésions urétrales peut se trouver ainsi enrayé.

Traitement des lésions anatomiques des urétrites chroniques.

Les procédés sont les mêmes que pour les désinfections. Il faut choisir le mieux approprié à la nature des lésions à combattre après que cette désinfection a été obtenue.

Il faut souvent ici user de tâtonnements pour reconnaître ce qui convient le mieux à tel ou tel cas. Janet préfère habituellement les grands lavages au nitrate d'argent de 1/4000e à 1/1000e. S'ils sont trop irritants, il emploie le protargol soit en lavages, soit en instillations. Cette dernière méthode est préconisée par M. le Dr Desnos, qui en a retiré de très heureux effets.

On réservera les instillations au nitrate d'argent pour

les cas où ces procédés échouent. Si l'urètre est irrité par l'emploi de ces méthodes, on aura recours aux pommades qui agissent souvent très heureusement en protégeant la muqueuse contre l'urine.

Dans les cas d'infiltrations profondes et dans les cas de dilatations glandulaires urétrales et prostatiques, on peut employer avec fruit la grande dilatation combinée aux massages et aux grands lavages.]

ICONOGRAPHIE

ICONOGRAPHIE

PLANCHE I

Chancre syphilitique ou chancre induré dans le sillon coronaire du pénis.

État actuel : Au côté dorsal du sillon coronaire, un chancre ayant un diamètre d'environ 1 centimètre, à nécrose superficielle et à base modérément infiltrée ; ganglions inguinaux nettement tuméfiés : exanthème pâle et rare sur le tronc.

Sch. S..., admis le 24 novembre 1895, déclare avoir pratiqué le coït la dernière fois le 4 octobre. La plaie du pénis s'est développée dans les quatre semaines qui l'ont suivi. Le patient a été jusque-là toujours bien portant.

PLANCHE II

Chancre syphilitique de la région pubienne.

État actuel : Au niveau de la région pubienne, un chancre large comme une noisette, à base déprimée, recouverte de granulations pâles et lardacées, à bords nets, avec induration sous-jacente et zone inflammatoire périchancreuse. Ganglions lymphatiques inguinaux un peu plus volumineux que les ganglions cervicaux et axillaires.

M. T..., trente-quatre ans, ouvrier gazier, fut admis le 7 juin 1896. Au commencement du mois de mai, il lui tomba un morceau de coke enflammé sur la poitrine à nu. En faisant tomber ce morceau de coke, il se fit une brûlure au niveau de la région pubienne. Quinze jours après, coït. Le patient ne soupçonnait même pas quelle pouvait être la nature de son mal. Le 20 juin apparut sur le corps une éruption papuleuse rouge foncé.

Traitement local et vingt-cinq frictions mercurielles ; guérison.

PLANCHE III

Chancre syphilitique sur la face antérieure du scrotum.

État actuel du scrotum : Au-dessous de l'angle formé par le pénis et le scrotum se trouve un chancre un peu plus étendu qu'une amande, à ulcération superficielle et dont la base, ainsi que les bords, sont infiltrés. Le reste des parties génitales, de même que la peau du corps et des extrémités, est parsemé de papules jeunes d'une dimension un peu supérieure à celle d'une lentille et dont les plus anciennes desquament déjà à leur surface. A la suite du traitement local, et de vingt-cinq frictions, le chancre se cicatrisa complètement, l'infiltrat de la base se ramollit et l'exanthème disparut. Le patient fut congédié le 2 décembre, après trente-deux jours de traitement.

Ce malade, W. A..., vingt-huit ans, cocher, fut admis le 1er novembre 1895. Il dit n'avoir remarqué l'ulcère qu'il y a un mois, alors qu'il commençait à devenir plus distinct; l'exanthème existait depuis six jours.

PLANCHE IV

Chancre syphilitique de la grande lèvre droite.

La grande lèvre droite est légèrement œdémateuse. Au côté externe de son extrémité inférieure se voit une tumeur dépassant à peine les dimensions d'une pièce de cinquante centimes. Elle est rouge et de consistance dure ; son centre est ulcéré, nettement délimité et recouvert de matière purulente.

K. C..., vingt ans, admise le 13 août 1896. C'est, à son dire, la première affection vénérienne dont elle souffre. Le début remonterait à trois semaines (?).

La patiente présente, outre le chancre susdit, une éruption maculeuse sur le corps et papuleuse lenticulaire sur les cuisses et les fesses. Les ganglions lymphatiques inguinaux, les cervicaux et les axillaires sont affectés des deux côtés.

A la suite de quinze frictions mercurielles, le chancre se cicatrise, l'œdème disparaît, l'exanthème pâlit. l'infiltration sous-jacente, ainsi que la tuméfaction des ganglions, diminuent.

PLANCHE V

Chancre syphilitique et sclérème de la grande lèvre gauche.

État présent : La grande lèvre gauche présente, dans toute son étendue, une décoloration livide, une tuméfaction considérable et une consistance dure. Au centre se trouve un ulcère dont le fond est hémorragique et les bords légèrement érodés; il ressemble à une plaie produite avec un instrument chauffé à blanc. Les ganglions inguinaux sont tuméfiés des deux côtés, mais principalement du côté gauche; les ganglions axillaires et cervicaux sont légèrement tuméfiés. La patiente souffre, depuis huit jours, d'insomnie. Dans la suite se produit une roséole.

H. M..., vingt et un ans, caissière, admise le 13 octobre 1896. Elle dit n'avoir remarqué son mal que huit jours avant son entrée. Dernier coït, sept semaines auparavant.

A la suite de frictions, l'exanthème disparaît, la tuméfaction ganglionnaire diminue, le chancre se cicatrise. On ne constate plus qu'un certain degré de rénitence élastique de la grande lèvre.

PLANCHE VI *a*

Chancre syphilitique du col utérin.

On remarque une rétraction cicatricielle d'une partie de l'orifice vaginal. Sur la paroi vaginale antérieure, tout près de l'orifice, on trouve un chancre faisant une légère saillie, à surface diphtéroïde et présentant par places de petits foyers hémorragiques. On peut, au toucher, nettement délimiter, dans le vagin, une tumeur de consistance cartilagineuse. La paroi postérieure présente une érosion superficielle.

B. A..., vingt-deux ans. La patiente est une primipare. Elle n'a connaissance de son mal que depuis trois semaines. Il lui fut révélé par un chancre labial, analogue à celui qui a été décrit plus haut. Elle ignore l'existence du chancre vaginal. — Dernier coït, il y a sept semaines; avant-dernier, il y a dix-huit mois.

Dans la suite apparaît une éruption maculo-papuleuse. Les ganglions lymphatiques inguinaux, cervicaux et axillaires sont tuméfiés.

PLANCHE VI *b*

Chancre syphilitique du col utérin.

État actuel : Sur la paroi antérieure, on constate un ulcère large comme une pièce d'un centime, nettement délimité et de forme circulaire. Le fond en est recouvert de pus. Les tissus voisins sont d'un rouge vif. Les ganglions sont appréciables partout.

P. C..., quarante-trois ans, prostituée, admise le 15 avril 1896. Elle dit être malade depuis six jours.

Traitement : Pommade au précipité blanc. Cicatrisation jusqu'au 4 mai 1896.

PLANCHE VII

Deux chancres exulcérés du col utérin.

Le vagin présente dans son ensemble une tuméfaction œdémateuse avec plusieurs rétractions cicatricielles provenant d'accouchements antérieurs. Les parois antérieure et postérieure sont, en des points qui se correspondent, le siège de chancres nettement circonscrits, à bords circulaires et dont le fond est recouvert de pus. Le voisinage des deux chancres est induré au toucher. La sécrétion est séreuse sans être particulièrement abondante.

G. M..., vingt-quatre ans. La patiente ne savait rien de cette affection. Elle était entrée en traitement pour une éruption papuleuse qu'elle présentait, en outre, sur la muqueuse vaginale.

En dehors de ces symptômes, elle présentait encore un léger exanthème maculeux et une tuméfaction ganglionnaire.

Traitement : Cure d'onctions mercurielles.

PLANCHE VIII

Chancre syphilitique de la lèvre inférieure de la bouche.

État actuel : A la lèvre inférieure, à droite de la ligne médiane, on constate une perte de substance ayant un diamètre d'environ 15 millimètres, à centre déprimé, purulent, et dont les bords font un léger relief et présentent un certain degré d'infiltration.

La patiente, K. M..., vingt et un ans, admise le 1er mars 1896, ne connaît pas la cause de cette ulcération qui date de quatre mois et qui n'a cessé de s'agrandir pendant ce laps de temps. Elle présente en outre une tuméfaction des ganglions sous-maxillaires, ainsi que des ganglions cervicaux, axillaires et inguinaux; les parties génitales sont intactes.

Traitement : Emplâtre gris et trente frictions mercurielles. Guérison.

PLANCHE IX

Chancre syphilitique de la commissure droite des lèvres de la bouche.

N. P..., vingt-neuf ans, forgeron, admis le 30 octobre 1895. Le patient a remarqué depuis deux mois, à l'angle droit de la bouche, un ulcère qui, pendant ce laps de temps, s'est développé d'une manière lente, mais continue. Depuis cinq semaines, est apparue une tuméfaction de la joue droite et de la région sous-maxillaire du même côté. Le patient ignore la cause de son mal. Il constate cependant qu'à l'époque où l'affection se manifesta, travaillait à la même forge que lui un aide-forgeron qui était atteint d'un chancre. Depuis quinze jours, il accuse des céphalalgies nocturnes.

État actuel: A la muqueuse de l'angle droit de la bouche est situé un ulcère de forme ovalaire, long de plus de 5 millimètres, à dépression centrale et à recouvrement lardacé. Intumescence de la partie droite de la figure. Il y a une tuméfaction notable des ganglions lymphatiques sous-maxillaires et sous-mentaux, ainsi que de tous les autres ganglions lymphatiques, bien qu'à un moindre degré. Le corps et les extrémités sont recouverts d'une éruption maculo-papuleuse.

Vingt-cinq embrocations ; guérison.

PLANCHE X

Chancre syphilitique de la langue.

Fr. Th..., vingt-cinq ans, bonne, admise le 22 octobre 1896. Depuis un mois il existe, à la langue, un ulcère de provenance inconnue.

État actuel : Sur le bord droit de la langue se trouve un chancre syphilitique de la dimension d'un haricot, qui proémine et pénètre dans la substance linguale ; le centre présente une ulcération plane, de forme ovalaire allongée et qui est recouverte d'un enduit blanc grisâtre. Les ganglions sous-maxillaires du côté droit ont atteint la grosseur d'un œuf de pigeon et sont légèrement sensibles à la pression. On sent nettement les ganglions cervicaux et axillaires. Les parties génitales sont normales.

Le corps présente quelques macules disséminées.

Le 2 novembre, des papules viennent de faire leur apparition entre les macules préexistantes.

Après vingt onctions mercurielles, il y a régression complète du chancre lingual et disparition des autres symptômes spécifiques.

Le 28 novembre, la patiente est renvoyée guérie.

PLANCHE XI

Chancre syphilitique de l'amygdale droite.

W. W..., vingt-six ans, aide-couvreur, admis le 29 juin 1896.

Le patient, qui dit s'être toujours bien porté jusqu'alors, constate, le 13 mai, une intumescence de l'amygdale droite. Les mouvements de déglutition provoquent des douleurs.

État présent : L'amygdale droite est un peu plus volumineuse qu'un œuf de pigeon ; elle atteint presque la ligne médiane et écarte les piliers antérieurs des piliers postérieurs. Elle présente une infiltration considérable et est recouverte d'ulcères lardacés. La muqueuse des parties avoisinantes est rouge et légèrement tuméfiée. La rougeur s'étend, par-dessus la luette, au côté gauche et gagne en avant jusqu'à la limite antérieure du voile palatin. Au-dessous de l'angle maxillaire droit est située une tumeur grosse comme un petit œuf de poule, assez mobile et qui correspond au ganglion sous-maxillaire. Les ganglions cervicaux médians et les sus-claviculaires du côté droit sont gros comme des haricots ou des noisettes, très mobiles et insensibles. Les ganglions cervicaux du côté gauche, ainsi que les axillaires et les inguinaux, sont également appréciables, mais non tuméfiés.

Le 1er juillet : Exanthème roséolé de tout le corps (tronc). La surface nécrosée du chancre est déjà tombée.

Le 5 juillet : Les syphilides et les intumescences glandulaires vont en augmentant.

Traitement : Gargarismes, Badigeonnage du chancre avec de la teinture d'iode. Vingt frictions.

PLANCHE XII

Œdème dur syphilitique.

(Lymphangite syphilitique secondaire).

J. S..., vingt ans, garçon boucher.

Durée du traitement : Du 24 octobre au 9 décembre 1890.

Il y a deux mois, le patient constata l'apparition d'une plaie à l'extrémité libre du prépuce. En l'espace de huit jours, la rougeur et le gonflement envahissaient le pénis tout entier. Depuis trois semaines, la tuméfaction s'est étendue au scrotum. Le patient n'a pu réduire son phimosis et ne saurait par conséquent fournir aucun renseignement sur la marche ultérieure de la plaie qu'il a constatée.

État actuel : Phimosis du prépuce très œdématié. Lymphangite et œdème de la peau du pénis tout entier. Œdème dur du scrotum, avec érosions superficielles. Lymphadénite inguinale bilatérale. Adénopathie générale. Les deux amygdales volumineuses et recouvertes de papules syphilitiques diphtéroïdes. Syphilides psoriasiformes de la plante des pieds. Au tronc, syphilides papuleuses en voie de régression. Longueur du pénis : 13 centimètres ; circonférence prise à peu près au milieu : 11 centimètres et demi ; circonférence du scrotum depuis la racine du pénis jusqu'au périnée : 26 centimètres. La peau est d'un rouge terne, chaude et infiltrée. Elle desquame par petites lamelles, au pénis aussi bien qu'au scrotum ; celui-ci présente, de plus, quelques érosions. La peau du scrotum, infiltrée, épaissie, ne permet pas la palpation nette des bourses.

Traitement : Lavages de la poche préputiale. Le 30 octobre commence la cure des frictions qui détermine la régression de l'intumescence et de l'infiltration de la peau du scrotum et de celle du pénis. Après la réduction du phimosis, on découvre sur sa face interne une cicatrice superficielle de la largeur d'une lentille. Circoncision. Régression complète des symptômes après trente frictions.

PLANCHE XIII

Roséole. — Macules récentes disséminées sur toute la surface du corps.

La peau du corps entier est couverte de macules qui sont rouges sur les membres inférieurs et d'un rose pâle sur le thorax, et qui ne présentent ni réfringence ni desquamation. Sur la plante des pieds et la paume des mains, on remarque des papules brunâtres (syphilides psoriasiformes plantaire et palmaire).

Cicatrice d'un chancre induré au prépuce. — Les ganglions lymphatiques inguinaux, cervicaux et axillaires sont tuméfiés.

B. L..., vingt-trois ans, journalier, admis le 4 août 1897. Le patient déclare avoir quitté, il y a un mois, un hôpital sans y avoir été soumis à un traitement général. Il ne sait dire au juste à quelle époque il a été infecté (un peu plus de deux mois auparavant probablement).

Traitement pendant un mois au moyen de frictions mercurielles ; guérison.

PLANCHES XIV ET XIV *a*

Roséoles à grandes macules mélangées de papules.

H. S..., dix-neuf ans, admis le 27 janvier 1896. Le patient fournit à son sujet des renseignements très inexacts. Il en résulte toutefois que sa maladie remonte à trois mois, mais que rien n'a été fait pour la combattre.

État actuel : Une cicatrice livide, encore infiltrée, consécutive à un chancre induré, s'observe sur la *face* externe du prépuce. Dans le sillon coronaire du gland, et autour de l'anus, on remarque des papules humides. Le tronc et les membres sont parsemés de très nombreuses macules entre lesquelles surgissent çà et là de grandes papules brillantes, qui ne sont pas, comme les macules, d'un rouge livide, mais présentent une teinte rouge brunâtre. — Sur la plante des pieds se voient des papules d'un jaune sale (syphilide psoriasiforme plantaire). — Alopécie, avec faible desquamation du cuir chevelu. — Sur le front, une syphilide maculo-papuleuse. — Les deux amygdales sont hypertrophiées, *couvertes d'érosions confluentes*, à revêtement lardacé.

Traitement : Liqueur de Labarraque ; cure d'onctions.

La planche noire (pl. XIV *a*) représente le patient vu de dos, avec les grandes syphilides maculeuses. La planche coloriée (pl. XIV) représente l'avant-bras droit avec la même syphilide maculo-papuleuse.

PLANCHE XIV *a*

Roséoles à grandes macules mélangées de papules.

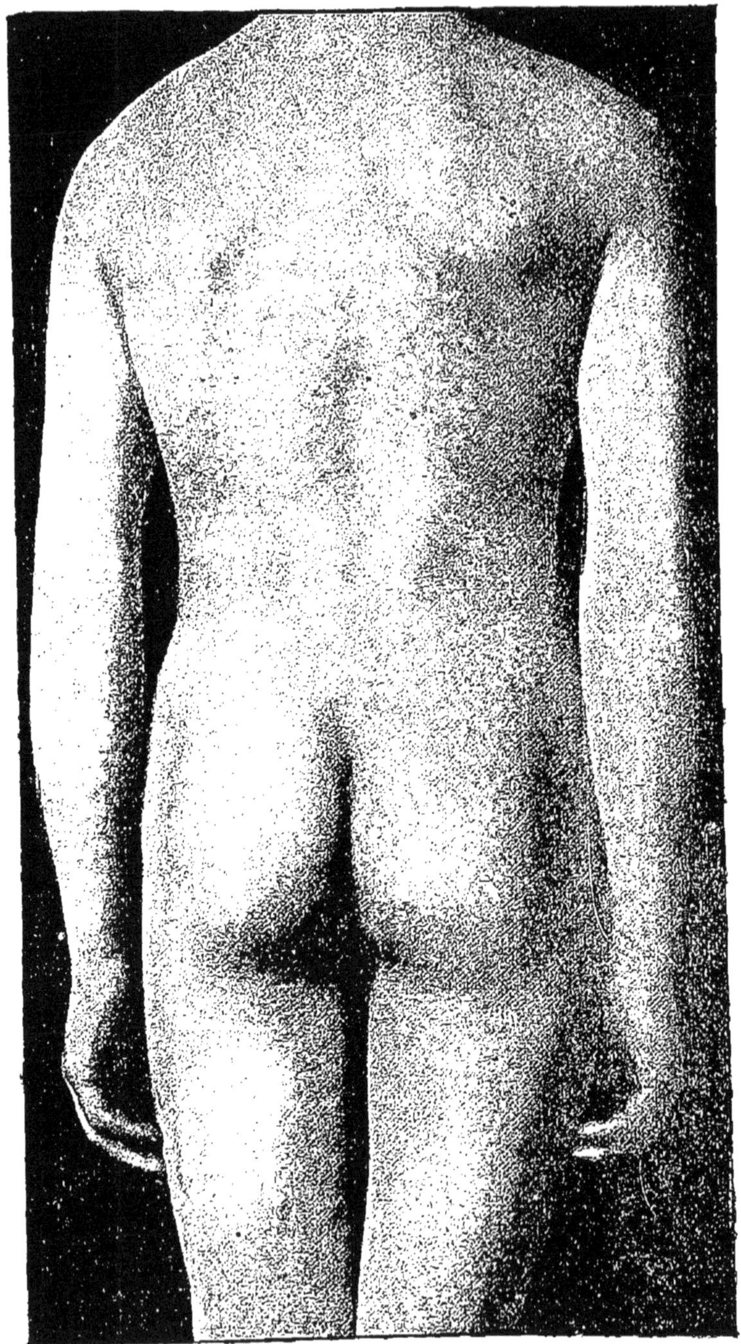

PLANCHE XV

Roséole circinée.

H. J..., quarante-deux ans, aubergiste, admis à l'hôpital le 12 juillet 1896.

L'infection eut lieu dix-huit mois avant son entrée. A cette époque, le patient fit une cure d'onctions à notre hôpital. Depuis, il y eut plusieurs récidives, notamment des plaques muqueuses, que l'on traita avec des préparations mercurielles, de l'iodure de potassium, des attouchements à l'acide chromique. Depuis huit jours, on remarque l'apparition d'un exanthème. Le patient fume mais ne boit pas.

État actuel : Au-dessus du pénis, une cicatrice infiltrée, grande comme une pièce d'un centime. Les ganglions lymphatiques, très appréciables, sont fusiformes. A peu près sur le milieu du bord droit de la langue se trouve une papule, de la dimension d'un petit pois et qui s'ulcère superficiellement. A part cela, on ne trouve rien sur les muqueuses. — Sur la peau du tronc, sur les membres supérieurs, surtout au niveau de leurs surfaces d'extension, existe un exanthème cutané, rouge pâle, constitué par des efflorescences annulaires, dont la confluence donne aux bords de l'éruption une configuration circinée. Cette physionomie est très nette sur les faces latérales du tronc. Cette éruption ressort plus nettement encore lorsque le patient est resté nu quelque temps.

Il se plaint, la nuit, de céphalalgies exacerbantes. État psychique normal. Réaction des pupilles et réflexes tendineux normaux.

Traitement :

Iodure de potassium........................ }
Bromure de potassium...................... } ãã 1,00

A prendre le soir.

Pilules de protoiodure...................... à 0,025

Trois pilules par jour.
Guérison.

PLANCHE XVI

Roséole circinée

E. B..., vingt-six ans, commis de magasin, admis le 21 décembre 1896. L'infection spécifique eut lieu au mois de février 1896. A cette époque, le patient se soumit à un traitement d'injections. Depuis quinze jours, la déglutition est difficile. Le patient ne se rappelle pas avoir eu d'éruption.

État actuel : Plaques sur les deux amygdales. Rougeur et tuméfaction des amygdales, des piliers et de la paroi postérieure du pharynx. Adénopathie généralisée. La peau du tronc et des membres est presque uniformément recouverte d'un exanthème rouge pâle, dont les diverses efflorescences présentent des dimensions variant entre celles d'une pièce de deux centimes et celles d'une pièce de cinq francs. Elles ont une conformation annulaire et, par suite de la confluence d'anneaux voisins, les bords de l'éruption prennent une disposition festonnée. La disposition de ces dessins, qui se voient sur le dos, les parties latérales du thorax et sur la poitrine, suit une direction parallèle à celle des côtes. Intégrité de la figure, de la paume des mains, ainsi que de la plante des pieds.

Traitement : Vingt-cinq frictions mercurielles ; guérison.

PLANCHE XVII

Syphilides papuleuses disséminées à la surface du corps.

L. M..., trente ans, ouvrier, admis à l'hôpital le 4 juillet 1897.

Son dernier coït remonte environ à deux mois avant son entrée. Peu après, il remarqua un chancre préputial, et, il y a environ huit à dix jours, apparut l'éruption présente. Jusqu'ici, absence de traitement.

État actuel : Le corps tout entier est parsemé de papules jaune cuivré, grandes comme des petits pois. Celles-ci sont particulièrement nombreuses sur les faces latérales du thorax, sur l'abdomen et sur les surfaces de flexion des membres. Le sommet de la plupart de ces papules présente déjà une décoloration blanchâtre de l'épiderme, qui s'exfolie par le grattage. Légère tuméfaction de tous les ganglions lymphatiques. A la partie dorsale du sillon coronaire se trouve un chancre livide, fraîchement cicatrisé, présentant encore une induration manifeste. Rien aux muqueuses, sur la plante des pieds ni sur la paume des mains. On trouve quelques *efflorescences* sur la limite du cuir chevelu, qui est légèrement séborrhéique.

Traitement : Soins de la bouche, bains, vingt-cinq frictions mercurielles. Guérison.

PLANCHE XVIII

Syphilides papulo-pustuleuses. — Ictère.

M. S..., vingt-quatre ans, domestique.

Durée du traitement : Du 11 février au 20 mars 1897.

La patiente déclare être ictérique depuis cinq semaines et avoir remarqué l'éruption il y a huit jours. Elle a eu, ces derniers temps, de fortes céphalalgies, notamment la nuit, ainsi que des douleurs dans le cou. Dernier coït, il y a trois mois.

État actuel : Sur la grande lèvre droite, un chancre syphilitique de la dimension d'une noisette et s'ulcérant superficiellement. Adénopathie générale. La peau et les muqueuses visibles sont d'un jaune foncé, parsemées d'innombrables papules, les unes miliaires, les autres lenticulaires. On voit partout, dispersées entre ces dernières, notamment sur le dos et dans la région intermammaire, de nombreuses pustules recouvertes de croûtes hémorragiques, syphilides psoriasiformes récentes de la plante des pieds. Muqueuse buccale intacte, figure émaciée. Violentes céphalalgies.

Traitement : Liqueur de Labarraque. Soins hygiéniques de la bouche.

Le 15 février : Faiblesse considérable ; violentes céphalalgies, surtout la nuit ; température normale. Ni la percussion ni la palpation ne révèlent d'hypertrophie du foie ou de la rate. Cure d'onctions.

Après quinze frictions, l'ictère disparaît complètement ; l'état général est bon ; les symptômes spécifiques sont en voie de régression ; à la place des papules et des pustules apparaissent des pigmentations. La patiente reçoit trente frictions en tout, puis, le 20 mars, elle est renvoyée guérie.

PLANCHE XIX

Syphilides à petites papules (Syphilides lichénoïdes).

(Forme éruptive de récidive).

S. A..., couturière, admise le 24 janvier 1896.

Aux mois de septembre et d'octobre, la patiente a été traitée pour une syphilis. L'affection actuelle s'est développée depuis un mois.

État actuel : On remarque sur les grandes lèvres de la vulve, et dans le pli génito-crural de chaque côté, des *papules saillantes* de la dimension d'un pois. Au-dessus du sacrum et sur les fesses se voient de petites *papules* agminées. Des diverses *efflorescences*, les unes sont en voie de desquamation, les autres sont déjà pigmentées de rouge brun. Des *éléments* analogues existent au-dessus de l'articulation du genou, de la région hypogastrique et au cou. Léger prurit des parties affectées.

Guérison après vingt frictions mercurielles à 5 grammes.

PLANCHE XX

Syphilides papulo-squameuses.

T. J..., trente-quatre ans, palefrenier, admis le 27 mars 1896.

A la fin du mois de juin, environ un mois après un coït, le patient eut un chancre du pénis. Il se fit traiter par un médecin qui lui prescrivit localement des onctions de pommade au précipité jaune et des bains de sublimé. Dès qu'il fut guéri, il pratiqua de nouveau le coït : trois semaines après, il eut le corps couvert d'une éruption (qui, d'après sa description, était constituée par des syphilides maculeuses et papuleuses). Le 20 août 1895, il se fit recevoir à l'hôpital général où il demeura en traitement jusqu'au 31 octobre 1895. Il y fit d'abord vingt-trois frictions au calomel, puis quarante-sept frictions à l'onguent gris. Le 24 novembre 1895, il se fit admettre à l'hôpital. Il se plaignait de douleurs dans la tête, dans l'épigastre et sur le thorax. Il était pâle ; la peau du tronc était parsemée de taches brunâtres et livides, larges comme des petits pois, *vestiges de syphilides disparues ;* l'épiderme, sur la plupart de ces taches, paraît finement plissé et déprimé. Les ganglions inguinaux, axillaires et cervicaux sont tuméfiés. On remarque un commencement de *syphilide pigmentaire* du cou. Pharyngite.

État général normal : Le 11 décembre apparait au front une *efflorescence* vésiculaire. Le 18 décembre, les vésicules disparaissent en laissant subsister une tache livide ; elles reparaissent sur un autre point. En même temps apparaissent, autour de l'aile gauche du nez, plusieurs *syphilides* annulaires, et, sur le cou, une efflorescence de forme papuleuse. La gencive présente une plaque muqueuse. Gingivite. Séborrhée du cuir chevelu. Chute de cheveux. Neurasthénie générale. Le 24 décembre, paraissent sur la tête quelques pustules. Le 2 janvier 1896, le patient se sent bien portant, et quitte l'hôpital sur sa demande. — Le 27 mars 1896, il se fit de nouveau admettre à l'hôpital, avec l'état suivant : à côté des vestiges de l'ancienne *éruption* sont apparues, sur tout le corps, des *papules*, grandes comme des lentilles et dépassant même cette dimension. Leur centre présente de petites squames blanchâtres, mais leur périphérie est rouge vif. En certains endroits, la stratification squameuse centrale est tombée, ne laissant qu'une plaque rouge livide, à peine saillante au-dessus du niveau de la peau. Autour d'une de ces *efflorescences*, on voit un groupe de petites papules miliaires. Quelques papules isolées ne présentent à leur sommet qu'une décoloration blanchâtre, sans desquamation. La peau est, dans son ensemble, d'un jaune sale, et présente, irrégulièrement disposés, des vestiges d'*éruptions* antérieures. Sur le scrotum, apparaissent des papules exulcérées ; on voit encore des plaques muqueuses sur la lèvre inférieure de la bouche, ainsi que sur les amygdales.

Traitement mixte : Guérison.

PLANCHE XXI

Syphilides papuleuses orbiculaires.

M. E..., bonne, vingt-six ans, admise le 5 octobre 1895.

La patiente a appris par hasard qu'elle était syphilitique. Arrêtée, elle fut examinée par le médecin du poste de police, qui lui révéla la nature de son mal. A vrai dire, elle avait remarqué diverses éruptions apparaissant depuis un an sur les organes génitaux, et depuis environ cinq mois sur les membres inférieurs et sur le cou ; mais elle n'avait attaché aucune importance à ces accidents et n'avait suivi aucun traitement. Elle n'a pas eu d'enfants, a été toujours bien réglée et dit avoir pratiqué le coït la dernière fois plus d'un an auparavant.

État actuel : Dans les deux sillons génito-cruraux et sur le bord des deux grandes lèvres, se trouvent des syphilides végétantes, en partie confluentes ; il y en a également autour de l'anus. Sur le tronc, on voit les vestiges pigmentés d'une syphilide papulo-serpigineuse, ainsi qu'une roséole circinée à grandes macules. Sur les jambes s'observe une éruption de papules lichénoïdes, disposées par groupes et de couleur jaune brunâtre. Sur la face interne des deux cuisses se trouve, de chaque côté, une syphilide orbiculaire elliptique. Son bord est constitué par de petites papules lichénoïdes de couleur rouge cuivré ; son centre est brun teinté de gris et l'épiderme s'y desquame en partie. Le contour papuleux de cette éruption présente une brèche dans sa portion supérieure ; à ce niveau, les petites papules ne sont plus régulièrement disposées en chapelet. — Tous les groupes ganglionnaires sont tuméfiés. Aucune lésion aux muqueuses.

Traitement : Sublimé, emplâtre gris, quarante frictions mercurielles. L'éruption disparaît, ne laissant que des traces pigmentaires. Après soixante-cinq jours de traitement, on congédie la patiente, guérie.

PLANCHES XXII ET XXIII

Syphilides papuleuses groupées.

(Syphilides papuleuses en bouquet).

A. M..., trente-six ans, admise le 23 juin 1896.

Il y a quatre mois, la patiente a observé sur ses bras une éruption formée de papules qui, après s'être exulcérées, se sont cicatrisées il y a six semaines. Le groupe de papules que l'on voit encore à la limite du cuir chevelu, sur le côté gauche du cou, n'existe, au dire de la patiente, que depuis six semaines, de même que le *groupe* situé sur l'arcade sourcilière gauche.

État actuel : Sur la partie interne de l'arcade sourcilière droite (planche XXII), se trouve un groupe de *papules dures*, brillantes, larges comme des petits pois, quelques-unes plus petites, larges comme des lentilles; parmi les plus grandes se remarque une *cicatrice* avec infiltration marginale.

Sur la nuque et à la limite du cuir chevelu se trouve, à gauche, un groupe de papules d'une teinte rouge cuivré, en majeure partie confluentes et reposant sur une surface infiltrée.

Au centre du groupe existent des cicatrices qui desquament; on trouve encore à la périphérie des papules isolées, un peu plus volumineuses que des lentilles. — Au-dessous de ce groupe, s'en trouve un second à dépression centrale, suppurant légèrement et dont la circonférence desquame; dans le voisinage de ce dernier groupe, on remarque des papules récentes encore pâles. Un troisième groupe est formé par un *infiltrat déprimé* à son centre et saillant au niveau de ses bords. Des groupes analogues s'observent sur les membres.

Sur les parties génitales, et *plus exactement* dans le pli fessier, sur le *prolongement* de la grande lèvre droite, se trouve un groupe de papules grosses comme des têtes d'épingle et dont quelques-unes seulement sont *ulcérées*. De plus, on voit, disséminées sur tout le corps, des papules assez nombreuses, semblables à celles qui constituent les groupes décrits précédemment et dont certaines présentent une cicatrice centrale déprimée, tandis que d'autres ne dépassent pas le volume d'une tête d'épingle. Sur les points où les *infiltrats* sont confluents, la peau dans toute son épaisseur est transformée en un placard infiltré. Les groupes ganglionnaires sont petits, mais durs à la palpation. La patiente a eu sept grossesses : la première s'est terminée normalement; les six autres se sont terminées le troisième ou le quatrième mois par des fausses couches. Elle est bien réglée depuis environ quatre ans.

PLANCHES XXIV ET XXIV *a*

Syphilide pigmentaire du cou.

A. B..., dix-huit ans, bonne, n'avait jamais eu de maladie vénérienne. Au commencement du mois de décembre 1895, elle ressentit en urinant une sensation de brûlure et observa la formation de plusieurs « pustules » sur la surface externe des grandes lèvres ; ces pustules s'ouvrirent quelques jours après et se cicatrisèrent ensuite. A la même époque, elle souffrit d'une intumescence douloureuse des ganglions inguinaux droits, qui dura plusieurs semaines et que le repos au lit et des compresses firent disparaître. — Pendant le mois de février 1896, elle éprouva des douleurs dans la gorge qui, pendant plus de quinze jours, produisirent de la dysphagie. Des gargarismes d'alun déterminèrent une amélioration. Peu de jours après se produisit un exanthème formé de taches roses sur le cou, à la surface de flexion des deux coudes et sur les deux jambes. Ces taches ont pris une teinte brune depuis la fin du mois de mars. — Le 23 mai 1896, la patiente, qui jusque-là n'avait pas consulté de médecin, se rendit à l'hôpital. — Dernier coït, six mois auparavant; dernière menstruation, le 29 avril. Ni grossesse ni fausse couche.

État actuel : Papules érodées situées sur les grandes et les petites lèvres œdématiées, notamment la lèvre droite ; tuméfaction des ganglions inguinaux ; à l'anus, une plaque muqueuse cicatrisée. Sur les membres inférieurs se voit un exanthème spécifique, en voie de régression : *syphilide pigmentaire du cou* très prononcée ; tuméfaction et ulcération des deux amygdales.

Vingt frictions mercurielles : Guérison.

La planche noire (XXIV *a*) représente la même patiente, vue de face.

PLANCHE XXIV *a*

Syphilide pigmentaire du cou.

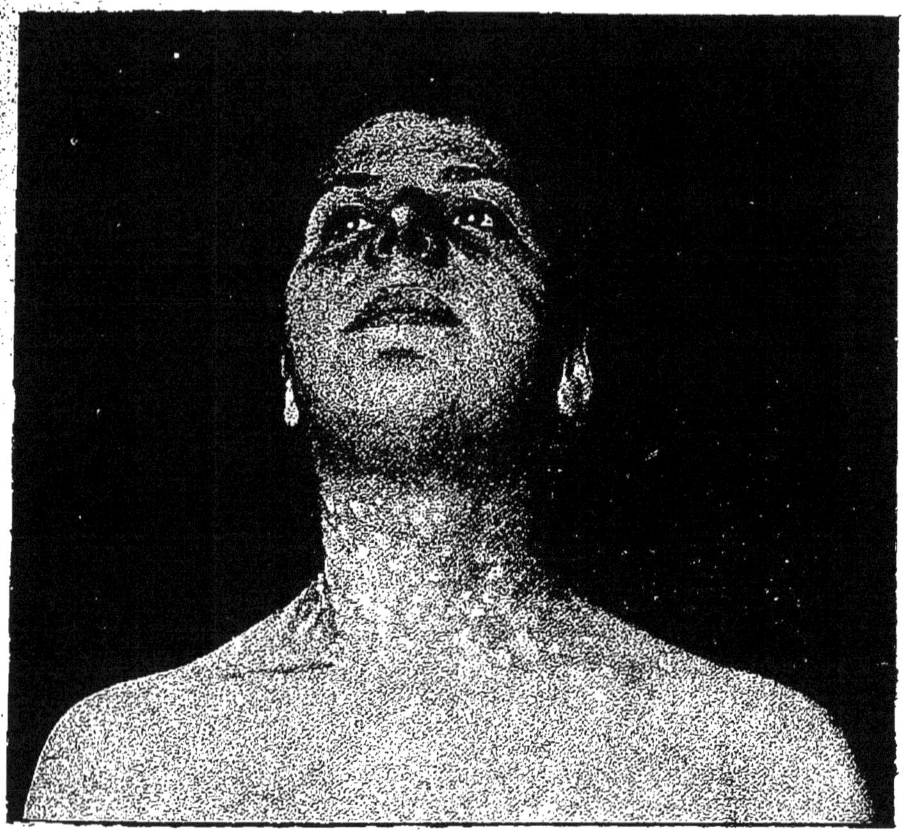

PLANCHE XXV

Papules plates réfringentes du front et de la face.

N. M..., vingt-six ans, conducteur de locomotive, admis le 5 octobre 1896.

Présente une légère éruption érythémateuse du front. En outre, on remarque quelques papules plates et peu saillantes. La marge de ces papules présente une étroite bandelette de couleur rouge foncé. Le centre présente également un piqueté brunâtre ; dans la zone intermédiaire, l'épiderme est tendu et brillant.

Des efflorescences analogues s'observent sur les ailes du nez et sur le menton.

Autres lésions : Syphilides maculo-papuleuses du tronc, papules exulcérées sur le scrotum et la peau du pénis. Sur le prépuce, cicatrice de chancre induré.

PLANCHE XXVI

Syphilides papulo-croûteuses du cuir chevelu.

S. H..., vingt-cinq ans, admis le 13 avril 1896.

Au mois de novembre 1895, le patient eut un chancre ; au mois de décembre 1895, il fut soigné à l'hôpital pour une éruption de la peau. Les symptômes actuels se sont, dit-il, développés depuis trois semaines.

État actuel : Sur le front et le cuir chevelu existaient de nombreuses pustulettes, dont les unes sont encore couvertes de croûtes et dont les autres sont déjà desséchées et desquamées. A leur niveau, les cheveux sont tombés, le cuir chevelu présente l'aspect brillant du tissu cicatriciel ; les follicules pileux ne sont pas visibles. Outre cette alopécie, les cheveux suffisamment fournis ont tendance à tomber. On remarque encore de grandes macules sur le tronc, des ulcérations autour de l'anus et sur les parties génitales, ainsi qu'une adénopathie généralisée. — Dans la suite est apparue, sur le cuir chevelu, une nouvelle éruption papulo-pustuleuse.

Dans ce cas, les éruptions syphilitiques ont donc affecté particulièrement la tête.

Traitement : Application d'onguent de précipité blanc pour la tête, et, pour le reste du corps, vingt frictions mercurielles. Guérison.

PLANCHE XXVI *a*

Alopécie aréolaire syphilitique.

T. A..., trente-trois ans, homme de peine. Durée du traitement : Du 26 mai au 25 juin 1897.

Le patient n'a pas eu jusqu'ici de maladie vénérienne. Il ne s'est aperçu de son mal qu'il y a quinze jours. Dernier coït, il y a un mois.

État actuel : Exulcérations sur la face inférieure du pénis et le scrotum. Intumescence des ganglions inguinaux. Papules saillantes à l'anus. Eruption maculo-papuleuse sur le tronc et les membres. Alopécie aréolaire du cuir chevelu. Tuméfaction des ganglions cervicaux et axillaires. Syphilide psoriasiforme de la paume des mains et de la plante des pieds. Muqueuse de la bouche et du pharynx normale.

Traitement : Onguent de précipité blanc ; liqueur de Labarraque. Vingt-cinq frictions mercurielles. Guérison.

PLANCHE XXVI

Syphilides papulo-croûteuses du cuir chevelu.

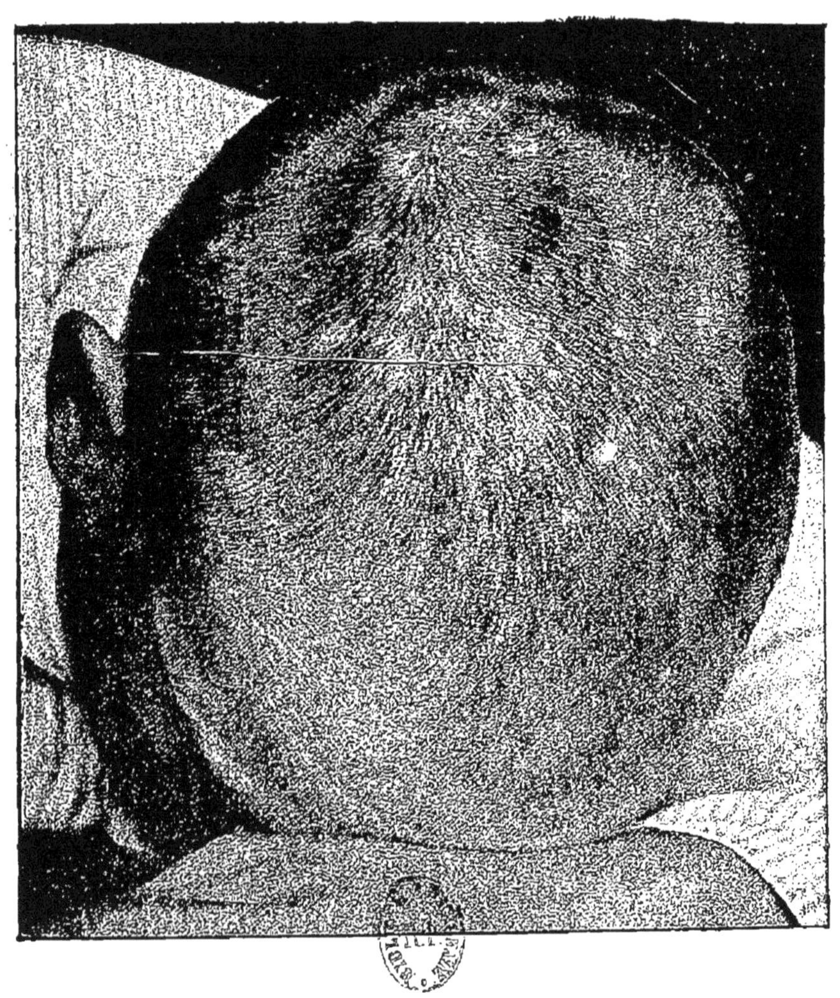

PLANCHE XXVII

Syphilides pustuleuses de la face.

(Pustulæ mino faciei).

E. H..., vingt-huit ans, palefrenier, admis le 15 février 1896. Depuis cinq semaines, ulcération sur le frein. Depuis huit jours, tuméfaction et suppuration des ganglions inguinaux droits. Entre temps s'est développée, à la base de l'ulcère, une induration typique. ainsi qu'une *éruption de syphilides papuleuses* clairsemées sur le tronc. Pendant le traitement, l'exanthème devint plus prononcé et envahit le dos, le visage et le cou. Les nouveaux éléments, dont les dimensions varient entre celles d'une tête d'épingle et celles d'un petit pois et plus, sont représentés par des nodules durs cerclés d'une zone inflammatoire rouge brunâtre ou rouge cuivré. Ils présentent à leur centre une *croûtelle cornée peu adhérente*. Quand on l'enlève, on aperçoit les nodules *recouverts d'un épiderme brillant*, de nouvelle formation. Quelques-uns de ces nodules sont disposés par groupes.

Traitement : Vingt-cinq frictions mercurielles. Guérison.

PLANCHE XXVIII *a*.

Syphilides pustuleuses et croûteuses.

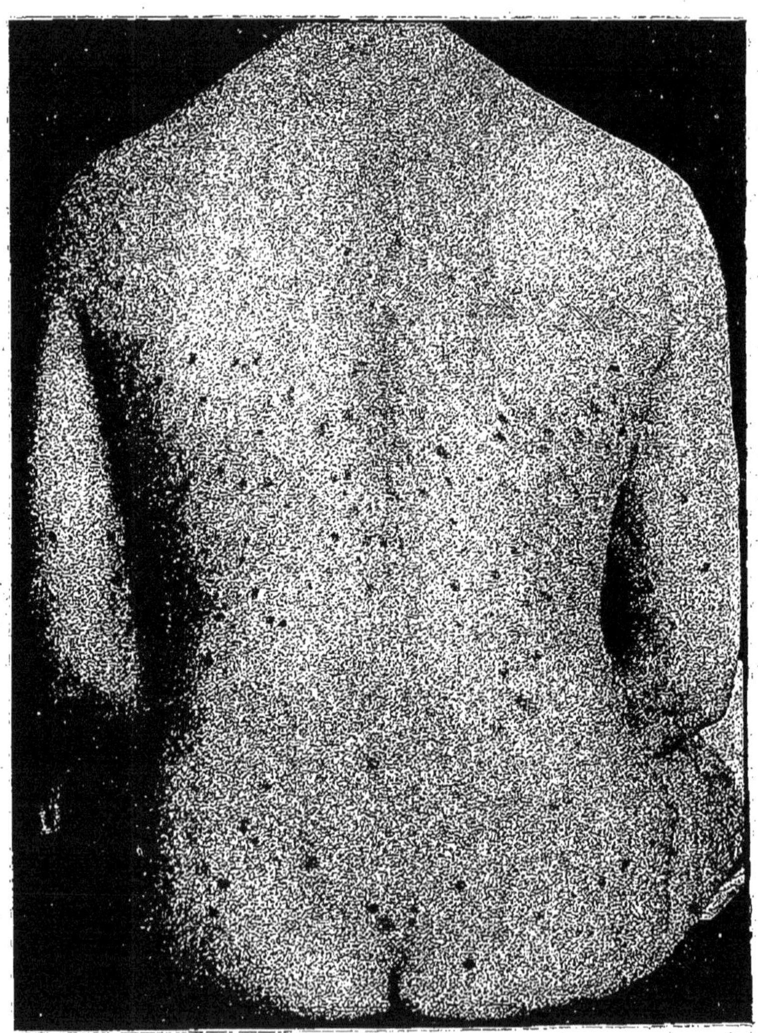

PLANCHES XXVIII ET XXVIII *a* et *b*

Syphilides pustuleuses et croûteuses.

P. J..., garçon de café, trente-trois ans, admis le 1er décembre 1895.

Le patient est malade pour la première fois ; il a pratiqué le dernier coït il y a deux mois ; il a remarqué une éruption de la peau il y a trois semaines. Étant enfant, il a souvent souffert de douleurs dans le cou.

État présent : Les deux amygdales sont tuméfiées et anfractueuses. La gauche présente un ulcère *recouvert de tissu mortifié*. Les ganglions sous-maxillaires atteignent la grosseur d'un œuf de pigeon, les ganglions cervicaux médians celle d'une noisette. Les ganglions axillaires sont également tuméfiés, les ganglions cubitaux et inguinaux le sont à peine. Le tronc présente de larges macules. Sur l'épigastre se voient de petites papules *lichénoïdes déjà décolorées*. On trouve de nombreuses papules en voie de desquamation aussi bien sur la surface d'extension des membres que çà et là sur le thorax et le dos.

Les syphilides pustuleuses sont plus nombreuses et plus volumineuses dans la région sacrée, et principalement sur les membres inférieurs ; à la partie inférieure des jambes, elles sont confluentes, recouvertes de croûtes et présentent l'aspect de l'*ecthyma*. Sur les parties supérieures du corps, leur périphérie est de teinte légèrement cuivrée ; sur les membres inférieurs, elle présente une décoloration livide et rouge cuivré.

On trouve également des papules sur le cuir chevelu et à la paume des mains. Autour des pustules acnéiformes des jambes s'observe une inflammation étendue, presque confluente. Sur les points affectés par l'éruption, l'épiderme est recouvert de croûtes larges, plates, s'exfoliant par larges lambeaux aux points de confluence, laissant voir après leur chute un nouvel épiderme, également enflammé.

Traitement : Injections sous-cutanées de sublimé. Durée du traitement : cinq semaines. Guérison.

La planche coloriée représente une zone de l'éruption pustuleuse de la jambe gauche (planche XXVIII *b*).

PLANCHE XXVIII *b*

Syphilides pustuleuses et croûteuses.

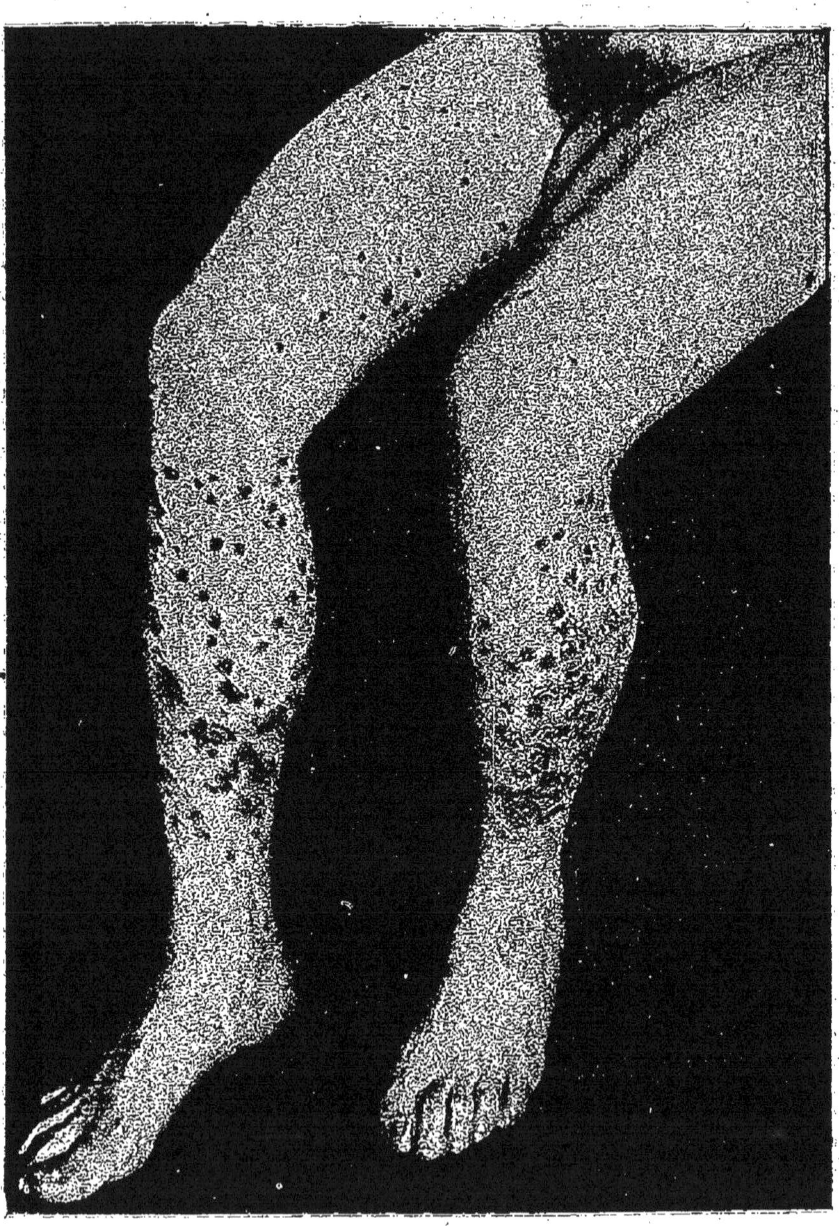

PLANCHES XXIX ET XXIX *a*

Syphilides ulcéreuses végétantes.

K. E..., dix-huit ans, admise le 21 février 1896.

La patiente fut, l'année dernière, traitée à notre hôpital pour une blennorragie de l'urètre et du vagin. Peu après sa sortie, elle eut un chancre induré de la petite lèvre gauche, pour lequel elle fut traitée pendant six semaines, et congédiée le 10 février 1896, après disparition de tous les symptômes spécifiques, sauf l'adénopathie générale. Il y a huit jours, elle ressentit du prurit aux membres inférieurs ; elle se gratta et vit bientôt apparaître des pustulettes qui se transformèrent rapidement en ulcère.

État actuel : A la jambe droite, au-dessous du mollet, se voit une ulcération de la dimension d'une pièce de cinq francs formée par la coalescence de plusieurs petites pustules exulcérées. Le centre est recouvert d'une croûte ; la périphérie est formée de plusieurs pustules juxtaposées. Cette lésion présente une saillie de 3 à 4 millimètres au-dessus du niveau de la peau. Ces diverses pustules sont sillonnées à leur surface de fissures généralement dépourvues d'épiderme et qui constituent de véritables rhagades. Sur le reste de leur étendue, elles sont recouvertes d'un épiderme un peu desséché. Le pourtour de l'ulcération est d'un rouge un peu livide, et sensible à la pression comme l'ulcération elle-même. Au-dessus de cette lésion se trouve une pustule de nouvelle formation. La jambe gauche présente une lésion analogue, mais encore plus étendue (Voy. pl. XXIX *a*).

Il y a tuméfaction typique indolente des ganglions inguinaux, axillaires et cervicaux. Blennorragie de l'urètre et du vagin. Les proliférations des jambes sont douloureuses, notamment la nuit.

Traitement : Cure d'onctions mercurielles. Cataplasme de Burow.

PLANCHE XXIX *a*

Syphilides ulcéreuses végétantes.

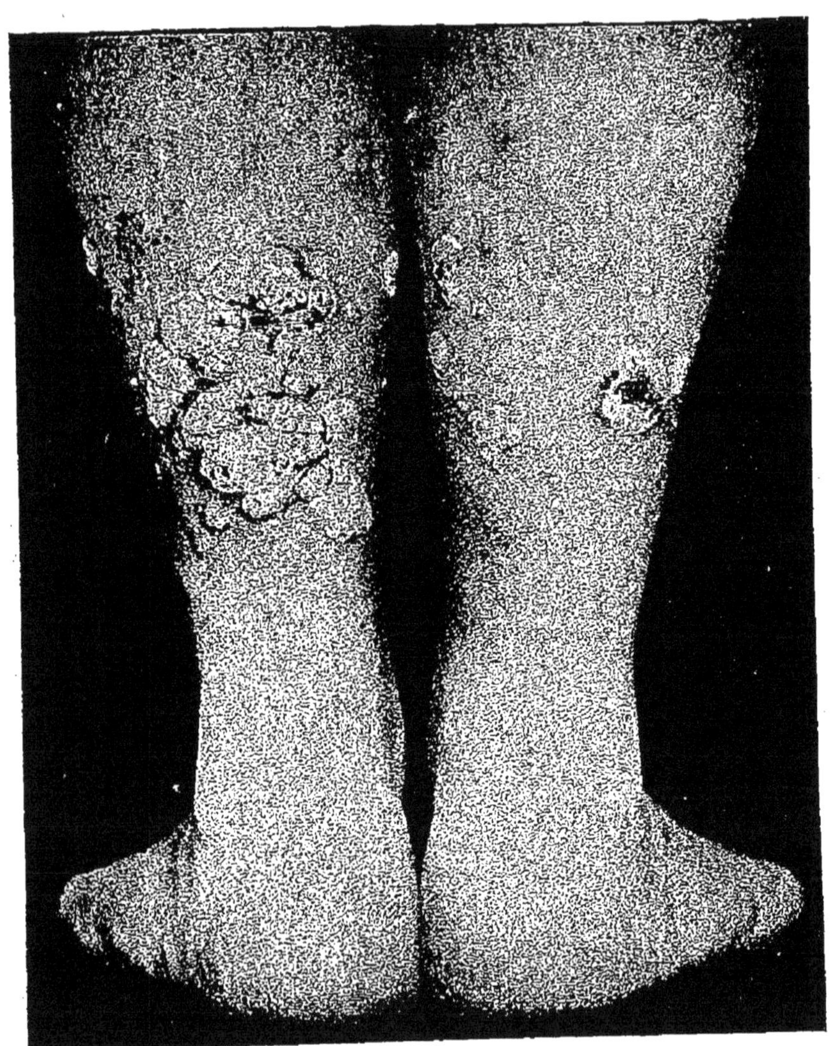

PLANCHE XXX

Syphilide psoriasiforme de la plante des pieds.

R. R..., vingt-quatre ans, caissière, admise le 18 juin 1896. L'éruption a fait son apparition il y a cinq jours. C'est la première atteinte de la patiente.

État actuel : Sur la plante des pieds, se trouvent de nombreuses papules en voie de formation et dont les dimensions varient entre celles d'une tête d'épingle et celles d'un petit pois. Elles sont caractérisées par une coloration d'un rouge brun particulier, ainsi que par une dureté spéciale due à la kératinisation de l'épiderme plantaire. On remarque, de plus, de nombreuses papules folliculaires sur les deux grandes lèvres, sur le périnée et autour de l'anus. Adénopathie générale. Syphilides papuleuses pâles sur le tronc.

Traitement : Liqueur de Labarraque appliquée localement ; soins de la bouche ; bains ; frictions à 5 grammes d'onguent mercuriel. Au bout de vingt onctions, tous les symptômes spécifiques ont disparu. Le 11 juillet, la patiente est renvoyée guérie.

PLANCHE XXXI *a*

Papules érosives interdigitales.

T. J..., vingt ans, bonne, admise le 25 novembre 1896. La patiente déclare être malade pour la première fois et n'avoir remarqué l'affection des parties génitales qu'il y a cinq semaines.

État actuel : Dans les troisième, quatrième et cinquième espaces interdigitaux du pied se trouvent des papules plates, confluentes, macérées, avec dégénérescence inégalement profonde de l'infiltrat. Ces doigts sont tuméfiés et enflammés. Sur la plante des pieds s'observent des papules sur la surface desquelles l'épiderme est racorni. Des papules saillantes, en partie confluentes, se voient sur le bord des grandes lèvres et autour de l'anus. Sur le tronc, syphilide maculeuse circinée. Tuméfaction des ganglions inguinaux et cervicaux. Les deux amygdales, volumineuses et rouges ainsi que les piliers antérieurs, sont couvertes de plaques muqueuses.

Traitement : Bains de pieds au sublimé. Application de pommade au précipité blanc à 5 p. 100. Bains ; soins de la bouche ; frictions mercurielles. Guérison au bout de trente jours.

PLANCHE XXXI *b*

Syphilides ulcéreuses interdigitales.

P. B..., vingt-sept ans, est mariée et va en journée. Admise le 19 novembre 1895.

La patiente déclare avoir remarqué l'affection actuelle il y a trois mois. A cette époque, elle constata entre le quatrième et le cinquième doigt une petite excoriation qu'elle prit pour un cor au pied. Peu à peu survinrent de nouvelles ulcérations qui, depuis un mois, rendaient la marche douloureuse, sinon impossible. L'inflammation du voisinage augmenta encore durant ces trois dernières semaines, et des crevasses se produisirent même sur les surfaces ulcérées.

État actuel : Papules en voie d'ulcération entre le premier et le deuxième orteil. La surface de la plaie est lardacée, et le fond, profondément entamé, est recouvert d'une escarre hémorragique. Entre les quatrième et cinquième doigts, qui sont tuméfiés, on trouve également des papules en voie d'ulcération. Toute la partie antérieure du pied est tuméfiée et enflammée. Des plis, des papules confluentes se remarquent sur les grandes lèvres de la vulve qui sont œdématiées. Quelques papules érosives sur les petites lèvres et sur le pourtour de l'anus.

Traitement : Liqueur de Labarraque (doigts des pieds, parties génitales). Bains. Pommade au précipité blanc (doigts). Frictions mercurielles. Guérison au bout de vingt-sept jours de traitement.

PLANCHE XXXII

Paronyxis syphilitique des doigts des deux mains.

B. J..., vingt-cinq ans, homme de peine, admis le 5 octobre 1896.

Le patient est syphilitique depuis vingt et un mois. Il a déjà été traité à l'hôpital pendant un an pour cette maladie. L'affection actuelle date d'un mois.

État actuel : Le pouce, l'index et le médius de la main droite; l'index, le médius et l'annulaire de la main gauche et l'orteil du pied gauche sont affectés à divers degrés. Les doigts les moins affectés ne présentent qu'un peu de rougeur, une tuméfaction de la phalangette avec une légère ulcération dans le sillon unguéal ; les plus atteints, comme par exemple l'index de la main droite et le médius et l'annulaire de la gauche, présentent une coloration en rouge foncé ; la phalangette, surtout dans le sillon unguéal, est tuméfiée jusqu'au bout du doigt ; les ongles se recroquevillent et sont déchaussés de leur matrice. Celle-ci est transformée, à sa lisière et sous l'ongle, en une ulcération granuleuse, à sécrétion purulente. On remarque des papules sur la muqueuse buccale, autour de l'anus, sur le scrotum et les avant-bras. Le patient se plaint constamment d'une brûlure continue qu'il ressent au bout des doigts affectés. Il les préserve avec soin, pour ce motif, de tout heurt ou contact brusque.

Traitement : Bains au sublimé pour les mains. Frictions mercurielles. Guérisons à la suite de vingt-cinq frictions. Les ongles sont d'un noir brunâtre, friables et cassants.

PLANCHE XXXIII

Syphilides érosives hypertrophiques et diphtéroïdes.

J. M..., vingt-sept ans, cocher, admis le 12 juin 1897.

Le patient déclare n'avoir jamais eu, auparavant, de maladie vénérienne. L'affection présente date d'un mois. Dernier coït, il y a trois mois.

État présent : Sur le gland, sur le bord et la face interne du prépuce, sur la peau du pénis et du scrotum, s'observent des papules diphtéroïdes. On constate, de plus, des papules végétantes sur le périnée, sur les deux cuisses et à l'anus ; des papules squameuses sur la paume des mains et la plante des pieds ; des papules saillantes, livides, recouvertes de croûtes, sur la peau du ventre. Tuméfaction des ganglions inguinaux, axillaires et cubitaux.

Traitement : Dix frictions mercurielles et dix injections au sublimé (à 1 p. 100). Guérison.

PLANCHE XXXIV

Papules végétantes hypertrophiques.

T. A..., dix-sept ans, bonne, admise à l'hôpital le 2 juillet 1897. Première affection vénérienne. La patiente déclare ne l'avoir remarquée qu'il y a quinze jours (?). Dernier coït, il y a trois semaines.

État présent : Sur le bord des grandes lèvres, sur le périnée et autour de l'anus, se voient des papules élevées (proliférantes), dont quelques-unes ont le centre érodé et recouvert d'un enduit lardacé. Les ganglions inguinaux sont tuméfiés des deux côtés et durs.

Traitement : Vingt frictions mercurielles. Guérison.

PLANCHE XXXV

Papules végétantes sur les grandes lèvres, les plis génito-cruraux, le périnée et l'anus.

S. M..., vingt-quatre ans, couturière, admise le 15 mai 1896.

Sur les bords des grandes lèvres et sur les plis de l'anus s'observent des papules proliférantes inflammatoires, à développement rapide. On en voit de plus petites, analogues, autour de l'anus et à la face interne des cuisses. Toutes ces végétations sont suintantes. Quelques-unes seulement présentent un degré de dégénérescence plus accentué avec exsudation purulente. Cette forme se distingue par le caractère inflammatoire de ses lésions et par la rapidité de son développement.

La patiente souffre, au reste, d'une leucorrhée abondante. Ses glandes inguinales sont tuméfiées.

Traitement : Liqueur de Labarraque. Frictions.

PLANCHE XXXVI

Papules végétantes hypertrophiques sur les grandes lèvres, le périnée et la région péri-anale.

G. A..., vingt ans, admise le 19 décembre 1896. La patiente dit être malade depuis quinze jours.

État actuel : Aux deux grandes lèvres, des efflorescences papuleuses, érodées superficiellement, saillantes, les unes isolées, les autres confluentes et s'étendant le long du périnée jusqu'à l'anus. Les proliférations s'élèvent par endroits jusqu'à 5 millimètres au-dessus du niveau de la peau et sont de consistance ferme, mais élastique. Tuméfaction considérable des ganglions inguinaux, modérée des ganglions du reste du corps. Syphilides pigmentaires du cou.

Traitement : Application locale de liqueur de Labarraque et vingt frictions mercurielles. Guérison.

PLANCHE XXXVII

Papules hypertrophiques, péri-anales.

J. T..., vingt-deux ans, ouvrier, admis le 18 juillet 1897.

Le patient a déjà été traité pour des papules apparaissant aux parties génitales, et s'est appliqué en tout trente-sept frictions. Il a remarqué la présente affection il y a environ trois semaines. Il prétend n'avoir pas eu de coït depuis le mois de septembre 1896.

État actuel : Plis anaux infiltrés, livides. A côté d'eux, des végétations syphilitiques sèches, irrégulièrement plissées, de la grosseur d'une noix. Autour de l'anus, on constate quelques papules humides, de petite dimension, développées sur la peau.

Le patient présente, en outre, quelques syphilides maculeuses tardives, une adénopathie générale et une affection de la muqueuse pharyngienne.

Traitement : Trente frictions. Guérison.

PLANCHE XXXVIII

Syphilides papuleuses annulaires invétérées, avec régression centrale.

T. R..., dix-sept ans, domestique, admise le 29 juillet 1897.

La patiente déclare avoir été traitée, il y a un an, à l'hôpital, pour une affection génitale dont elle ignore la nature. L'affection actuelle date de deux mois.

État actuel : Les grandes lèvres et le périnée jusqu'à l'anus, les deux régions génito-crurales sont garnies d'efflorescences papuleuses, les unes isolées, les autres confluentes. Certaines de ces efflorescences sont devenues, par suite de la régression de leur centre, des anneaux saillants, larges comme une pièce de deux centimes et dont la partie centrale présente une pigmentation brunâtre. Quelques-unes de ces efflorescences annulaires présentent une dégénérescence ulcéreuse superficielle de leur bord interne et sont recouvertes à leur centre d'une cicatrice grisâtre. Engorgement des ganglions inguinaux. Sur le bord antérieur de la jambe se voient un grand nombre de taches pigmentées plates, de la dimension d'un petit pois ; on en voit également sur les fesses et sur la peau du dos. — Dans la région sus-claviculaire droite, on trouve une tache pigmentaire un peu plus large qu'une pièce de deux francs, à peu près arrondie, et dont la bordure est parsemée çà et là de faibles élévations papuleuses. Engorgement modéré des ganglions cervicaux. Syphilide pigmentaire du cou. — Rien à la muqueuse buccale et pharyngienne.

Traitement : Soins de la bouche. Bains. Frictions. Après vingt-cinq frictions, l'on voit, à la place des syphilides papuleuses annulaires, des taches pigmentaires plates, rouge brun foncé, dont l'ordonnance correspond aux efflorescences spécifiques disparues. Régression de la tuméfaction ganglionnaire.

PLANCHE XXXIX

Syphilides papuleuses diphtéroïdes de la muqueuse vaginale.

M. A..., cinquante ans, journalière.

La muqueuse vaginale présente, à la suite de plusieurs accouchements, des crevasses et des rétractions cicatricielles. Sur la paroi postérieure du vagin existent plusieurs ulcérations d'aspect lardacé, à voisinage inflammatoire et dont quelques-unes sont déjà confluentes ; il en existe deux autres sur la paroi antérieure. La patiente ne connaît pas la nature de ces ulcères.

Sur les grandes lèvres se voient quelques papules exulcérées, ainsi que sur les régions inguinales, sur le périnée et sur les faces internes des cuisses. Sur le tronc et le cou, se voient des syphilides pustuleuses mélangées de papules. Engorgement inguinal et adénopathie générale.

La patiente n'est plus réglée ; elle dit n'avoir observé les ulcères, ainsi que l'écoulement qui les accompagne, que seulement depuis quinze jours. Elle a fait sept couches, dont la dernière il y a dix-huit ans.

Traitement local des parties génitales avec du sublimé ; traitement général avec neuf frictions mercurielles et vingt injections. Durée du traitement : quatre-vingt-sept jours. Guérison.

PLANCHE XL

Syphilides papuleuses diphtéroïdes sur les muqueuses de la lèvre supérieure et de la joue gauche.

T. A..., trente-trois ans, jardinier, admis le 12 novembre 1896. En 1895, le patient a déjà été traité pour sa syphilis. Les ulcérations du scrotum et de la bouche datent d'un mois.

État actuel : Sur la muqueuse de la lèvre supérieure et sur celle de la joue, tout près de la commissure gauche des lèvres, ainsi que sur les amygdales, se voient plusieurs papules recouvertes d'un enduit lardacé et dont le centre est déjà déprimé par la dégénérescence ulcéreuse. Dans la paume des mains, on trouve le reliquat de quelques papules. De plus, le pénis, le scrotum et la région anale présentent des syphilides papuleuses circulaires ; le tronc et les extrémités, des papules à pigmentation brunâtre et en voie de régression. Adénopathie générale.

Traitement : Lavage de la bouche au sublimé. — Liqueur de Labarraque. — Cure d'onctions. Guérison au bout de vingt-cinq frictions.

PLANCHE LXI *a*

Syphilides ulcéreuses superficielles de la muqueuse et du tissu sous-muqueux de la lèvre supérieure de la bouche.

K. T..., soixante-dix ans, ouvrier gazier, admis le 11 août 1896. Le patient a remarqué l'ulcération de la lèvre supérieure la première fois au mois de mai 1895. Il n'a jamais été malade auparavant. Il nie l'infection syphilitique.

État actuel : Vers le milieu de la lèvre supérieure se trouve une ulcération plate, large comme une pièce de deux francs, de forme elliptique et qui s'étend dans la direction de l'axe longitudinal de la lèvre supérieure. Les ganglions sous-maxillaires sont palpables des deux côtés ; les ganglions préauriculaires ne le sont pas. Les autres ganglions lymphatiques sont peu affectés.

Traitement : Onctions mercurielles. Guérison après vingt frictions.

PLANCHE XLI *b*

Syphilides ulcéreuses et leucoplasie de la langue.

P. P..., quarante-neuf ans, traitée en dehors de l'hôpital.

La patiente dit avoir remarqué, il y a quatre ans, le développement, sur la langue, de petites nodosités isolées, d'un rouge vif. Divers traitements ont fait disparaître ces efflorescences pour quelque temps ; mais il y eut toujours des récidives, dont une il y a un an. La patiente reçut alors vingt frictions qui firent disparaître les symptômes. Il y a deux mois, se produisirent de nouveau à la langue des nodosités qui firent rapidement place à de petites ulcérations blanchâtres confluentes.

État actuel : La langue n'est pas considérablement tuméfiée ; son extrémité antérieure est lisse et pourvue en grande partie d'un revêtement épithélial blanchâtre terne. Les papilles sont intactes à sa partie postérieure. La langue est coupée transversalement par un ulcère plat, recouvert d'un enduit lardacé et s'étendant d'un bord à l'autre. Ces ulcérations sont plates et délimitées par des bords nets, de couleur rouge vif.

Les ganglions sous-maxillaires sont durs à la palpation et légèrement tuméfiés. La patiente ressent des douleurs pendant la mastication.

Après huit jours de traitement, l'ulcère transversal se cicatrisa en débutant par le milieu et se transforma en un épaississement épithélial blanchâtre.

PLANCHE XLII *a*

Syphilides papuleuses végétantes de la voûte palatine.

R. S..., vingt et un ans, prostituée, admise le 16 novembre 1896. Depuis 1893, année où la patiente fut contaminée, elle est pour la neuvième fois traitée à l'hôpital pour sa syphilis. C'est l'éruption papuleuse génitale qui a récidivé le plus souvent. La présente affection a été remarquée par la patiente il y a une quinzaine de jours. Au milieu de l'excavation que forme la voûte palatine s'étend, depuis le voisinage des incisives jusqu'au voile du palais, un groupe confluent de végétations framboesoïdes qui sont de consistance élastique et de couleur plus claire que la muqueuse légèrement enflammée qui les avoisine. Le bord libre du voile du palais et la luette sont un peu épaissis et déformés par une affection précédente, de même nature. Pendant la phonation, les mouvements du voile du palais sont difficiles. Outre les symptômes décrits, il existe, aux grandes lèvres de la vulve, des papules brillantes, grandes comme des haricots, ainsi qu'une adénopathie générale typique.

Traitement : Cure d'onctions qui détermine la régression des infiltrats spécifiques, l'aplatissement des proliférations au palais dur et le rétablissement presque normal de la mobilité du voile du palais.

PLANCHE XLII *b*

Leucoplasie de la langue.

C. J..., quarante-neuf ans, en traitement pour emphysème et catarrhe pulmonaire.

Le patient a eu diverses maladies. En 1872 ou 1873, il a contracté un chancre syphilitique, suivi d'éruptions cutanées et de plaies à la bouche. A l'exception de traitements locaux et de bains généraux, il n'a rien fait pour combattre son mal. Les traitements locaux comportaient des attouchements au nitrate d'argent, des gargarismes et des pommades au précipité. Le patient avait la passion du tabac ; en sa qualité de surveillant de trains de marchandises, il avait l'habitude de fumer jour et nuit la pipe aussi bien que le cigare.

En 1881, il remarqua pour la première fois le développement, à la langue, de vésicules blanches qu'il creva avec une épingle, et d'où il sortit une gouttelette de sang.

L'état actuel de la langue date, au dire du patient, de dix-huit mois.

État présent : La langue n'est pas sensiblement plus volumineuse qu'à l'état normal ; mais le patient ne peut la mouvoir que difficilement. La surface en paraît blanche, un peu épaissie et divisée en champs irréguliers par des sillons superficiels. Ces sillons ne sont pas le fait de rétractions cicatricielles, mais paraissent correspondre aux plis originaux de la langue. L'épaississement de l'épithélium et les inflammations légères précédentes (et que le patient avait pris pour une formation de vésicules) en font paraître les champs d'autant plus élevés. La langue n'est pas dure à la palpation et, en l'état actuel, ne provoque pas de douleur. Le sens du tact est oblitéré.

La mastication d'aliments durs produit des déchirures qui se ferment d'elles-mêmes au bout de quelques jours. L'épithélium de la muqueuse de la joue est également altéré aux points qui correspondent aux rangées des dents, mais il n'est pas aussi épaissi que sur la langue. Les glandes sous-maxillaires ne sont pas tuméfiées. Pas de symptômes syphilitiques concomitants.

PLANCHE XLIII *a*.

Iritis condylomateuse.

L. P..., vingt-trois ans, domestique, admis le 30 novembre 1896. Depuis cinq jours, le patient ressent des douleurs dans la région temporale droite et des douleurs lancinantes dans l'œil droit. Les paupières de l'œil affecté sont collées. Sécrétion lacrymale abondante. Le patient nie avoir contracté la syphilis.

État présent : Injection de l'œil droit ; cornée, humeur aqueuse normales. L'atropine fait dilater la pupille en forme de rein, par suite d'une synéchie qui siège en dehors et en bas. Au pôle inférieur du quadrant externe, on voit dans la pupille une tumeur rougeâtre, de la grosseur d'un grain de millet. Une cicatrice un peu infiltrée, livide, pigmentée, teintée de rouge cuivré, de la dimension d'un haricot, se voit sur un raphé du pénis. Tuméfaction multiple et indolente des ganglions inguinaux, axillaires et cervicaux. Au tronc, éruption de syphilides à petites pustules.

Rien à la paume des mains, ni à la plante des pieds, ni sur la muqueuse de la cavité buccale.

Traitement : Injections de sublimé sous-conjonctivales. Onctions mercurielles. Guérison.

PLANCHE XLIII *b*

Tarsite gommeuse de l'œil gauche. — Trachome.

K. H..., vingt-quatre ans, admise le 14 novembre 1895.

La patiente souffre depuis plusieurs années d'un trachome ; elle fut infectée il y a trois ans, présenta un exanthème disséminé sur tout le corps et fit, pour ce, une cure d'onctions. Depuis une semaine, elle a la sensation d'une tumeur située sous la paupière supérieure de gauche.

État présent : La patiente est pâle, d'une constitution délicate. Tous les ganglions lymphatiques sont tuméfiés. Le cou et la nuque sont le siège d'une syphilide pigmentaire. Les deux amygdales sont volumineuses et crevassées. État de l'œil gauche : la conjonctive de la paupière inférieure présente diverses altérations provenant du trachome. La palpation externe de la paupière supérieure y révèle l'existence d'une tumeur de la grosseur d'une amande. La conjonctive du tarse est veloutée, fortement injectée. La conjonctive du bord convexe du tarse et de la portion de transition forme un bourrelet qui va se perdre en dedans dans le pli semi-lunaire légèrement infiltré. Au milieu de ce bourrelet, on constate une perte de substance superficielle, large comme une pièce d'un centime, dont le fond est blanc grisâtre et dont le bord présente une certaine dureté à la palpation.

Traitement : Onctions mercurielles. — A l'intérieur, iodure de potassium. Guérison après trente frictions.

PLANCHES XLIV, XLIV *a* ET XLV

Syphilides végétantes frambœsoïdes de la syphilis maligne précoce.

J. R..., vingt-cinq ans, prostituée, admise le 6 avril 1896.

Au mois d'avril 1895, la patiente fut traitée pour un chancre mou développé sur les organes génitaux. Au mois d'octobre 1895, elle contracta un chancre syphilitique de la grande lèvre droite de la vulve ; quelque temps après, parut un exanthème. Elle fut soumise à une cure d'onctions (trente-cinq frictions). L'affection actuelle date d'un mois.

État présent : Sur le cuir chevelu (pl. XLIV, XLIV *a* et XLV) se voient plusieurs excroissances verruqueuses, papillomateuses, couvertes de squames et de croûtes larges comme une pièce de deux francs et plus. On constate, en outre, des ulcérations serpigineuses sur un cartilage du nez, sur l'aile gauche du nez, sur l'avant-bras droit, au-dessous du sein gauche et sur le dos ; au tronc, on découvre çà et là des infiltrats papuleux.

La planche XLV appartient au même cas : elle représente les végétations frambœsoïdes du cuir chevelu, après le décollement des croûtes.

PLANCHE XLIV *a*

Syphilides végétantes framboesoïdes de la syphilis maligne précoce.

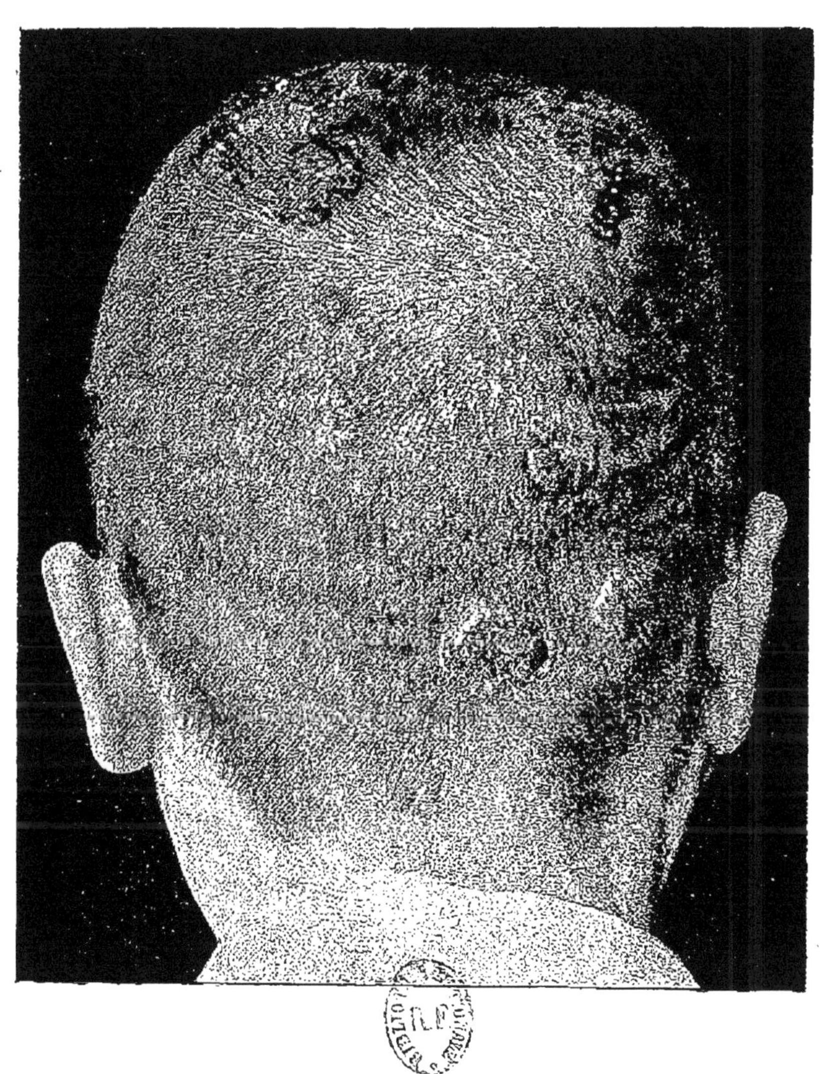

PLANCHES XLVI, XLVI *a* ET XLVII

Ulcérations gommeuses des grandes lèvres, de la commissure postérieure, de la petite lèvre droite et du vagin.

W. A..., vingt-six ans, bonne, admise le 15 juin 1896.

La patiente est syphilitique depuis 1890.

La seconde manifestation syphilitique, un exanthème pustuleux grave, fut traitée à l'hôpital en 1892.

La troisième, c'est-à-dire la présente, date de quelques semaines. La patiente est donc restée trois ans et demi sans présenter de symptômes appréciables de syphilis.

État présent : Les deux grandes lèvres, le clitoris, ainsi que les deux petites lèvres, sont augmentés de volume ; leur consistance n'est pas sensiblement exagérée. Sur le bord de la grande lèvre gauche se trouvent trois ulcères circulaires, de la dimension d'un haricot ; sur le bord de la droite (pl. XLVI et XLVI *a*) s'en trouvent deux autres grands comme une pièce de deux centimes ; enfin, au niveau de la commissure postérieure, on trouve deux ulcères plus étendus encore et séparés l'un de l'autre par une cloison. Les bords de ces ulcères sont nets, leur fond irrégulier et raviné est recouvert généralement d'une couche de tissu lardacé. D'autres ulcères analogues, mais plus petits, au nombre de onze, se découvrent sur la face externe de la petite lèvre droite, au niveau du vestibule et vers le milieu du vagin. Ils présentent les mêmes caractères que les autres plaies, mais ils n'atteignent ni leurs dimensions, ni leur profondeur (pl. XLVII).

Les ganglions inguinaux, palpables des deux côtés, sont fusiformes. Il y a des cicatrices pigmentées aux jambes, ainsi que çà et là à la peau du tronc.

Traitement : Les ulcères sont saupoudrés d'iodoforme ; on administre 1gr,50 d'iodure de potassium par jour. La plupart des ulcères sont cicatrisés au bout d'un mois. Les lèvres de la vulve sont encore tuméfiées. La patiente s'étant remise, on lui prescrit vingt frictions mercurielles. Guérison.

PLANCHE XLVI *a*

Ulcérations gommeuses des grandes lèvres, de la commissure postérieure de la petite lèvre droite et du vagin.

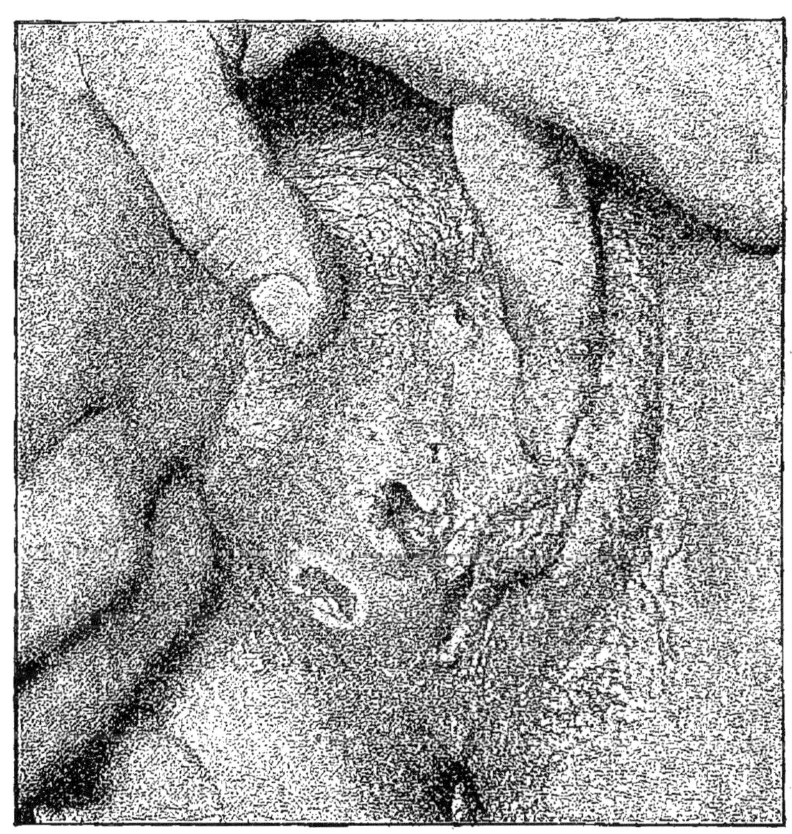

PLANCHE XLVIII *a*.

Ulcère gommeux du mamelon gauche.

H. R..., vingt-six ans, voyageur, admis le 9 octobre 1896.

Le patient est syphilitique depuis six mois et a subi pendant ce laps de temps l'action continuelle du traitement mercuriel. Malgré cela, survinrent sur tout le corps des ulcères dont le nombre s'éleva peu à peu à soixante-quatorze. Il souffre, en outre, d'une arthropathie du coude gauche.

État présent : Le bout du sein gauche est dévoré par un ulcère lardacé. L'aréole du sein est tuméfiée et profondément infiltrée. Sur le cuir chevelu, plusieurs ulcères pustuleux, recouverts de croûtes. — Sur l'orifice nasal du côté droit, il existe une rhagade avec infiltration de la base et de l'aile du nez. Sur la racine du pénis se trouve la cicatrice du chancre. De plus, on note encore plusieurs ulcérations en voie de cicatrisation, ainsi que des cicatrices pigmentées et desquamantes, consécutives aux nombreux ulcères mentionnés ci-dessus. Le patient est anémique, maigre ; il est très déprimé et se plaint de céphalalgies.

Traitement : Décoction de Zittmann. Cure d'onctions.

PLANCHE XLVIII *b*.

Gomme du sein.

C. R..., quarante et un ans, journalière, admise le 28 mai 1897. L'affection du sein gauche existe depuis un an ; elle n'a cessé de se développer et a commencé à s'ulcérer seulement à l'automne dernier. Auparavant, la patiente s'est toujours bien portée. Elle a quatre enfants, et n'a fait aucune fausse couche. Elle n'a pas allaité ses enfants.

État présent : Sur la partie externe du sein gauche, existent des cicatrices récentes et anciennes avec une infiltration profonde des tissus ; ces cicatrices s'étendent transversalement sur la glande mammaire en y déterminant des bourrelets qui la sillonnent dans toute son étendue. Autour de l'anus et sur le périnée, sur l'extrémité postérieure des grandes lèvres, on voit des cicatrices consécutives à des lésions papuleuses. Intumescence multiple des glandes inguinales des deux côtés, ainsi que des ganglions cubitaux et axillaires. Rien à la bouche, ni au pharynx.

Traitement : Iodure de potassium, $1^{gr},5$ par jour. Emplâtre gris.

PLANCHE XLIX

Rupia syphilitique.

R. M..., quarante-six ans, femme de garçon de café, admise le 12 juin 1896. Jusqu'à vingt-deux ans, la patiente n'a eu d'autre affection que des varicelles. Il y a cinq ou six ans, elle souffrit de violentes céphalalgies ; il y a deux ans, elle eut un ulcère sur la cuisse. Elle a eu deux enfants, l'un à vingt-quatre, l'autre à vingt-sept ans. Les enfants ont vécu longtemps ; elle n'a jamais eu de fausse couche. Elle nie toute affection vénérienne. Antécédents alcooliques certains. Les ulcères du bras datent de quatre mois.

État présent : La patiente est très amaigrie. Sur le bras gauche, au-dessus du coude, on trouve une agglomération d'ulcères de forme elliptique, dont la plupart sont recouverts de croûtes en forme de rupia. La cicatrice n'affecte que la peau. La périphérie du placard ulcéreux présente, surtout en haut, un épiderme qui s'exfolie partiellement.

En deux endroits on distingue des lésions superficielles récentes. Sur le bras droit s'étendent jusqu'au-dessous du coude des efflorescences vésiculaires de forme semi-circulaire dont une partie est déjà cicatrisée, tandis qu'une autre est recouverte de croûtes rupiacées. Adénopathie générale — Au niveau du pli génito-crural gauche, ainsi que sur le bord des deux grandes lèvres, on distingue des cicatrices blanchâtres. — Les viscères ne présentent rien d'anormal, sauf une ancienne lésion du sommet du poumon.

Les croûtes étant décollées, on voit à leur place des ulcères ronds et ovoïdes qui entament la peau et sont recouverts d'un enduit lardacé.

Traitement: Pendant quinze jours, applications de précipité rouge et administration à l'intérieur d'iodure de fer ; les ulcères se cicatrisent en laissant subsister un peu de rougeur de la peau.

PLANCHES L ET L *a*

Ulcères gommeux serpigineux.

F. P..., vingt-huit ans, admise le 10 février 1896.

La patiente fut infectée à l'âge de dix-huit ans et traitée alors avec des frictions. Elle n'a présenté aucune récidive jusqu'il y a quinze mois, époque à laquelle parut sur la région latérale du cou une tumeur qui fut bientôt suivie de beaucoup d'autres en divers points du corps. Ces tumeurs se ramollirent en donnant lieu à des ulcères qu'une cure d'onctions fit disparaître en ne laissant subsister que des cicatrices.

Les ulcères de la cuisse droite et de la jambe gauche sont survenus depuis six semaines.

État présent : Les organes génitaux ne présentent pas d'altérations. Tous les ganglions sont tuméfiés. Le tronc et les extrémités sont couverts de cicatrices de dimensions diverses, les unes pigmentées, les autres blanches, et qui attestent, d'après leur forme, la configuration serpigineuse des ulcérations antérieures Çà et là et surtout dans le voisinage des seins le long du bord inférieur des côtes, au-dessus de la tête de l'humérus droit, sur les surfaces de flexion et d'extension, sur l'extrémité supérieure du bras gauche, sur les deux régions cervicales latérales, enfin au-dessus des sourcils, on distingue des placards éruptifs, remarquables par leur couleur rouge livide, par leur proéminence marquée, la saillie de leurs bords et par les croûtes d'un brun sale qui les recouvrent en certains points et qui, notamment au haut du bras gauche, atteignent les dimensions d'une pièce de deux centimes. Le centre de ces éléments est formé de cicatrices blanchâtres et brunâtres dont la périphérie est rouge, plissée et délimitée par une zone d'infiltration marginale. Celle-ci est composée d'infiltrats gommeux et confluents. Quelques ulcérations ne sont recouvertes que de croûtelles sans épaisseur. Les gommes plus anciennes sont, au contraire, recouvertes de croûtes stratifiées. Vers le tiers inférieur de la jambe gauche se voit un ulcère nettement délimité, de la dimension d'une pièce de deux centimes, dont le fond est recouvert de pus. Sur le bord interne de la cuisse droite, au-dessus de l'articulation du genou, existe une autre perte de substance présentant un caractère analogue.

Rien à la muqueuse buccale, ni à la muqueuse pharyngienne.

Traitement : Application locale de précipité blanc (5 p. 100) ; cure d'onctions à 5 grammes d'onguent gris. Rapide disparition des symptômes cutanés existants. Sur sa demande, la patiente est congédiée avant la guérison complète.

PLANCHE L *a*. — **Ulcères gommeux serpigineux.**

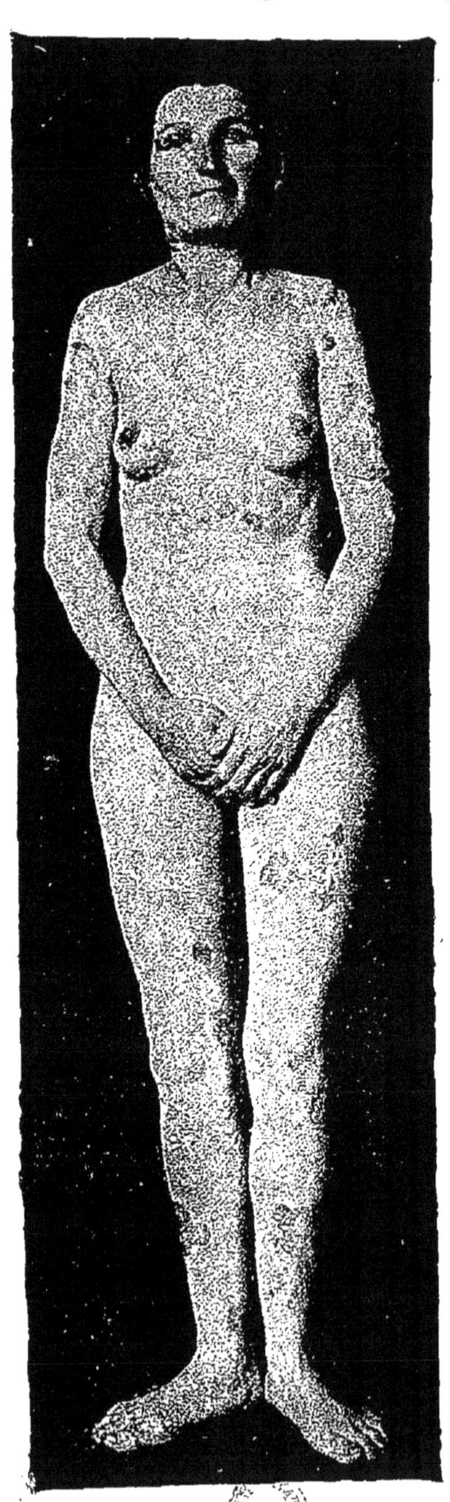

[library stamp]

PLANCHE LI

Ulcères gommeux serpigineux du mollet droit.

P. T..., trente ans, admise le 20 avril 1896.

Il y a quatre ans, la patiente acquit de son mari, qui présentait alors une éruption cutanée, une affection qui débuta par l'amygdale gauche. Survint une intumescence considérable des ganglions cervicaux, à laquelle vint s'ajouter plus tard une éruption accompagnée de violentes céphalalgies. Depuis, elle suivit une thérapeutique de symptômes, mais son traitement n'eut aucune régularité. Il y a onze mois, elle remarqua sur sa jambe gauche des tumeurs qui se transformèrent rapidement en ulcères. Elle a eu sept enfants, dont le dernier présente une éruption cutanée.

État présent : Sur le mollet droit, on trouve une agglomération d'infiltrats et d'ulères gommeux dont le caractère serpigineux est typique ; au milieu de ce groupe, on distingue la cicatrice d'ulcères déjà fermés ; vers la périphérie se trouvent des ulcères, de dimension variable, circulaires ou elliptiques, dont les bords sont franchement découpés et le fond recouvert de granulations, et de résidus de tissu mortifié. Des ulcères analogues s'observent au-dessus de l'articulation du genou gauche. Dans la région inguinale droite et sur la grande lèvre du même côté existent encore des vestiges d'infiltrats et des cicatrices de papules. Le tronc et les extrémités présentent quelques taches pigmentaires. Tuméfaction peu considérable des ganglions inguinaux, typique des ganglions cervicaux.

Traitement : Application locale de précipité rouge ; administration interne d'iodure de potassium ; vingt et une frictions mercurielles. Guérison.

PLANCHE LII

Gomme cutanée de la région dorsale du pied, gomme du pharynx.

B. M..., trente-sept ans, mariée, admise le 19 décembre 1895. Elle déclare nasiller depuis l'âge de huit ans. L'anamnèse ne révèle rien de particulier dans son ascendance, Elle a eu six enfants qui tous sont morts dans la première année, de maladies intercurrentes.

État présent : Le voile du palais et la luette font complètement défaut, ce qui permet de découvrir très haut l'espace naso-pharyngien. La paroi postérieure du pharynx présente un point ulcéreux, recouvert d'une substance jaunâtre et large comme une pièce de deux centimes.

Sur le dos du pied droit, au niveau de l'articulation phalangienne des quatrième et cinquième métatarsiens, se trouve un ulcère qui présente à peu près les dimensions d'une pièce de cinq francs et dont la surface est couverte de granulations proliférantes. Les bords, du moins là où ils sont encore conservés, sont entaillés nettement sans adhérences à la masse des granulations, de telle sorte qu'on peut, avec une sonde, pénétrer sous ces bords décollés jusqu'à une profondeur de 2 à 4 millimètres. La perte de substance s'étend en profondeur jusqu'aux gaines tendineuses. Cependant, les mouvements des doigts du pied sont absolument libres. Traitement chirurgical.

PLANCHE LII *a*

Gommes ulcérées des enveloppes crâniennes

K. E..., cinquante ans.

La patiente a été, depuis trois ans, traitée à plusieurs reprises pour des symptômes syphilitiques graves.

État présent : Sur l'os pariétal droit, on trouve une perte de substance ayant presque les dimensions d'une pièce de cinq francs ; au fond de cette plaie, l'os est à nu. La peau est décollée à la périphérie. Une tumeur plus petite, grande comme une pièce de deux centimes, se trouve sur l'os frontal droit; une troisième, analogue, à l'occiput. Une périostite gommeuse affecte le tibia droit. La patiente présente un état d'émaciation et d'amaigrissement considérable, ainsi que de l'œdème des extrémités inférieures. L'application d'un traitement local soigné, et l'administration de fortifiants destinés à relever l'état général, eurent pour effet la disparition des gommes.

PLANCHE LII *a*

Gommes ulcérées des enveloppes crâniennes.

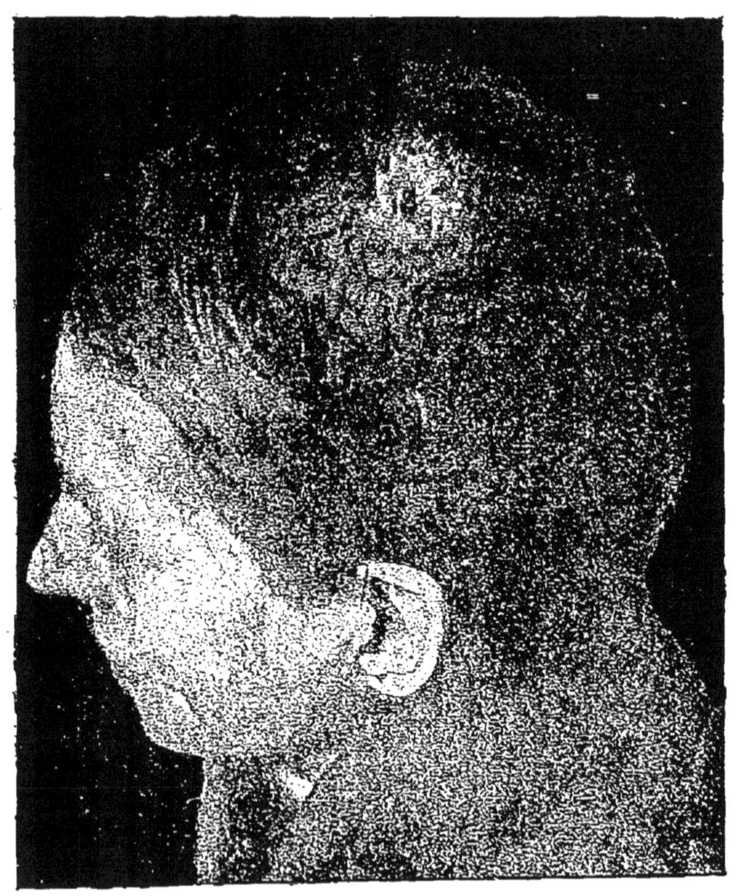

PLANCHE LIII

Gommes des ganglions lymphatiques du cou, avec destruction de la peau.

B. K..., trente-deux ans, bonne, admise le 5 octobre 1895.

L'anamnèse ne permit pas d'établir l'hérédité dans ce cas. La patiente dit avoir parfois ressenti des céphalalgies nocturnes. Il y a deux ans, elle fut en traitement à la clinique des maladies de la gorge, et il y a un an, à la clinique chirurgicale pour un ulcère du membre inférieur. Elle n'a jamais été soumise à un traitement général pour syphilis ; elle nie toute infection syphilitique.

État présent : Le 25 octobre 1895, la patiente a un bon état général, quoique un peu pâle. Les organes internes sont normaux, la menstruation régulière. Pas de grossesse.

Sur les lèvres externes de la vulve, ainsi que sur le reste des organes génitaux, on ne constate aucune altération. Il y a une syphilide pigmentaire typique de la peau du cou et de la région cervicale. Sur le côté externe du mollet gauche, on trouve une cicatrice atrophique, profonde et circulaire ; au-dessus de la malléole externe de gauche, existe une cicatrice d'environ 4 centimètres carrés, qui adhère à l'os et présente des contours irréguliers, de forme elliptique et circulaire. Le voile du palais et la luette présentent des déformations cicatricielles.

Les ganglions inguinaux sont, pour la plupart, tuméfiés et durs ; l'intumescence des ganglions des deux régions axillaires est encore plus prononcée. Celle des ganglions situés au-dessus de l'articulation des coudes est moins accentuée.

Tous les ganglions du cou, notamment ceux des régions sous-maxillaire et sus-claviculaire, sont tuméfiés au point d'atteindre les dimensions d'un œuf de pigeon ; de plus, ils sont durs à la palpation. En deux points, correspondant l'un à un ganglion sous-maxillaire, l'autre à un ganglion sus-claviculaire, on trouve une ulcération elliptique, longue de 1 centimètre, détruisant complètement la peau et présentant des bords nets, taillés à pic ; l'ulcération supérieure présente un fond recouvert de tissu nécrosé ; l'inférieure est purulente et recouverte d'une couche de tissu putrilagineux blanc jaunâtre. La peau qui recouvre les autres ganglions tuméfiés n'est pas adhérente.

Traitement : Administration de 1gr,5 d'iodure de potassium par jour ; pansement local avec de l'iodoforme tout d'abord, plus tard avec de l'emplâtre gris. Les ulcères se fermèrent, les tumeurs ganglionnaires se résorbèrent, et la patiente put, au bout de trente-huit jours de traitement, être congédiée, la région du cou complètement guérie.

PLANCHES LIV ET LIV *a*

Ulcères gommeux de la peau et d'un ganglion inguinal.

W. H..., quarante-six ans, ouvrier tailleur, admis le 21 janvier 1896 (mort le 7 janvier 1897).

En 1892, le patient présenta une éruption pustuleuse de la peau disséminée sur tout le corps, mais notamment sur le tronc. Il ignorait la nature de son mal.

État actuel : Le corps est parsemé de cicatrices cutanées provenant de cette éruption. Les unes sont pigmentées, les autres atrophiques. A la surface interne de la cuisse gauche se trouvent cinq ulcères dont les dimensions varient entre celles d'une pièce de deux centimes et celles d'une pièce de deux francs ; ils traversent la peau et présentent un fond légèrement granuleux, en partie recouvert de pus.

Dans la région inguinale se trouve une plaie de forme allongée, un peu plus étendue que les autres ulcères et dont le siège correspond à celui d'un ganglion inguinal situé superficiellement et en voie de ramollissement. Les autres ganglions lymphatiques sont durs, mais peu tuméfiés. Le patient, qui est pâle, amaigri, tient sa jambe et sa cuisse repliées. Les articulations mêmes ne sont pas affectées. L'administration d'iodure de potassium et le traitement local à l'iodoforme n'eurent aucune action sur les tumeurs gommeuses. On prescrivit alors des frictions mercurielles. Le 24 mars, à la suite de trente frictions, il se produisit une végétation granuleuse des plaies, en même temps qu'une lisière cicatricielle ; cependant, on est obligé de cesser les frictions par suite d'une gingivite violente et d'une stomatite localisée aux points de contact de la muqueuse des joues et des dents. Malgré tous les soins, l'état des ulcères ne s'améliore pas plus que l'état général du patient, pâle et hébété. A la fin du mois de septembre, les plaies avaient à peine diminué d'étendue.

Au commencement du mois d'octobre se produisit une tuméfaction d'un ganglion de la région inguinale droite. La peau qui la recouvre s'enflamme, s'ulcère et laisse s'écouler une sécrétion séro-sanguinolente. Au bout de trois semaines, la plaie se déterge et l'on aperçoit, au fond de l'ulcération, les vestiges du ganglion (pl. coloriée).

Le 21 octobre, un érysipèle, qui part du sillon inguinal droit,

PLANCHE LIV *a*

Ulcères gommeux de la peau et d'un ganglion inguinal.

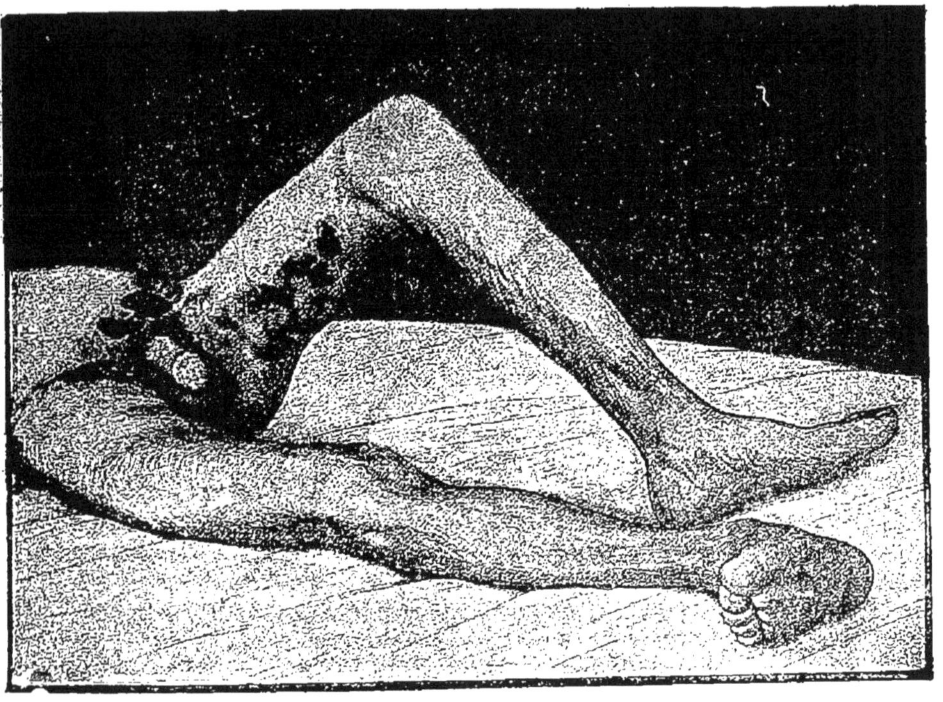

s'étend jusqu'au milieu de la cuisse ; apparition d'une escarre dans la région sacrée de gauche.

L'application de compresses humides, une diète appropriée et des changements de position font disparaître l'érysipèle. Cependant, le 24 octobre, le patient se plaint encore de violentes douleurs ressenties dans l'articulation de la hanche droite, qui est rouge et tuméfiée. La rougeur et la tuméfaction disparaissent également à la suite d'une administration de salicylate de soude et de l'application de cataplasmes froids. L'ophtalmoscopie révèle la décoloration de la pupille et un commencement d'atrophie.

Le patient se plaint d'un prurit cutané considérable, L'urine ne contient pas de sucre et peu d'albumine. Le dépôt renferme de grandes quantités de leucocytes, de cellules épithéliales, mais pas d'éléments rénaux.

Une bronchite affecte les grosses bronches de tout le poumon. Fièvre modérée. Le patient dépérit de plus en plus, tombe dans un état de stupeur et meurt le 7 janvier 1897.

Autopsie : Corps petit, très amaigri. La peau de la région inguinale gauche est détruite sur une étendue large comme la main. Une autre perte de substance analogue, un peu moins étendue qu'une pièce de cinq francs, se voit dans le creux poplité droit. Sur le côté postérieur de la cuisse gauche existe une cicatrice assez grande, non adhérente aux muscles ; une autre, plus petite, existe sur le côté externe de la cuisse gauche et au-dessus de la tête du péroné. La substance cérébrale est œdémateuse. Rien d'anormal dans les vaisseaux de la base.

Les deux poumons sont œdématiés, sans aucune adhérence. Dans les bronches des lobes inférieurs, on trouve une sécrétion purulente assez abondante.

Le cœur est petit, contracté. Le myocarde est jaune brun. Les valvules et les vaisseaux ne présentent pas d'altérations. — Le foie, un peu petit, est légèrement sclérosé. Sur toute la surface, les lobules font une saillie d'un jaune graisseux et se détachent sur le tissu conjonctif rougeâtre intercalaire La surface de section présente le même aspect. Sur le lobe droit du foie, on voit une tumeur jaunâtre, calcifiée, de la dimension d'un petit pois.

La rate est augmentée de volume, molle ; le stroma est condensé ; la surface de section a un léger brillant cireux. — Les deux reins sont fortement sclérosés ; la capsule se détache facilement. La surface est brillante, avec quelques points ecchymotiques à la surface de section. Le bassinet est distendu, rempli d'un liquide floconneux. La muqueuse est mouchetée de nombreuses hémorragies.

La vessie est dilatée au plus haut degré et renferme de l'urine claire. La muqueuse en est par places fortement injectée.

Diagnostic : Syphilis ancienne. Cirrhose du foie. Dégénérescence amyloïde des reins et de la rate. Néphrite subaiguë. Atrophie du cœur. Cachexie et marasme général.

PLANCHE LV

Gommes phagédéniques des tissus.

H. A..., vingt-neuf ans, bonne, admise le 9 mai 1896.

Étant enfant, la patiente eut la diphtérie et la variole. A huit ans, elle présenta une affection du péroné gauche. L'affection actuelle du membre supérieur gauche existe depuis un an. La patiente ne fut réglée qu'à dix-neuf ans ; la menstruation a toujours été régulière. Au mois d'août 1895, elle a accouché d'un enfant, qui mourut au bout d'un mois.

État présent : La patiente est de constitution faible, amaigrie. Les dents sont en mauvais état. Le nez est aplati. Le pharynx présente des cicatrices. Les vestiges du voile du palais sont collés contre la paroi pharyngienne postérieure. La luette fait défaut.

Au-dessus de l'acromion et de l'articulation de l'épaule gauche se trouve une cicatrice rayonnante, parfaitement mobile. Elle provient d'une ulcération qui affecta la patiente l'année dernière, après sa délivrance ; peu après, se développa une ulcération sur le bras gauche : celle-ci dura deux mois. Les cicatrices rétractées qui persistent sont directement adhérentes à l'os. De la même époque date la raideur de l'articulation du coude. Au commencement de 1896 se développa l'ulcère de la face antérieure du bras, puis celui du tiers supérieur de l'avant-bras et de l'articulation du coude. Le bras gauche est maintenu en extension. La main est fortement fixée en pronation ; la flexion du coude et la supination ne peuvent s'effectuer qu'à un faible degré. Le radius paraît épaissi et tuméfié dans ses deux tiers supérieurs ; il en est de même de l'extrémité inférieure du bras. La surface externe du bras est couverte par une ulcération longue de 9 centimètres et large de 3 centimètres. Ses bords présentent déjà une fine lisière cicatricielle à laquelle se rattachent çà et là des granulations. Son fond se compose de fibres musculaires nécrosées d'un jaune grisâtre sale. Plus bas, vers la surface de flexion du coude, s'élève un fort bourrelet chéloïdien à la limite externe duquel se trouve un ulcère ovalaire allongé, d'un diamètre de 2 centimètres, et séparé de l'ulcère qui vient d'être décrit par un pont cicatriciel large de un demi-centimètre. Au milieu de cet ulcère subsiste un vestige de peau sphacélée de couleur brunâtre. Le tissu cellulaire sous-cutané est imprégné de sérosité et est à nu entre le bord de l'ulcère et ce vestige de peau sur une largeur de 3 à 4 centimètres. Un peu plus bas encore, se trouve un troisième ulcère à fond également séro-purulent et qu'un pont de tégument conservé sépare en deux parties égales. Enfin, à ce dernier se rattache un quatrième ulcère long d'environ 5 centimètres et qui occupe le tiers supérieur de l'avant-bras. Sa partie interne est couverte de granulations et présente une adhérence cicatricielle au radius. Vers la partie externe de cet ulcère, subsistent également des lambeaux de peau en voie de sphacèle, ainsi que du tissu cellulaire sous-cutané de couleur brunâtre, qui ne fournit qu'une faible exsudation séreuse. Ce quatrième ulcère est situé entre le radius et le cubitus, au-dessus du muscle interosseux, et paraît avoir eu son point de départ dans le radius. Vers la surface de flexion du coude sont situés le bourrelet et les deux ulcères qui l'avoisinent. Le radius est affecté de périostose dans son tiers inférieur; le reste en est irrégulièrement épaissi. Le cubitus paraît moins affecté.

Sur le côté externe du mollet gauche se trouve une cicatrice longue de 10 centimètres et qui adhère à l'os ; elle provient de l'affection du péroné dont il a été question antérieurement. — Pas d'altération des organes génitaux. Autour de l'anus se voient des cicatrices atrophiques, blanchâtres, qui datent probablement de l'époque de la variole. — Les ganglions inguinaux, ainsi que les autres ganglions du corps, sont petits.

PLANCHE LVI *a*

Destruction du voile du palais par ulcération gommeuse.

S. M..., vingt-cinq ans. La patiente ne sait à quelle époque son mal a commencé. Elle dit ressentir, depuis trois semaines, des douleurs dans le cou.

État présent : Sur le bord des grandes lèvres, on voit plusieurs cicatrices aréolaires blanchâtres, dépourvues de poils. D'autres cicatrices analogues, mais réticulées, s'observent sur la fesse gauche, près de l'anus, et dans le vestibule vaginal. Il y a, de plus, des points cicatriciels sur la face interne des petites lèvres. Les ganglions inguinaux sont fusiformes et durs. — Le voile du palais fait défaut presque jusqu'à son point d'insertion sur la voûte palatine. Le bord de la plaie est couvert de vestiges de tissu nécrosé. Cette ulcération a également affecté les bords des piliers.

Traitement : Quinze frictions et, intérieurement, 64 grammes d'iodure de potassium.

BIBLIOTHÈQUE NATIONALE R.F. IMPRIMÉS

PLANCHE LVI *b*

Gomme de la paroi postérieure du pharynx.

R. R..., trente-neuf ans, sans profession, admise le 6 janvier 1896.

La patiente fournit les indications suivantes : Elle est mariée depuis onze ans ; elle n'a pas été enceinte. Elle souffre d'une « affection du nez » depuis trois ans ; la sécrétion nasale est devenue fétide. Il y a régurgitation d'aliments liquides et solides depuis environ huit jours. Cet accident s'est produit d'une manière subite. Le mari de la patiente reconnaît avoir contracté la syphilis il y a trois ans.

État actuel : On ne trouve pas, sur les organes génitaux, de vestiges d'une infection spécifique. A l'anus, on voit une cicatrice un peu plus volumineuse qu'un petit pois, encore rouge. Intumescence des ganglions inguinaux.

Le voile du palais est détruit ; la luette fait complètement défaut. Ce qui en subsiste est rattaché par des cordons cicatriciels à la paroi postérieure du pharynx. Au niveau de la paroi rétro-pharyngienne existe une perte de substance de forme ovalaire, longue d'environ un demi-centimètre et ayant une largeur transversale de trois quarts de centimètre. Cette lésion est déprimée au centre, aplatie vers les bords, recouverte en partie d'une croûte noirâtre qui commence à se dessécher. A droite de cette perte de substance, on distingue encore l'orifice de la trompe d'Eustache. L'examen rhinoscopique ne révèle pas d'altérations.

Nasillement ; odeur fétide.

Traitement : Onctions mercurielles ; iodure de potassium.

A la suite de vingt-cinq frictions, l'ulcère de la paroi postérieure du pharynx est complètement nettoyé et cicatrisé.

La patiente est renvoyée, guérie, le 11 février 1897.

PLANCHE LVII

Glossite gommeuse.

A. F..., vingt-cinq ans, bonne, admise le 28 octobre 1890. Durée du traitement : un mois.

C'est la deuxième atteinte de la patiente. Elle présente, depuis trois mois, un ulcère lingual. Il y a cinq ans, elle a été en traitement, pendant trois mois, pour un ulcère spécifique, dans la division syphilitique de l'hôpital de Wied.

État actuel : Il n'existe, ni sur la peau, ni dans l'appareil ganglionnaire, de signes quelconques d'une affection spécifique ancienne ou actuelle. Lorsque la patiente ouvre la bouche à demi et qu'elle avance la langue le plus qu'elle peut, on aperçoit, sur la partie gauche de celle-ci, une tumeur faisant une saillie de 3 à 4 millimètres au-dessus du niveau du dos de la langue, et qui en occupe toute la partie postérieure. Elle est très dure à la palpation et occupe toute l'épaisseur de l'organe. A sa surface, la tumeur est sillonnée par un ulcère long de plus de 3 centimètres. Au milieu de la langue s'étend, jusqu'à sa pointe, une infiltration néoplasique ulcérée en trois endroits différents.

Traitement : Iodure de potassium. Cure d'onctions commencée le 17 novembre. Pendant le traitement, l'infiltrat se résorbe, l'ulcère se cicatrise. La patiente est renvoyée, guérie, à la suite de quinze frictions.

BIBLIOTHÈQUE NATIONALE R.F. IMPRIMÉS

PLANCHE LVIII

Exanthème papulo-pustuleux chez un syphilitique héréditaire.

S. K..., admis le 8 juillet 1897, âgé d'environ un mois, pesant 2 600 grammes. Il est dans un état de marasme très avancé ; de plus, affecté de bronchite et de catarrhe intestinal. La peau, pâle, plissée, est entièrement parsemée d'efflorescences syphilitiques ; sur le front, autour de la bouche, ainsi que sur le tronc et sur les membres, se trouvent des papules de couleur rouge pâle et des vésicules contenant de la sérosité ; l'épiderme qui les recouvre est flasque et tend à s'ulcérer. Le patient meurt le lendemain de son admission.

Autopsie : Bronchite, pneumonie lobulaire bilatérale, tumeur de la rate, hépatite, catarrhe gastro-intestinal, ostéo-chondrite syphilitique à la limite qui sépare l'os et le cartilage des tibias.

PLANCHE LIX

Exanthème papulo-pustuleux chez un syphilitique héréditaire.

Sur les jambes et sur la plante des pieds du nourrisson s'observent des efflorescences vésiculeuses et papuleuses grandes comme des lentilles ou des petits pois. Leur contenu est purulent et leur périphérie inflammatoire.

F. J..., né le 9 juin 1897, admis à l'hospice des Enfants-Trouvés, le 10 juin 1897. Il pèse 3900 grammes lors de l'admission. La mère paraît bien portante et saine.

Le 15 juin, éruption d'un exanthème principalement papuleux à la plante des pieds et à la paume des mains. Le 16 juin, une éruption principalement papuleuse couvre les surfaces d'extension des extrémités inférieures, les fesses et la peau du dos. Entre les papules se voient des efflorescences vésiculeuses et pustuleuses. Rien au nez.

Dans la suite se produisent les symptômes d'une pneumonie lobulaire bilatérale et d'un catarrhe gastro-intestinal. Le poids va toujours diminuant ; mort le 26 juin 1897.

Autopsie : Pneumonie lobulaire des lobes inférieurs des poumons ; infiltration du foie ; tumeur de la rate ; catarrhe gastro-intestinal, pas d'ostéo-chondrite.

PLANCHES LX *a-c*

Syphilis héréditaire.

(Kératite parenchymateuse, syphilis des os du nez, dents d'Hutchinson.)

K. A..., vingt ans, domestique, admis le 5 juin 1897.

Le patient déclare avoir été malade de l'œil droit, il y a neuf ans. L'œil gauche est affecté depuis quinze jours. Il y a du larmoiement et de la photophobie.

État actuel : Le développement du corps, de structure normale, est cependant infantile, malgré l'âge du patient (vingt ans). L'ossature, et notamment les extrémités, sont délicates ; les organes génitaux infantiles ; les poils du pubis rares. Le crâne dolychocéphale compact, comparé aux extrémités délicates, paraît très développé. Le nez est affaissé, en forme de selle (pl. noire, LC *c*). Les lèvres, notamment la lèvre supérieure, sont un peu gonflées, hyperplasiées. A l'inspection de la cavité nasale, on découvre une défectuosité tant de la portion cartilagineuse que de la portion osseuse du vomer ; la sonde, introduite, se heurte à un os rugueux. En soulevant la lèvre supérieure, on voit une nécrose étendue de la mâchoire supérieure. Les dents présentent le caractère de celles que Hutchinson attribue aux hérédo-syphilitiques.

Examen ophtalmoscopique fait par le professeur Bergmeister : L'œil droit est divergent, et présente au centre des traces d'une lésion parenchymateuse. La pupille réagit promptement. L'œil gauche présente de l'irritation ciliaire, de l'intumescence du limbe sur le bord supérieur ; la cornée avoisinante est mate.

Traitement : Atropine, cure d'onctions. Le 11 juin : L'œil gauche a perdu sa rougeur ; dans la partie supérieure de la cornée subsiste un peu de trouble. 11 juillet : Le patient, guéri, est congédié.

PLANCHE LC *c*

Syphilis héréditaire.

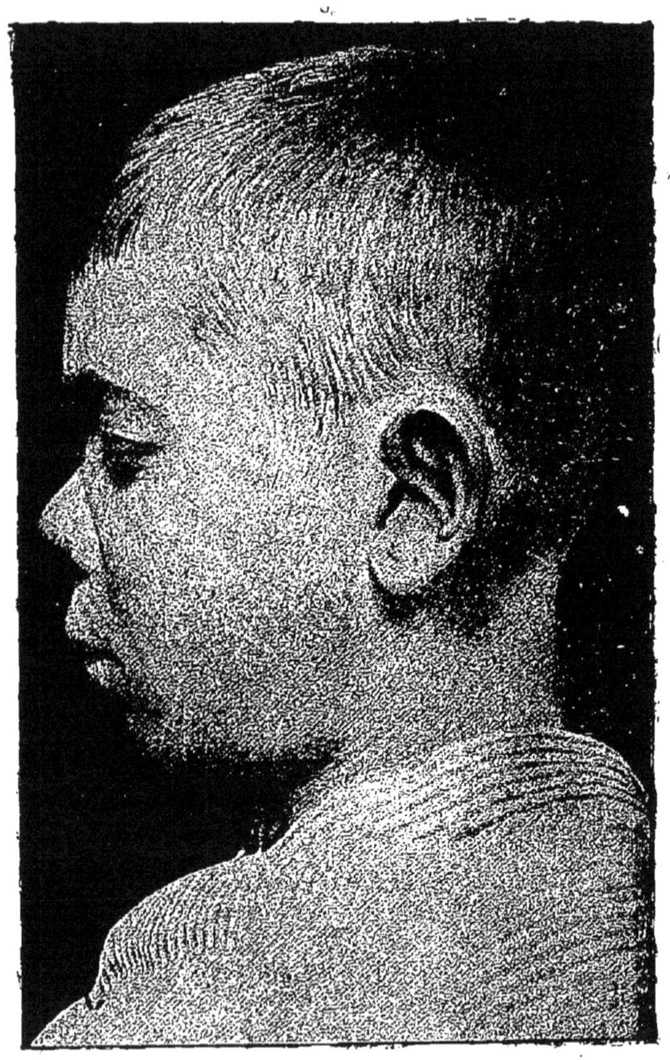

PLANCHE LXI

Chancre simple sur le prépuce et sur le gland du pénis.

V. E..., vingt-six ans, mécanicien, admis le 17 septembre 1896. Le patient est malade pour la première fois. Dernier coït, il y a quinze jours ; cinq jours après, apparition des ulcères. Sur le côté gauche de la face interne du prépuce se trouvent deux chancres simples assez étendus dont le voisinage est modérément inflammatoire, et dont les bords sont devenus purulents ainsi que le fond. Cinq autres ulcères plus petits, grands comme des lentilles, ainsi qu'un autre, inoculé au gland, représentent la nouvelle génération d'ulcères dus à l'auto-inoculation. A la suite de cautérisations, les ulcères se nettoient et se cicatrisent.

MRACEK. — Atlas-Manuel de la syphilis. 29*

PLANCHE LXII

Chancres simples confluents sur la peau du pénis. Adénite inguinale droite.

K. J..., vingt-neuf ans, cocher, admis le 26 novembre 1896.

Le patient dit être malade pour la première fois ; il a constaté, il y a quinze jours, l'apparition des ulcères ; il a pratiqué le coït il y a trois semaines.

État actuel : Au milieu de la peau du pénis se trouve un chancre simple assez étendu, né de la confluence de plusieurs ulcères ; un ulcère plus petit, séparé du précédent par un pont étroit, est situé plus en avant du prépuce. Les deux ulcères entamant profondément la peau, ont des bords nets, anfractueux, sécrètent du pus en abondance et présentent une tendance extensive manifeste. Le voisinage est rouge ; les vaisseaux lymphatiques de la région dorsale du pénis déterminent une rougeur sur leur parcours. Dans la région inguinale droite se trouve une tumeur, grosse comme un poing d'enfant, rougie au centre, douloureuse à la pression et légèrement fluctuante.

Traitement : Application locale de poudre d'airol ; ouverture de l'adénite. Guérison.

PLANCHE LXIII

Paraphimosis consécutif à des chancres simples. Adénite inguinale bilatérale suppurée.

S. F..., vingt et un ans, ouvrier gantier, admis le 30 janvier 1897.

Dernier coït, il y a sept semaines. Il y a un mois, développement des ulcères ; il y a quinze jours, développement de l'adénite.

État actuel : Le prépuce est œdémateux, rétracté et irréductible. Dans la région du frein se trouvent des chancres simples très étendus, en voie d'ulcération suppurative ; il s'en trouve un plus petit sur un pli du prépuce œdémateux rétracté. Les ganglions inguinaux sont tuméfiés des deux côtés ; la peau qui les recouvre est rouge ; à gauche, il y a un commencement d'ulcération. Eczéma vésiculeux de la région pubienne par abus d'onguent gris.

Traitement : Bains de cuivre pour le membre : poudre d'iodoforme pour les ulcères. Ouverture des ganglions inguinaux suppurés.

Dans la suite, le chancre du frein se trouve être un chancre syphilitique, et des syphilides papuleuses se déclarent sur le tronc et obligent le patient à se soumettre à une cure d'onctions.

PLANCHE LXIV

Lymphangite suppurative du dos de la verge avec sphacèle des téguments.

(Bubonulus Nisbethii.)

N. B..., vingt-deux ans, serrurier, admis le 1er février 1897.

Il y a trois semaines, apparition des ulcères. Il y a huit jours, phimosis et petites tumeurs sur le dos du pénis. Dernier coït il y a deux mois.

État actuel : Forte tuméfaction inflammatoire du prépuce. Ecoulement de sécrétion purulente par l'ouverture rétrécie. Au milieu de la région dorsale du pénis existe une tumeur dont la forme et les dimensions sont celles de la moitié d'une noix et qui, à son sommet, présente une coloration brun noirâtre occupant l'étendue d'une pièce d'un centime. La tumeur est fluctuante, L'escarre commence à se détacher, à sa partie antérieure, de son voisinage enflammé. La pression exercée sur elle fait sourdre goutte à goutte un pus liquide provenant de la tumeur. Les ganglions inguinaux sont la plupart tuméfiés des deux côtés, notamment à droite. Au bout de quelques jours, l'abcès se vide complètement, les téguments sphacélés tombent et mettent à jour une perte de substance dont le bord supérieur, du côté du pubis, est fistuleux, et dont le fond, couvert de pus, présente une sécrétion abondante.

Application de poudre d'iodoforme. Guérison. Suppression du phimosis par voie opératoire.

PLANCHE LXV

Abcès des glandes de Bartholin.

L. J..., dix-neuf ans, prostituée, admise le 20 mars 1896.

La patiente ne savait pas qu'elle avait la blennorragie. Cette tuméfaction douloureuse débuta il y a six jours. La grande lèvre de gauche est transformée en une tumeur inflammatoire, grosse comme un poing d'enfant ; elle est rouge dans toute son étendue, douloureuse, et présente près de la fente vulvaire un tégument aminci de ton livide, sous lequel existe une fluctuation très sensible. Ce gonflement refoule la lèvre droite, ainsi que le pli génito-crural gauche.

Traitement : Incision de l'abcès.

PLANCHE LXVI

Blennorragies, cavernites.

J. R..., vingt-deux ans, pâtissier. Durée du traitement : Du 12 février au 20 avril 1897.

L'affection existe depuis huit jours. Dernier coït il y a quinze jours. Blennorragie aiguë. Pendant le traitement à l'hôpital, se manifestent des symptômes qui consistent en une forte tuméfaction de la face inférieure du pénis et en une sensibilité douloureuse du même côté, notamment à la pression. Le membre paraît infléchi, décrivant une courbe dont la concavité regarde en haut. Incision à droite du raphé du pénis après apparition de la fluctuation. Écoulement d'une certaine quantité de pus crémeux.

Drainage. La plaie se ferme bien.

Le patient, guéri, est renvoyé le 20 avril.

PLANCHE LXVII

Condylomes acuminés.

G. S..., vingt-quatre ans, bonne, admise le 18 août 1896.

La patiente dit souffrir, depuis cinq mois, d'un écoulement. Les végétations qui se voient sur les parties génitales existent depuis deux mois.

État actuel : Les grandes lèvres, le périnée jusqu'à l'orifice anal, ainsi que la région s'étendant jusqu'aux plis génito-cruraux, sont envahis par une masse verruqueuse, bosselée, composée de végétations papillomateuses. La surface en paraît macérée par places, pourvue à d'autres places d'un revêtement épidermique épaissi, blanc grisâtre; elle présente enfin des points qui sont d'un rouge vif. En écartant les grandes lèvres, on voit les petites lèvres et le vestibule de couleur rouge vif et garnis de végétations papillomateuses, les unes isolées, les autres confluentes. Blennorragie de l'urètre. Sécrétion purulente du col de l'utérus.

Traitement : Ablation des condylomes sous chloroforme.

PLANCHE LXVIII

Condylomes acuminés dans le sillon coronaire et sur la face interne du prépuce enflammé, avec nécrose partielle de celui-ci.

Par l'effet de la pression, le côté gauche du prépuce est devenu sphacélique. Le côté droit du prépuce est évasé dans la même direction et rabattu. De la poche préputiale ainsi élargie émergent le gland et les végétations condylomateuses. Celles-ci sont en partie recouvertes d'un pus verdâtre.

PLANCHE LXIX

Condylomes acuminés à la portion vaginale.

Cz. A..., dix-neuf ans, prostituée, admise le 12 octobre 1896.

Il y a un mois, la patiente fut renvoyée d'un hôpital où elle avait été en traitement pour blennorragie et condylomes acuminés. Depuis quatre jours (?), prétend-elle, de nouveaux condylomes sont apparus.

État présent : Blennorragie urétrale aiguë. Le col de l'utérus est tourné en arrière, plat; sur les deux lèvres du museau de tanche se trouvent des condylomes acuminés confluents, qui sont particulièrement nombreux sur la lèvre antérieure. L'orifice utérin laisse échapper une sécrétion purulente.

Traitement : Ablation des condylomes avec la curette, après protraction de l'utérus.

La patiente est renvoyée, guérie, le 22 décembre 1896.

PLANCHE LXX

Hémorragie sous-cutanée du fourreau.

J.R..., trente-neuf ans, ouvrier. Durée du traitement : Du 9 au 16 mai 1892.

Le 8 mai, le patient a remarqué, immédiatement après un coït, l'état actuel de son membre. La femme avec qui il avait eu un rapprochement n'était plus vierge, mais elle était si étroite que le patient dut faire des efforts extraordinaires pour arriver à l'introduction. Il ajoute d'ailleurs qu'il est très sujet à des épistaxis spontanées, et qu'à la suite d'extractions de dents ou de petites blessures, il saigne toujours longtemps et abondamment (hémophilie).

État actuel : Homme vigoureux l'air bien portant. Il n'existe aucun trouble viscéral interne. Le développement des parties génitales est normal. Le pénis est un peu œdémateux, notamment à la portion inférieure du prépuce. La peau à la racine du prépuce est plus fortement tendue, de couleur rouge bleu foncé. Le gland est de couleur normale. La partie inférieure du prépuce présente la forme d'une tumeur œdémateuse pendante, de couleur bleu foncé, un peu plus grosse qu'une châtaigne.

PLANCHE LXXI

Molluscum contagiosum.

M. W..., vingt-deux ans, blanchisseuse, admise le 2 février 1897. Elle dit avoir un écoulement depuis quinze jours. — Blennorragie urétrale.

Sur le côté externe de chacune des grandes lèvres se voient, s'étendant en ligne droite jusqu'au-dessous de la région de l'anus, un nombre considérable de petites tumeurs rouge pâle, disposées sur deux rangs, dont les dimensions varient entre celles d'une tête d'épingle et celles d'un petit pois, dont le centre est déprimé et que traverse çà et là un poil.

Traitement : Ablation des molluscum avec la curette. La patiente est renvoyée, guérie, le 23 février.

FIN DE L'ICONOGRAPHIE

TABLE DES PLANCHES

FIN DE LA TABLE DES PLANCHES

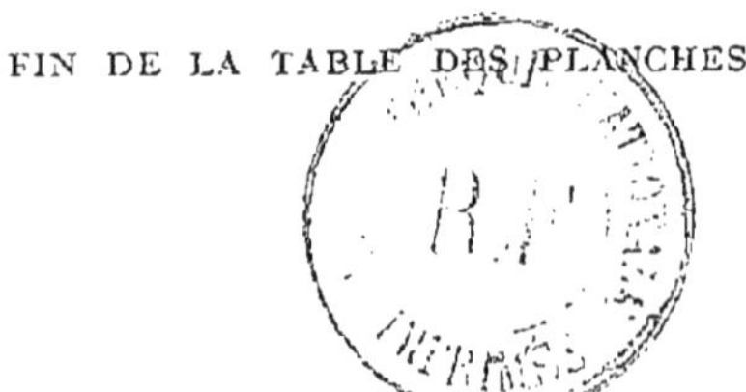

TABLE DES MATIÈRES

DIJON. — IMP. DARANTIERE

ATLAS-MANUELS DE MÉDECINE

COLORIÉS

Atlas-Manuel de Médecine et de Chirurgie des Accidents, par les Drs GOLEBIEWSKI et P. RICHE, chirurgien des hôpitaux de Paris. 1 vol. in-16, avec 143 planches noires et 40 planches coloriées, relié.... 20 fr.

Atlas-Manuel d'Anatomie pathologique, par les Drs BOLLINGER et GOUGET, professeur agrégé à la Faculté de médecine de Paris, 1 vol. in-16, avec 137 planches coloriées. Relié.... 20 fr.

Atlas-Manuel des Bandages, Pansements et Appareils, par les Drs HOFFA et P. HALLOPEAU. Préface de M Paul BERGER, professeur à la Faculté de Médecine de Paris. 1 vol. in-16, avec 128 planches tirées en couleur. Relié. 14 fr.

Atlas-Manuel des Maladies de la Bouche, du Pharynx et des Fosses nasales, par les Drs L. GRUNWALD et G. LAURENS, 1 vol. in-16, avec 42 planches coloriées et 41 figures. Relié.... 14 fr.

Atlas-Manuel de Chirurgie Opératoire, par les Drs O. ZUCKERKANDL et A. MOUCHET. 2e *édition.* 1 vol. in-16 de 268 pages, avec 271 figures et 24 pl. col. Relié.... 16 fr.

Atlas-Manuel de Diagnostic clinique, par les Drs C. JAKOB et A. Létienne. 3e *édition.* 1 vol. in-16 de 396 pages, avec 68 pl. coloriées. Relié. 15 fr.

Atlas-Manuel des Fractures et Luxations, par les Drs HELFERICH et P. DELBET. 2e *édition.* 1 vol. in-16, avec 68 pl. coloriées. Relié.... 20 fr.

Atlas-Manuel de Gynécologie, par les Drs O. SCHAEFFER et J. BOUGLÉ, chirurgien des hôpitaux de Paris. 1 vol. in-16, avec 90 pl. col. Relié.. 20 fr.

Atlas-Manuel d'Histologie pathologique, par les Drs DURCK et GOUGET. 1 vol. in-16, avec 120 planches coloriées. Relié.... 20 fr.

Atlas-Manuel d'Histologie et d'Anatomie microscopique, par les Drs J. SOBOTTA et P. MULON, préparateur à la Faculté de médecine de Paris. Préface du Dr LAUNOIS. 1 vol. in-16, avec 80 pl. coloriées. Relié.... 20 fr.

Atlas-Manuel des Maladies du Larynx, par les Drs L. GRUNWALD et CASTEX, chargé du cours de laryngologie à la Faculté de médecine de Paris. 2e *édition.* 1 vol. in-16, avec 44 pl. coloriées. Relié.... 14 fr.

Atlas-Manuel des Maladies externes de l'Œil, par les Drs O. HAAB et A. TERSON. 1 vol. in-16, avec 40 pl. coloriées. Relié.... 15 fr.

Atlas-Manuel des Maladies de l'Oreille, par les Drs BRUHL, POLITZER et G. LAURENS. 1 vol. in-16, avec 39 planches coloriées. Relié.... 18 fr.

Atlas-manuel de Chirurgie orthopédique, par LÜNING, SCHULTHESS, VILLEMIN, chirurgien des hôpitaux de Paris. 1 vol. in-16, avec 16 planches coloriées et 250 figures. Relié.... 16 fr.

Atlas-Manuel des Maladies de la Peau, par les Drs MRACEK et L. HUDELO. 2e *édition.* 1 vol. in-16, avec 102 pl dont 63 col. Relié.... 20 fr.

Atlas-Manuel de Psychiatrie par les Drs O. WEYGANDT et J. ROUBINOVITCH, médecin de la Salpétrière 1 vol. in-16, avec 24 pl. col. Relié.... 24 fr.

Atlas-Manuel de Médecine légale, par les Drs HOFMANN, et Ch. VIBERT, médecin-expert près le tribunal de la Seine. Préface par le professeur BROUARDEL. 2e *édition.* 1 vol. in-16, avec 56 pl. coloriées. Relié.... 18 fr.

Atlas-Manuel d'Obstétrique, par les Drs O. SCHÆFFER et POTOCKI, accoucheur de la Maternité. Préface de M. le professeur PINARD. 1 vol. in-16, avec 55 pl. coloriées. Relié.... 20 fr.

Atlas-Manuel d'Ophtalmoscopie, par les Drs O. HAAB et A. TERSON, 3e *édition.* 1 vol. in-16, avec 88 pl. coloriées. Relié.... 15 fr.

Atlas-Manuel du Système nerveux, par les Drs C. JAKOB et RÉMOND. 2e *édition.* 1 vol. in-16, avec 84 pl. col. Relié.... 20 fr.

Atlas-Manuel des Maladies Vénériennes, par les Drs MRACEK et EMERY, chef de clinique de la Faculté de médecine à l'hôpital Saint-Louis. 2e *édition.* 1 vol. in-16, avec 71 pl. coloriées et 12 planches noires. Relié. 20 fr.

Atlas-Manuel de Diagnostic clinique (Technique médicale, indications thérapeutiques), par le Dr C. Jakob. *Troisième édition française*, par le Dr A. Létienne, ancien interne des hôpitaux de Paris, 1901, 1 vol. in-16 de 396 pages avec 86 fig. intercalées dans le texte et 68 planches chromolithogr., comprenant 182 figures, relié en maroquin souple, tête dorée . . . . 15 fr.

La première partie de l'Atlas-Manuel de Diagnostic clinique est consacrée à l'exposé et à l'iconographie des procédés d'exploration clinique les plus nouveaux ou les plus récemment perfectionnés : la microscopie, les réactions chimiques et colorées, qui donnent si fréquemment des indications précieuses, la projection des organes normaux, la topographie de la percussion. Elle comprend ensuite les schémas relatifs aux affections pulmonaires, cardiaques et abdominales. Cette première partie est accompagnée de 68 planches originales en couleurs. C'est une série de « leçons de choses » médicales.

La *seconde partie* est divisée en cinq chapitres, dans lesquels l'auteur montre d'abord comment il faut procéder à l'examen des malades, en général, puis de tous les organes ; il fait connaître les anomalies que peuvent présenter les échanges nutritifs ; il décrit ensuite les parasites les plus importants.

Les deux derniers chapitres sont un résumé de pathologie et de thérapeutique spéciales. On y remarquera les méthodes diététiques applicables spécialement à chaque maladie.

M. Létienne a eu soin de mettre en relief les travaux de la clinique française et l'enseignement des maîtres de la Faculté de médecine de Paris.

Dans la 3e *édition*, deux nouveaux chapitres ont été consacrés à la radioscopie et la phonendoscopie ; les notions bactériologiques ont été mises au courant des plus récentes découvertes.

Atlas-Manuel de Médecine légale, par le professeur E. von Hofmann, directeur de l'Institut de médecine légale de Vienne. *Deuxième édition française*, par le Dr Ch. Vibert, médecin-expert près les Tribunaux de la Seine. Préface par P. Brouardel, professeur de médecine légale à la Faculté de médecine de Paris. 1900. 1 vol. in-16 de 168 pages avec 56 planches chromolithographiées et 193 figures, relié en maroquin souple, tête dorée. . . . . 18 fr.

Cet Atlas-Manuel de Médecine légale se présente sous les auspices des maîtres les plus autorisés de la médecine légale. Les planches ont été dessinées d'après nature sous les yeux du professeur Hofmann (de Vienne). Le Dr Vibert, chef du laboratoire du professeur Brouardel, à la Morgue, a enrichi le texte du professeur viennois d'additions prises dans le service de son maître, qui a bien voulu écrire une introduction pour cette édition adaptée à la pratique de la médecine légale en France.

Voici un aperçu des principaux sujets traités :

A la *Médecine légale des organes génitaux de l'homme et de la femme*, vices de conformation, hermaphrodisme, anomalies de l'hymen, *avortement*, 4 planches en couleur et 78 figures en noir sont consacrées. Vient ensuite l'*Infanticide* avec 3 planches en couleurs et 7 en noir.

Les *coups et blessures*, comprenant 13 planches en couleur et 86 en noir ; fractures du crâne et contusions du cerveau, blessures en cas de meurtre ou de suicide, par armes blanches ou armes à feu, brûlures.

La *pendaison*, la *strangulation*, la *submersion*, sont l'objet de 8 planches en couleur et 13 en noir.

Les *empoisonnements* comprennent 22 planches en couleurs : empoisonnement par la lessive de soude, les acides sulfurique, chlorhydrique, azotique, phénique, le sublimé, le cyanure de potassium, le phosphore, l'arsenic, l'oxyde de carbone, etc.

L'Atlas se termine par l'*examen du cadavre* (5 pl. en couleurs et 6 en noir).

Atlas-Manuel des Maladies de la Peau, par le Pr Fr. Mracek. 2e *Edition française*, par le Dr L. Hudelo, médecin des hôpitaux de Paris, ancien chef de clinique de la Faculté à l'hôpital Saint-Louis. 1904. 1 vol. in-16 de 416 pages avec 102 planches dont 63 coloriées, relié en maroquin souple, tête dorée . . . . 20 fr.

Il y a longtemps que les dermatologistes se sont préoccupés de représenter en dessins coloriés les types les plus importants et les plus fréquents des maladies cutanées. Mais toutes les publications faites jusqu'à ce jour ont le défaut de ne pas former un ensemble didactique complet et d'être d'un prix très élevé.

Un atlas de format portatif et d'un prix abordable manquait donc aux besoins de l'étudiant et du praticien non spécialisé dans l'étude de la dermatologie, M. le professeur Mracek, de Vienne, a publié dans la collection internationale d'Atlas-Manuels, un Atlas des Maladies de la peau et un Atlas des Maladies vénériennes qui répondent entièrement à ce besoin.

Les deux Atlas de Mracek donnent en même temps les idées des deux plus grandes écoles dermatologiques et syphiligraphiques, l'Ecole de Paris et l'Ecole de Vienne.

L'**Atlas-Manuel des Maladies de la peau** a été adapté aux besoins du public médical français par le Dr Hudelo, qui l'a enrichi de notes aditionnelles où il met en lumière les opinions et les recherches de l'Ecole française et des maîtres de l'hôpital Saint-Louis.

Voici l'ordre des principaux chapitres :

Troubles des appareils sécrétoires. — Troubles circulatoires. — Dermatoses inflammatoires. — Dermatoses vésiculeuses et bulleuses. — Dermatoses squameuses. — Anomalies de l'épiderme. — Anomalies des poils. — Anomalies des ongles. — Anomalies de la pigmentation cutanée. — Néoplasies cutanées, tumeurs bénignes. Tumeurs malignes. — Dermatoses microbiennes. — Dermatoses parasitaires.

Atlas-Manuel de la Syphilis et des Maladies vénériennes, par le professeur Mracek. *Deuxième édition française*, par le Dr Emery, chef de clinique des maladies cutanées et syphilitiques à la Faculté de médecine de Paris. 1904. 1 vol. in-16 de 420 pages avec 12 planches noires et 71 planches coloriées, relié en maroquin souple, tête dorée. . . . . 20 fr.

L'**Atlas-Manuel des Maladies vénériennes**, que le Dr Emery a mis au courant de la pratique de son maître M. le professeur Fournier et des principaux syphiliographes français.

La *première partie* comprend : 1o Les trois périodes classiques de la syphilis, l'hérédo-syphilis, le traitement général de la syphilis ;

2o Le chancre mou et la blennorragie.

La *seconde partie* est consacrée à l'iconographie. Soixante et onze aquarelles présentent une reproduction fidèle des affections les plus fréquentes et les plus importantes à connaître.

Successivement interne et chef de clinique de M. le professeur Fournier à l'hôpital Saint-Louis, le Dr Emery a été autorisé par son maître à puiser dans son enseignement et dans ses ouvrages les éléments des nombreuses additions faites par lui à cet Atlas : les étudiants et les praticiens apprécieront l'utilité de cet exposé des doctrines et de la pratique de l'hôpital Saint-Louis.

ENVOI FRANCO CONTRE UN MANDAT POSTAL

Atlas-Manuel de Chirurgie opératoire, par le professeur O. ZUCKERKANDL. *Deuxième édition française*, par A. MOUCHET, chef de clinique chirurgicale à la faculté de médecine de Paris. Préface par le Dr QUÉNU, professeur agrégé à la Faculté de médecine de Paris, chirurgien des hôpitaux. 1900, 1 vol. in-16 de 436 pages, avec 266 figures et 24 planches chromolithographiées, relié en maroquin souple, tête dorée. . . . . 16 fr.

L'auteur s'est appliqué à présenter sous une forme concise les procédés opératoires aujourd'hui généralement adoptés.

Il traite successivement des opérations sur les membres (ligatures, amputations, désarticulations, résections), sur la tête, le cou, le thorax, le bassin, les voies urinaires, l'anus, le rectum.

C'est un livre d'étudiants, c'est aussi un manuel que les chirurgiens de métier consulteront avec avantage : la simplicité de l'exposition, la clarté du plan, la multiplicité des figures en rendent la lecture facile.

Les nombreuses additions sur les procédés opératoires les plus usités en France dont M. Mouchet a enrichi la seconde édition, plus importante encore que celles de la première, en font un livre nouveau et original. Complet dans sa précision, pratique dans son ordonnance, clair dans ses descriptions, ce volume a sa place toute indiquée dans les bibliothèques des étudiants et des praticiens ; et ce qui en augmente encore la valeur, ce sont les 266 figures intercalées dans le texte et les 24 planches chromolithographiées.

Atlas-Manuel de Médecine et de Chirurgie des Accidents, par le Dr GOLEBIEWSKI. *Edition française*, par le Dr P. RICHE, chirurgien des hôpitaux de Paris. 1903, 1 vol. in-16 de 496 p. avec 143 planches et figures et 40 planches chromolithogr. Relié en maroquin souple, tête dorée. . . . . 20 fr.

L'Atlas-Manuel de Médecine et de Chirurgie des Accidents semble répondre à un véritable besoin. Praticiens, industriels, compagnies d'assurances se trouvent chaque jour aux prises avec des accidents du travail, et la difficulté d'appréciation est souvent considérable, faute d'une jurisprudence bien assise et d'une échelle d'incapacité bien établie.

L'intérêt de ce livre réside dans les nombreux documents qu'il contient, indiquant chaque fois le taux de l'incapacité et par conséquent celui de la rente allouée. Quel que soit le cas, on trouvera à peu près certainement relaté un cas analogue et l'on aura ainsi un utile élément d'appréciation.

M. RICHE a complété l'ouvrage, à l'intention des médecins français, en donnant le texte complet de la loi de 1898, en résumant les travaux parus en France et en dressant un tableau comparatif de la jurisprudence des deux pays.

Tout le monde rendra justice aux 40 planches coloriées et aux 143 figures intercalées dans le texte. Elles rendent, avec une vérité absolue, les lésions les plus cacactéristiques.

Atlas-Manuel de Chirurgie Orthopédique, par les professeurs LÜNING et SCHULTHESS. *Edition française*, par le Dr VILLEMIN, chirurgien des hôpitaux de Paris. 1902, 1 vol. in-16 de 348 pages, avec 250 fig. et 16 pl. col., relié maroquin souple, tête dorée . . . 16 fr.

L'orthopédie, science essentiellement française à son origine, est devenue une branche individualisée de la chirurgie, enseignée à part dans presque tous les pays de l'ancien et du nouveau monde. En France il n'y a point d'ouvrage d'orthopédie résumant assez succinctement nos connaissances en la matière pour permettre au praticien ou à l'étudiant de se faire rapidement une opinion exacte sur les principales questions relatives aux difformités. C'est pourquoi l'Atlas-Manuel de chirurgie orthopédique de MM. Lüning et Schulthess sera bien accueilli. Il comprend deux parties, l'une de *généralités* sur l orthopédie, l'autre traitant des *difformités en particulier*.

La première partie concerne l'étude des vices de conformations congénitaux ou acquis; au sujet de leur traitement sont passées en revue les méthodes thérapeutiques spéciales à l'orthopédie, les tendons, les os, les articulations, les appareils.

La seconde partie débute par des remarques anatomiques et physiologiques sur la colonne vertébrale et l'étude des procédés de mensuration du rachis. Sont alors assez longuement exposées les déviations vertébrales, cyphose, lordose, scoliose surtout; les divers éléments de la déviation sont étudiés tour à tour, rotation, torsion, courbures, ainsi que la manière de les traiter. Le mal de Pott, sa variété cervicale font l'objet du chapitre suivant. Les déformations primitives du thorax, le torticolis constituent deux petits paragraphes précédant l'étude des difformités du membre supérieur. Alors sont passées successivement en revue les luxations congénitales, les ankyloses et attitudes vicieuses des diverses articulations. Au membre inférieur les mêmes chapitres prennent une importance incomparablement plus grande : il suffit de rappeler pour le comprendre la luxation congénitale de la hanche et son traitement, les attitudes vicieuses de la coxalgie. L'intérêt qui s'attache à la coxa vara, au genu valgum, aux courbures rachitiques du tibia, au pied bot congénital ou acquis, au pied plat n'échappera à personne.

Des notes additionnelles ont été intercalées, pour faire connaitre la pratique de M. le professeur Lannelongue ainsi que les appareils de fabrication française.

Atlas-Manuel des Fractures et Luxations, par le professeur HELFERICH. *Deuxième édition française*, par le Dr PAUL DELBET, chef de clinique chirurgicale à la Faculté de médecine de Paris. 1901, 1 vol. in-16 de 448 pages, avec 137 figures et 68 planches chromolithographiées, relié en maroquin souple, tête dorée . . 20 fr.

L'*Atlas-Manuel* de Helferich comprend une série de planches dessinées d'après nature sur des pièces d'autopsie ou des pièces expérimentales : elles font ressortir aux yeux la disposition du trait de fracture, le déplacement des fragments, l'attitude des membres, la situation occupée par la surface articulaire déplacée. Il est facile d'en déduire les symptômes et le traitement.

Négligée au moment où les progrès de l'antisepsie ouvraient aux opérateurs le champ nouveau de la chirurgie abdominale, l'étude des fractures et des luxations est aujourd'hui reprise, et s'engage dans une voie nouvelle, car, là aussi, l'antisepsie permet d'intervenir heureusement, réduisant à ciel ouvert, réséquant les extrémités articulaires, suturant les parties fracturées.

ENVOI FRANCO CONTRE UN MANDAT-POSTAL

Atlas-Manuel des Maladies du Larynx par le Dr GRUNWALD, *Deuxième édition française,* par le Dr A. CASTEX, chargé du cours de laryngologie à la Faculté de médecine de Paris, et P. COLLINET, ancien interne des hôpitaux de Paris. 1903. 1 vol. in-16 de 244 pages, avec 53 figures et 44 planches chromolithographiées comprenant 107 figures, relié en maroquin souple, tête dorée . . . . 14 fr.

L'Atlas-Manuel des maladies du larynx est divisé en deux parties.

La première partie est un résumé de laryngologie, clair et méthodique. L'ouvrage débute par l'anatomie et la physiologie. Viennent ensuite les méthodes d'examen : laryngoscopie indirecte avec le miroir, laryngoscopie directe, inspection, palpation, auscultation, stroboscopie, éclairage par transparence, examen radiographique. Le dernier chapitre est consacré aux causes et au traitement.

La deuxième partie traite de la pathologie et de la thérapeutique. I. Inflammations aiguës. — II. Inflammations chroniques. — III. Tumeurs. — IV. Troubles de la motilité. — V. Troubles de la sensibilité. — VI. Troubles de la circulation. — VII. Solutions de continuité. — VIII. Corps étrangers. — IX. Malformations.

Atlas-Manuel des maladies de la Bouche, du Pharynx et des Fosses Nasales, par le Dr GRUNWALD. Edition française, par le Dr LAURENS, ancien interne des hôpitaux. 1903. 1 vol. in-16 de 197 p., avec 42 pl. chromolithographiées comprenant 106 figures, et 41 figures, relié maroquin souple, tête dorée. . . . . 14 fr.

L'*Atlas-Manuel des maladies de la bouche, du pharynx et des fosses nasales* est conçu sur un plan nouveau; il diffère de la plupart des traités de rhinologie et de pharyngologie, en ce qu'il constitue un véritable traité de sémiologie, de pathologie et de thérapeutique du nez, du pharynx et de la bouche ; de plus, il contient une foule d'aperçus originaux et d'idées personnelles.

Le lecteur, étudiant ou praticien, trouvera dans cet *Atlas-manuel* tout ce qu'il lui est utile de savoir en rhinologie et en stomatologie.

En particulier, la partie iconographique est très intéressante, car en regard de chaque planche une description de la lésion anatomique réalise une véritable observation clinique, très précise. L'Atlas à lui seul peut former un résumé concis de toute la pathologie naso-sinusale et bucco-pharyngée.

Atlas-Manuel des Maladies de l'Oreille, par O. BRÜHL et POLITZER, *Edition française,* par le Dr G. LAURENS, assistant de laryngologie et d'otologie à l'hôpital Saint-Antoine. 1902. 1 vol. in-16 de 395 pages, avec 88 fig. et 39 pl. chromolith. comprenant 244 fig. Relié en maroquin souple, tête dorée. . . . . 18 fr.

Le praticien trouvera dans cet Atlas-Manuel le résumé de toutes les notions indispensables en otologie.

Un premier chapitre représente un véritable traité d'anatomie topographique de l'oreille accompagné de nombreuses déductions cliniques, opératoires et anatomopathologiques qui en émaillent le texte.

Un autre chapitre est consacré à l'étude-type d'un malade atteint d'une affection auriculaire. L'auteur nous apprend le véritable mode d'examen, depuis la simple inspection et le palper de l'oreille externe en passant par l'otoscopie, les épreuves acoustiques, l'examen des cavités naso-pharyngées et même la radiographie du rocher jusqu'à la recherche de la simulation.

ENVOI FRANCO CONTRE UN MANDAT POSTAL

Une troisième partie est affectée : 1° à une étude séméiologique du syndrome auriculaire ; 2° à des considérations générales sur les procédés thérapeutiques auxquels on a recours en otologie (désinfection, pansements, etc.) ; 3° à la description et au traitement des maladies de l'oreille externe, moyenne et interne.

De nombreuses figures représentent les instruments, les manœuvres, les procédés opératoires usités en otologie.

Un *atlas* termine l'ouvrage. Les planches chromolithographiées qui le composent fournissent la reproduction de l'anatomie normale, histologique pathologique et opératoire de l'oreille ; d'un dessin et d'une exécution parfaite, elles retraceront mieux que toute description didactique la partie technique.

Atlas-Manuel des Maladies externes de l'Œil, par le professeur O. HAAB, professeur de clinique ophtalmologique de l'Université de Zurich. *Edition française*, par le Dr Albert TERSON, ancien chef de clinique ophtalmologique à la Faculté de médecine de Paris, 1900. 1 vol. in-16 de 284 p., avec 40 pl chromolithog. contenant 76 fig. col. Relié en maroquin souple, tête dorée. 15 fr.

Le texte comprend, outre l'exposé des cas tels qu'ils se présentent dans la pratique courante, une introduction sur la marche à suivre dans l'examen clinique de l'œil, puis un exposé des principales indications de la technique de la thérapeutique oculaire usuelle.

On passe successivement en revue les maladies de l'appareil lacrymal, des paupières, de la conjonctive, de la cornée, de la sclérotique, de l'iris et du corps ciliaire, du cristallin, du corps vitré, le glaucome et les maladies de l'orbite.

Les planches de cet Atlas sont d'un réalisme absolu, car l'art du peintre dépassera toujours, aussi bien pour le fond de l'œil que pour les représentations des objets extérieurs, la vérité passive de la photographie directe, même coloriée.

Atlas-Manuel d'Ophtalmoscopie, par le professeur HAAB. *Troisième édition française*, par le Dr Albert TERSON et A. CUÉNOD. 1901. 1 vol. in-16 de 276 pages, avec 88 pl. chromolithographiées contenant 148 figures, relié en maroquin souple, tête dorée. . . . 15 fr.

L'*Atlas-Manuel de l'Ophtalmoscopie* de HAAB et TERSON est le complément de l'*Atlas-Manuel des maladies externes de l'œil*.

Il devient banal d'insister sur l'extrême utilité de l'ophtalmoscopie qui donne si fréquemment au médecin des indications précises sur le diagnostic et le pronostic d'une maladie générale à retentissement oculaire.

Cet ouvrage, remarquable par ses descriptions concises et ses nombreuses planches en couleur exécutées d'après nature, constitue un *vade-mecum* pour l'étudiant et le médecin désireux de s'assurer de l'état du fond de l'œil de leurs malades, dès que le moindre affaiblissement visuel se produit au cours de l'affection qui les a conduits à l'hôpital. M. le Dr Terson a ajouté au texte primitif une étude sur les *rapports de l'ophtalmoscopie et des maladies générales*.

Atlas-Manuel d'Obstétrique clinique et thérapeutique, par le Dr O. Schaeffer. *Edition française*, par le Dr Potocki, professeur agrégé à la Faculté de médecine, accoucheur des hôpitaux de Paris. Préface par A. Pinard, professeur de clinique obstétricale à la Faculté de médecine de Paris. 1901. 1 vol. in-16 de 472 p. avec 73 planches, dont 55 coloriées, rélié en maroquin souple, tête dorée . . 20 fr.

Un *Atlas d'obstétrique* de format portatif et d'un prix abordable manquait aux besoins de l'étudiant et du praticien : celui de M. le professeur Schaeffer est un excellent résumé de l'enseignement classique de l'obstétrique. M. Potocki a ajouté à l'édition originale de nombreuses additions, qui sont souvent de véritables chapitres. On a ainsi l'exposé des idées des auteurs classiques français et étrangers. La comparaison des méthodes pouvant devenir la cause d'améliorations profitables aux femmes et aux enfants ; ajouter à la science française celle des autres pays, ce n'est pas seulement savoir *davantage*, c'est savoir *mieux*.

Voici un aperçu des matières traitées dans l'*Atlas manuel d'obstétrique* : Physiologie de la grossesse. — Examen de la femme enceinte et diagnostic de la grossesse. — Anatomie, développement et examen clinique du bassin. — Accouchement physiologique. — Suites de couches. — Soins à donner aux nouveau-nés. — Pathologie de la grossesse. Avortement et accouchement prématuré. Bassins viciés. — Pathologie de l'accouchement. — Pathologie des suites de couches. — Fièvre puerpérale. — Maladies des glandes mammaires.

Atlas-Manuel de Gynécologie, par le Dr O. Schaeffer. *Edition française*, par le Dr Bouglé, chirurgien des hôpitaux de Paris. 1903. 1 vol. in-16 de 333 pages, avec 90 planches chromolithographiées, contenant 207 figures coloriées et 62 photogravures, relié en maroquin souple, tête dorée. . . . . 20 fr.

A l'heure actuelle, grâce aux progrès incessants de la technique chirurgicale, grâce aux indications opératoires plus précises basées sur des notions cliniques et pathogéniques, plus complètes, la chirurgie gynécologique est devenue d'une très grande bénignité, et si pour certaines affections, telles que le cancer du col de l'utérus, l'ovarite scléro kystique et la névralgie pelvienne, il faut reconnaître l'impuissance trop fréquente de la chirurgie, on peut dire que, selon toute apparence, pour le plus grand bien des malades, la gynécologie est presque tout entière passée du domaine de la médecine dans celui de la chirurgie.

Les traités de gynécologie ne manquent pas, mais la plupart s'adressent beaucoup plus au spécialiste qu'au praticien.

L'*Atlas-Manuel de Gynécologie*, illustré de 90 planches (en couleurs) comprenant plus de 200 figures, accompagné d'un texte concis, mais clair et précis, dû à un gynécologue tout particulièrement compétent, M. Bouglé, chirurgien des hôpitaux de Paris, permettra au praticien de se mettre rapidement au courant des conquêtes les plus récentes de la gynécologie moderne.

C'est avant tout un guide clinique, dans lequel les questions de diagnostic et de traitement sont exposées avec le plus grand soin.

Atlas-Manuel d'Anatomie pathologique, par le professeur O. Böllinger. *Edition française*, par le Dr Gouget, professeur agrégé à la Faculté de médecine de Paris. 1902. 1 vol. in-16 de 112 p., avec 137 planches coloriées, et 27 fig., relié maroquin souple, tête dorée. 20 fr.

C'est une vérité banale que, dans toute branche de la médecine, l'éducation pratique est le complément indispensable de l'instruction théorique. Il n'est guère plus discutable que l'enseignement, même théorique, de certaines d'entre elles ne saurait se contenter de longues descriptions schématiques, et doit avant tout parler aux yeux ; les sujets dont elles traitent sont de ceux qui se *montrent* plus qu'ils ne se *décrivent*. De ce nombre sont l'Anatomie normale et l'Anatomie pathologique.

Pour que l'analyse détaillée des caractères d'une lésion soit vraiment profitable, facile à suivre et à retenir, il faut que celui à qui elle s'adresse ait sous les yeux cette lésion elle-même, ou du moins sa reproduction. Aussi ne conçoit-on guère un Traité d'Anatomie pathologique sans figures. Faut-il maintenant ajouter que les simples figures en noir ne donnent de la réalité qu'une image approximative, reproduisant bien les altérations de forme des organes, mais n'en montrent pas les modifications de teinte, dont l'importance n'est cependant pas moindre ?

Plus maniable et plus accessible à tous, mieux adapté aux besoins de l'étude journalière, l'Atlas-Manuel de Bollinger ne le cède pas à ses aînés pour la valeur des figures, et contient la reproduction de toutes les lésions les plus fréquentes et les plus importantes des principaux organes

Les légendes qui accompagnent les planches ne se bornent pas à faire ressortir les principaux caractères de chaque lésion : elles en indiquent aussi la cause, et donnent un bref aperçu de l'histoire du malade. La lésion se trouve ainsi replacée dans son vrai cadre, et l'étude en est à la fois moins aride et plus instructive.

Atlas-Manuel d'Histologie pathologique, par le Dr Durck.

Edition française, par le Dr Gouget, professeur agrégé à la Faculté de médecine de Paris. 1902. 1 vol. in-16, avec 120 planches coloriées, relié en maroquin souple, tête dorée. . . . . 20 fr.

L'étude de l'Anatomie pathologique, surtout microscopique, a pris une importance sans cesse croissante. A côté de l'enseignement pratique à l'amphithéâtre et au laboratoire, il n'est pas douteux que l'enseignement théorique est indispensable, pour coordonner les souvenirs de celui qui a déjà observé et pour servir de guide au débutant dans l'analyse et l'interprétation des lésions qu'il a sous les yeux.

L'*Atlas Manuel* de Durck diffère à la fois des traités et manuels classiques par la place prépondérante accordée aux figures en couleurs, et des atlas publiés jusqu'ici, par ses dimensions plus maniables et mieux appropriées aux besoins de l'étude journalière et surtout par son prix accessible à tous.

Atlas-Manuel d'Histologie et d'Anatomie microscopique,

par le professeur J. Sobotta. *Edition française*, par le Dr Paul Mulon, préparateur d'Histologie à la Faculté de Médecine de Paris. Introduction par le Dr P. E. Launois, professeur agrégé à la Faculté de Médecine de Paris. 1903. 1 vol. in-16 de 160 pages, avec 80 planches en couleur et 68 figures, relié maroquin souple, tête dorée. . . . . 20 fr.

L'enseignement de l'Histologie doit être surtout pratique et à ce titre l'édition française de l'*Atlas Manuel* de J. Sobotta est appelée à rendre les plus grands services. L'ouvrage se compose d'une série de planches reproduisant avec une extraordinaire fidélité des préparations originales qui, pour la plupart, sont empruntées à des tissus ou organes humains. Il constitue une collection précieuse de documents, qui sera toujours consultée avec profit par ceux qui s'intéressent aux choses de l'Histologie.

Atlas-Manuel des Bandages, Pansements et Appareils,

par le professeur A. HOFFA. *Édition française*, par Paul HALLOPEAU, interne des hôpitaux de Paris. Préface de M. le professeur Paul BERGER, professeur à la Faculté de Médecine de Paris. 1900. 1 vol. in-16 de 160 pages avec 128 planches tirées en couleur, relié en maroquin souple, tête dorée . . . . 14 fr.

Un manuel de petite chirurgie contenant la description sommaire des pièces servant aux bandages, aux pansements, aux appareils élémentaires quotidiennement employés dans les services de chirurgie, — et la manière de s'en servir, c'est-à-dire d'appliquer ces bandages et ces pansements en une région quelconque, et de procéder à la pose de ces appareils, suivant des règles, — tel est le premier livre, le *vade mecum* et le guide du commençant, qui va pour la première fois franchir le seuil d'une salle d'hôpital.

Aussi ne saurait-on trop engager ceux qui débutent dans les études médicales, à prendre, dès l'abord, le contact du malade et à s'exercer auprès de son lit, en s'essayant aux pansements, à acquérir la légèreté, la sûreté, l'habileté de main que seuls possèdent ceux qui ont passé des mois, des années, dans le maniement de ces objets vulgaires avec lesquels un chirurgien doit tout savoir faire.

Pour aborder ces exercices, il faut un indicateur et un guide : l'*Atlas-Manuel des Bandages* de M. Hoffa est précisément fait pour initier les commençants à ce genre d'étude, en leur faisant voir, grâce aux figures nombreuses et claires qui en émaillent le texte, les objets qu'ils auront à leur disposition pour répondre aux indications les plus variées et en leur montrant le mode d'utilisation.

Atlas manuel des Maladies du Système nerveux,

par le Dr SEIFFER. Édition française par le Dr G. GASNE, 1904, 1 volume in-16 de 450 pages avec 26 planches coloriées et 264 figures.

Atlas-Manuel d'Art dentaire,

par le Dr PREISWERK. Édition française par le Dr CHOMPRET, dentiste des hôpitaux de Paris, 1904, 1 vol. in-16, de 400 pages, avec 44 planches coloriées et 152 figures.

Atlas-Manuel de Technique gynécologique,

par le Dr SCHAEFFER, Édition française par les Drs P. SEGOND, professeur agrégé à la Faculté de médecine de Paris et O. LENOIR, ancien interne des hôpitaux, 1904, 1 vol. in-18 de 200 pages avec 26 planches coloriées et figures.

Atlas-Manuel de Bactériologie,

par les Drs LEHMANN et NEUMANN. Édition française par le Dr GRIFFON, chef de laboratoire à la Faculté de médecine de Paris, 1904, 1 vol. in-16 de 500 pages avec 70 planches coloriées et figures.

Atlas-Manuel du Système nerveux à l'état normal et à l'état pathologique, par G. JAKOB. *Deuxième édition française*, par le Dr RÉMOND, professeur de clinique des maladies mentales à la Faculté de médecine de Toulouse, et CLAVELIER, 1900. 1 vol. in-16 de 364 pages, avec 84 planches chromolithographiées comprenant 220 figures, relié en maroquin souple, tête dorée . . . . 20 fr.

Le praticien que ses études n'ont pas familiarisé avec le mouvement neurologique contemporain, ne saurait trouver de meilleur guide que l'*Atlas-Manuel du Système nerveux* de JAKOB et RÉMOND. L'absence de schématisation dans les planches, le soin avec lequel celles-ci sont expliquées, le résumé d'anatomie, de physiologie et de pathologie qui les accompagne et leur sert de commentaire, tous ces éléments constituent un ensemble éminemment pratique.

La partie iconographique, composée de 84 planches coloriées comprenant 220 figures, est précédée d'un Précis de neurologie, où le Dr RÉMOND expose la morphologie, le développement et la structure, la pathologie et la thérapeutique générales et spéciales du système nerveux.

Atlas-Manuel de Psychiatrie, par le professeur G. WEYGANDT. *Édition française* par le Dr J. ROUBINOVITCH, médecin-adjoint de la Salpêtrière, ancien chef de clinique de la Faculté de médecine à l'asile Sainte-Anne, 1904, 1 vol. in-16 de 643 pages, avec 24 planches en couleurs et 264 figures, relié maroquin souple, tête dorée. . . . . 24 fr.

M. ROUBINOWITCH vient de publier une traduction de l'*Atlas-Manuel de psychiatrie* de G. WEYGANDT, augmentée de notes personnelles, livre intéressant à de multiples points de vue. Tout d'abord ce livre, très clair, est conçu dans un esprit essentiellement moderne D'autre part, par les notes de M. ROUBINOWITCH, on peut se rendre exactement compte à quels types cliniques des auteurs français correspondent ceux décrits par les auteurs allemands

Le livre est divisé en deux parties. Dans la première, psychiatrie générale, WEYGANDT étudie d'abord l'étiologie des troubles mentaux. Il décrit ensuite longuement les troubles psychiques élémentaires. A la suite de l'étude générale des symptômes et de l'anatomie pathologique de la folie, on arrive à un chapitre tout à fait remarquable et essentiellement pratique de thérapeutique. On y trouvera les indications de l'internement, le traitement moderne dans les asiles et surtout une étude médico-légale détaillée.

Dans la seconde partie, WEYGANDT étudie la psychiatrie spéciale, suivant les idées de Kraëpelin. Une classification des maladies mentales est impossible à l'heure actuelle. Il les groupe d'après leurs causes : arrêt de développement (idiotie, débilité mentale) ; développement cérébral troublé ou perverti (folie des dégénérés, perversions sexuelles, neurasthénie constitutionnelle obessions, etc.) ; psychoses liées à l'hystérie et à l'épilepsie ; affections d'origine endogène (paranoïa, folie intermittente, démence précoce, etc.) ; psychoses liées aux maladies de la nutrition générale (paralysie générale, psychoses d'involution et de démence sénile, etc.) ; enfin psychoses d'origine toxique.

La place la plus importante est faite à la folie intermittente, à la paralysie générale, et à la démence précoce. C'est dans cette partie du volume que l'on se rend particulièrement compte de l'avantage que présente la multiplicité des figures et des planches annexées à l'ouvrage. Les nombreuses photographies de déments précoces et de paralytiques généraux remplacent avantageusement les longues observations qui encombrent les traités de psychiatrie. D'autre part, l'anatomie pathologique de la paralysie générale est représentée par des planches, dignes de remarque. Grâce aux additions du traducteur, sur le cytodiagnostic, le traitement et la médecine légale de l'alcoolisme, etc., ce livre est tout à fait au point en ce qui concerne l'étude moderne de la psychiatrie pratique.

SÉRIE EN GRAND FORMAT

Atlas d'Anatomie topographique, par le professeur SCHULTZE, Édition française par le Dr P. LECÈNE, prosecteur à la faculté de médecine de Paris. 1904. 1 vol. petit in-4 de 200 pages, avec 23 photogravures et 70 planches coloriées.

Atlas d'Anatomie descriptive, par le professeur SOBOTTA, 1904, 3 volumes petit in-4, avec environ 750 figures coloriées et 100 planches en chromolithographie.

Atlas de Microbiologie, *Soixante planches coloriées* (en 8 couleurs), par E. MACÉ, professeur à la Faculté de médecine, directeur de l'Institut sérothérapique de Nancy. 1898. 1 vol. gr. in-8 de 60 planches avec texte explicatif, cartonné. . . . . 32 fr.

Le *Traité de Bactériologie* du professeur Macé dont la première édition avait été présentée avec éloges par Pasteur à l'Academie des sciences, est devenu, grâce à un succès de quatre éditions, l'ouvrage classique sur la matière. Une si haute consécration dispense de tout autre éloge. Mais dans le temps écoulé depuis l'époque de la première édition, les progrès faits dans cette science ont été considérables. Aussi, sans modifier la disposition générale de l'ouvrage approuvée par l'illustre maitre, a-t-il fallu faire de nombreuses additions nécessitées par les découvertes nouvelles. De là l'extension de la nouvelle édition qui vient de paraitre et qui se présente avec le double de pages et de figures. C'est. à proprement parler, un ouvrage nouveau au courant des plus récentes découvertes.

Comme complément de ce traité, M. Macé publie un *Atlas de Microbiologie* qui est la reproduction de plus de 500 aquarelles.

Il n'est pas inutile de rappeler quelle est, dans l'étude d'une science aussi complexe que la *Microbiologie* telle qu'on la conçoit aujourd'hui, l'importance très grande d'une représentation exacte des caractères de culture des milieux habituellement employés, des formes que présentent les principaux microbes aux grossissements nécessaires pour bien les étudier. C'est la majeure partie des caractères qui priment pour les déterminations spécifiques, souvent bien délicates.

Aussi, tous ceux qui étudient les microbes reconnaîtront-ils la grande utilité de ce bel Atlas où la préoccupation dominante a été de reproduire aussi exactement que possible et sous une forme la plus profitable pour l'enseignement, les caractères naturels des organismes étudiés.

Cet atlas de 60 planches comprend près de 500 figures, toutes dessinées d'après nature sous les yeux de l'auteur, et reproduites en nombreuses couleurs par les procédés typographiques les plus nouveaux et les plus perfectionnés.

Nous ne pouvons que faire des éloges de cet Atlas de bactériologie, appelé à rendre les plus grands services à ceux qui commencent l'étude de la microbiologie, et aux médecins qui, éloignés de tout centre spécial, pourront facilement trancher des diagnostics bactériologiques quelquefois hésitants.

Atlas d'Histologie pathologique de l'œil, par le professeur PARISOTTI (de Rome), 1904, 1 volume petit in-4 de 160 pages avec 20 planches chromolithographiées.

ENVOI FRANCO CONTRE UN MANDAT POSTAL

DIJON. — IMP. DARANTIÈRE. Mars 1904.

R.F.

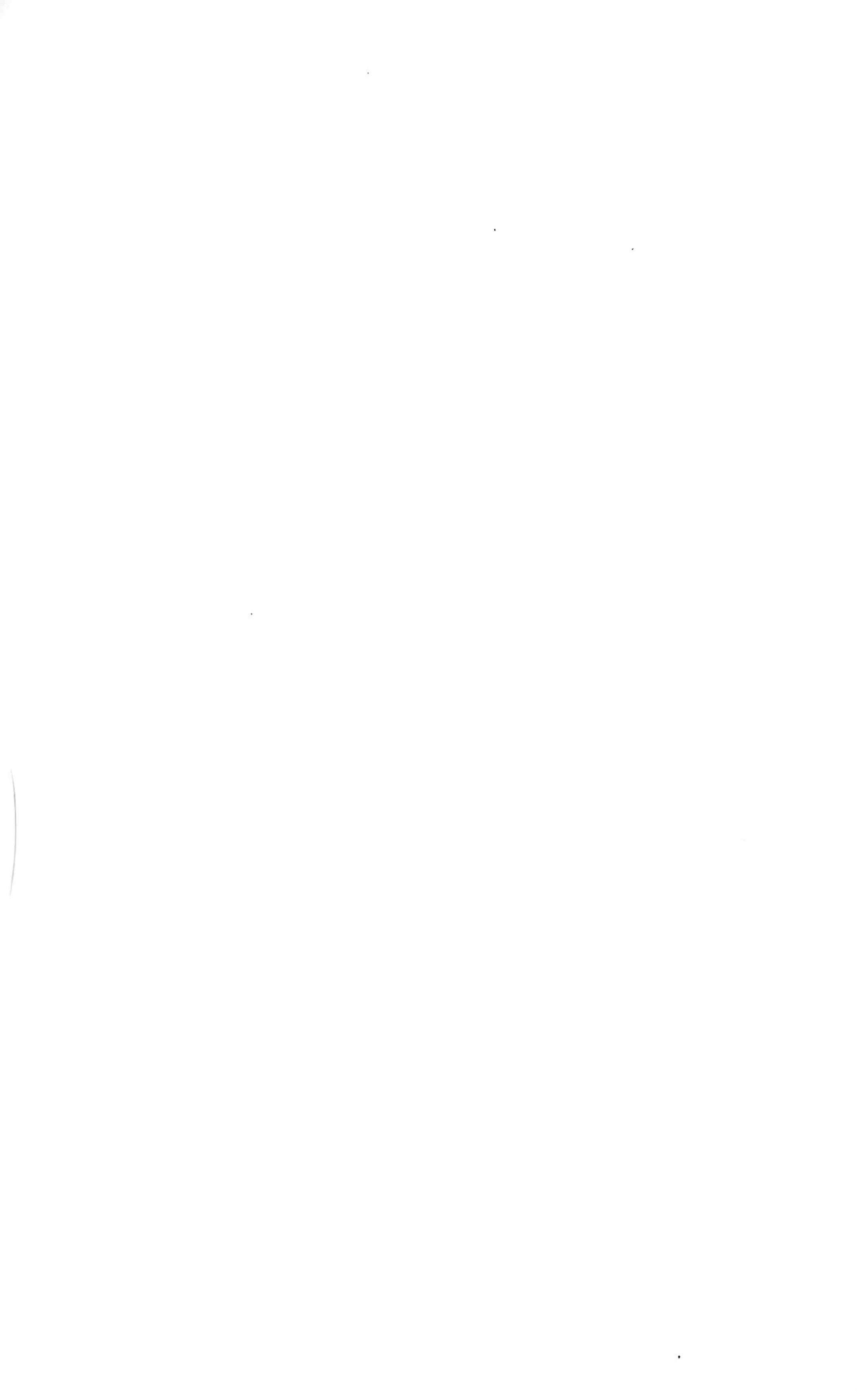

www.ingramcontent.com/pod-product-compliance
Ingram Content Group UK Ltd.
Pitfield, Milton Keynes, MK11 3LW, UK
UKHW020608230726
13926UKWH00005B/2276

9 782013 604635